U0866688

"十四五"国家重点出版物出版规划项目

主编

胡必杰　高晓东

韩玲祥　廖　丹

医院感染控制

持续质量改进

CONTINUOUS QUALITY
IMPROVEMENT IN
HOSPITAL INFECTION CONTROL

上海科学技术出版社

图书在版编目（CIP）数据

医院感染控制 ： 持续质量改进 / 胡必杰等主编. 上海 ： 上海科学技术出版社, 2025. 5. -- ISBN 978-7-5478-7078-5

Ⅰ. R197.323

中国国家版本馆CIP数据核字第2025Y64R97号

医院感染控制：持续质量改进

主　编　胡必杰　高晓东　韩玲样　廖　丹

上海世纪出版(集团)有限公司
上 海 科 学 技 术 出 版 社　出版、发行

(上海市闵行区号景路159弄A座9F-10F)

邮政编码201101　　www. sstp. cn

上海光扬印务有限公司印刷

开本 787×1092　1/16　印张 17

字数 400千字

2025年5月第1版　2025年5月第1次印刷

ISBN 978-7-5478-7078-5 / R · 3220

定价：75.00元

内容提要

本书全面梳理了医疗保健相关感染管理的新问题和重点问题，对各项工作中需要掌握、熟悉和了解的专业知识及管理方法，进行了全面、系统且权威的解读；并通过具体案例，展示如何运用这些工具持续改进医疗保健相关感染控制质量，进而提升医疗质量和医疗安全。书中涵盖的管理工具和方法丰富多样，包括PDCA循环、品管圈（QCC）、医疗失效模式与效应分析（HFMEA）、SWOT分析、根本原因分析法（RCA）、业务流程再造、SHEL模型风险评估（涵盖软件、硬件、环境、人员因素），以及透明监管和精益管理理念等。内容主题聚焦于多重耐药菌管理、微生物标本管理，以及重症医学科、内镜中心与消毒供应中心等重点部门和环节，同时涉及导管相关血流感染、手术部位感染等重点部位的感染防控，还包括病原学送检率提升和感控团队能力建设等专题。此外，为了方便读者学习，本书还对常用的质量管理工具和感控工作的质量控制要点，进行了简明扼要的介绍和总结。

本书可为感控专（兼）职人员、临床医务人员，以及医疗卫生监督机构和疾病预防控制人员提供借鉴和参考。

编委会名单

主　编　胡必杰　高晓东　韩玲样　廖　丹

副主编　王广芬　王世浩　干铁儿　孙庆芬

编　委（按姓氏笔画排序）

干铁儿　浙江中医药大学附属第一医院（浙江省中医院）

王广芬　宁波市医疗中心李惠利医院

王世浩　山东中医药大学第二附属医院（山东省中西医结合医院）

切措塔　九寨沟县人民医院

卢　珊　开封市人民医院

孙庆芬　赤峰学院附属医院

范鹏超　大连医科大学附属第二医院

胡必杰　复旦大学附属中山医院

高晓东　复旦大学附属中山医院

黄小强　中山市小榄人民医院（中山市第五人民医院）

韩玲样　铜川市妇幼保健院

蔡晓芳　浙江中医药大学附属第一医院（浙江省中医院）

廖　丹　广西壮族自治区妇幼保健院

参编者（按姓氏笔画排序）

于　莉　赤峰学院附属医院

王丽萍　江苏大学附属武进医院（常州市武进人民医院）

王敏芳　浙江中医药大学附属第一医院（浙江省中医院）

任佳瑜　宁波市医疗中心李惠利医院

刘　军　武汉大学人民医院（湖北省人民医院）

阴　燕　泰达国际心血管病医院
李　威　简阳市人民医院
李　雪　山西省人民医院
李青枝　苏州大学附属第三医院（常州市第一人民医院）
吴云雁　深圳市新华医院
余旭霞　浙江中医药大学附属第一医院（浙江省中医院）
张　菊　四川大学华西医院龙泉医院（成都市龙泉驿区第一人民医院）
张　琼　浙江省人民医院
陈士勇　宁波市医疗中心李惠利医院
陈亚男　连云港市第一人民医院
陈丽峰　同济大学附属东方医院（上海市东方医院）
杭汉强　浙江大学医学院附属第一医院
金　波　浙江中医药大学附属第一医院（浙江省中医院）
金小亚　温州医科大学附属第一医院
念红翠　陆良县第一人民医院
周　慧　山西省儿童医院
周燕华　深圳大学第三附属医院（深圳市罗湖区人民医院）
姚智萍　嘉兴市中医医院
徐慧娜　宁波市医疗中心李惠利医院
高振娜　海军军医大学第二附属医院（上海长征医院）
龚青梅　浙江中医药大学附属第三医院
程秋琴　浙江中医药大学附属第一医院（浙江省中医院）
温　鸿　温州医科大学附属第一医院
裘巧燕　浙江中医药大学附属第二医院
雷小航　西北大学附属第一医院（西安市第一医院）
慕彩妮　西安国际医学中心医院
魏诗晴　华中科技大学同济医学院附属同济医院
魏德杰　濮阳油田总医院

前　言

在新时代背景下，随着医疗机构步入高质量发展的快车道，医疗保健相关感染防控工作的重要性日益凸显。它不仅与患者的健康和安全紧密相连，更是衡量医疗服务质量的关键指标，是医疗机构顺应医疗改革趋势、实现可持续发展的核心要素。面对耐药菌株的蔓延、医疗技术的飞速发展以及患者需求的多元化，医疗保健相关感染防控正面临前所未有的挑战与机遇。

为有效应对这些挑战，提升感染防控工作质量，医疗机构在广泛汲取国际前沿感染防控理念与技术的同时，需立足自身实际，精准施策，制定并严格落实科学高效、切实可行的感染防控策略。而在这一过程中，科学运用管理工具成为提升防控效能的关键突破口。这些工具凭借其科学性与系统性，为医疗机构管理人员提供了清晰的解题思路，助力他们制定出更具针对性的管理策略与方法，有力推动感控工作的持续质量改进。

为总结和展示质量管理工具在提升医疗机构感染防控措施的效率与规范性方面的卓越实践及创新探索，上海斯菲克微生物应用技术研究中心汇聚感控领域中青年专家，倾力编纂了《医院感染控制：持续质量改进》。本书精心筛选了全国各级、各类医疗机构中的30个典型案例，旨在借助这些真实的医疗实践案例，系统展现医疗机构人员如何灵活应用各类质量管理工具，以有效解决工作中遇到的实际问题，并推动感控工作的持续质量改进。本书集理论性、实践性和创新性于一体，对于进一步提升医疗机构感染防控能力、保障患者安全具有重要的指导意义和实用价值。

本书的特色在于其实用性与创新性。每个案例均经过精心挑选与编写，案例中对医疗保健相关感染防控问题的原因分析精准、深入且全面；解决方案和改进措施不仅具有创新性与突破性，而且针对性强，符合科学原则；执行过程严谨规范，效果评价数据准确客观，使得案例具有较高的推广价值与借鉴意义。同时，本书特别注重管理工具应用的标准化，确保每个案例的基本要素完整，步骤和流程符合标准。每个案例后都附有案例分析环节，不仅提炼了案例的亮点与特色，还针对存在的问题给出了改进建议，为读者提供了可参考、可借鉴、可复制的经验模式。由于篇幅有限，部分案例中形成的标准化制度、流程图及防控措施等内容未能全面展示，为方便读者参考与借鉴，我们已将这些内容上传至SIFIC平台（https://bbs.sific.com.cn/），读者可至SIFIC平台获取完整信息。

在参考和借鉴这些案例时，我们提醒各位读者，务必结合自身机构的特色与实际情况进行辩证分析和灵活应用。每个医疗机构的具体情况各不相同，包括资源配置、人员结构、患者群体特点等。因此，在应用这些案例时，需根据实际情况进行适当调整与优化。我们鼓励读者在实践中不断探索与创新，以推动感控工作不断取得新突破与成就，为患者提供更安全、更高质量的医疗环境。

我们期望本书能成为医疗保健机构管理人员、感控专（兼）职人员及各临床科室工作人员的得力助手，助力大家在感控工作中取得更大进步。同时，我们也深知本书在编写过程中难免存在疏漏之处，恳请广大读者批评指正。读者可通过SIFIC论坛（http://bbs.sific.com.cn）及“SIFIC感染视界”微信公众号等途径提出宝贵的改进意见与建议，以便我们不断完善和提升。

最后，向所有提供案例的单位和作者表示衷心感谢，感谢你们为本书贡献了宝贵的实践经验与智慧结晶；向所有致力于本书编撰和审核的专家们致以崇高敬意，感谢你们的专业指导和辛勤付出；向SIFIC的广大会员表示诚挚谢意，是你们的关注与提问，激发了本书撰写的动力与灵感；同时，也要感谢上海科学技术出版社，你们的严谨态度和专业精神，确保了书稿的质量与按时出版。

《医院感染控制：持续质量改进》编委会
2024年12月

专业术语缩写词英汉对照

缩写词	英 文 全 称	中 文 全 称
5W1H	what, why, who, where, when, how	何事、何因、何人、何地、何时、何法
5W2H	what, why, who, where, when, how, how much	何事、何因、何人、何地、何时、何法、成本如何
ADDIE	analysis, design, development, implementation, evaluation	分析、设计、开发、实施、评估
APACHE	acute physiology and chronic health evaluation	急性生理与慢性健康评分
ATP	adenosine triphosphate	三磷酸腺苷
AVF	autogenous arteriovenous fistula	自体动静脉内瘘
AVG	arteriovenous vascular graft	人工血管动静脉内瘘
CAUTI	catheter-associated urinary tract infection	导尿管相关尿路感染
CHINET	China Antimicrobial Surveillance Network	中国细菌耐药监测网
CLABSI	central line associated blood stream infection	中心静脉导管相关血流感染
CQI	continuous quality improvement	持续质量改进
CR-AB	carbapenem-resistant Acinetobacter baumannii	耐碳青霉烯类鲍曼不动杆菌
CRBSI	catheter related blood stream infection	导管相关血流感染
CR-EC	carbapenem resistant Escherichia coli	耐碳青霉烯类大肠埃希菌
CR-KP	carbidenes-resistant Klebisella pneumoniae	耐碳青霉烯类肺炎克雷伯菌
CR-PA	carbapenem-resistant Pseudomonas aeruginosa	耐碳青霉烯类铜绿假单胞菌
CVC	central venous catheter	中心静脉导管
CVI	content validity index	内容效度指数
DMAIC	define, measure, analyze, improve, control	定义、测量、分析、改进、控制
DPPM	defect part per million	百万缺陷率
ESBL-EC	extended-spectrum beta-lactamase Escherichia coli	产超广谱 β-内酰胺酶大肠埃希菌
ESBL-KP	extended-spectrum beta-lactamase Klebsiella pneumoniae	产超广谱 β-内酰胺酶肺炎克雷伯菌
FMEA	failure mode and effects analysis	失效模式与效应分析
FOCUS-PDCA	find, organize, clarify, understand, select, plan, do, check, act	寻找、组织、澄清、理解、选择、计划、实施、检查、处理

续 表

缩写词	英 文 全 称	中 文 全 称
HFMEA	healthcare failure mode and effect analysis	医疗失效模式与效应分析
HIS	hospital infomation system	医院信息系统
ICU	intensive care unit	重症监护病房
IDT	incident decision tree	异常事件决策树
IMS	information management system	信息化监管系统
JCAHO	Joint Commission on Accreditation of Healthcare Organizations	（美国）医疗保健组织认证联合委员会
JCI	Joint Commission International	（医疗机构）国际联合委员会
LIS	laboratory information system	实验室信息管理系统
MDRO	multi-drug resistance bacteria	多重耐药菌
MDT	multi-disciplinary team	多学科协作
MRSA	methicillin resistant Staphylococcus aureus	耐甲氧西林金黄色葡萄球菌
OSCE	objective structured clinical examination	客观结构化临床考试
PDCA	plan, do, check, action	计划、执行、检查、行动
PDPC	process decision program chart	过程决策程序图法
PICC	peripherally inserted central catheter	经外周置入中心静脉导管
PIO	problem-intervention-outcome	问题–措施–结果
PIPOST	population, intervention, professional, outcome, setting, type of evidence	研究对象、干预措施、专业人员、研究结局、证据应用场所、证据类型
POL	popular opinion leader	公众舆论领袖
QCC	quality control circle	品管圈
RCA	root cause analysis	根本原因分析法
RLU	relative light unit	相对光单位
RPN	risk priority number	风险优先指数
SAC	severity assessment code	严重程度分级评估
SHEL	software, hardware, environment, liveware	软件、硬件、环境、人
SIPOC	supplier, input, process, output, customer	供方、输入、过程、输出、客户
SMART	specific, measurable, attainable, relevant or realistic, time-bound	具体、可衡量、可达到、相关或切合实际、有明确截止期限
SNP	single nucleotide polymorphism	单核苷酸多态性
SSI	surgical site infection	手术部位感染
SWOT	strengths, weaknesses, opportunities, threats	优势、劣势、外部机会、威胁
VSM	value stream mapping	价值流程图
WGS	whole genome sequencing	全基因组测序
WHO	World Health Organization	世界卫生组织

目　录

上篇

概　论

第一章
医院感染管理工作中常用管理工具的简述

医疗质量与安全是医院管理永恒的主题，而医院感染预防与控制工作是影响医疗质量与安全的重要因素之一。当前，如何构建多层次及多维度质量管理架构、持续改进全面质量管理评价体系、全面推行标准化与系统化的大质量管理，是医院管理人员普遍关心的热点内容，这些目标均需要建立在正确运用管理工具的基础上。为此，本章重点介绍医院感染管理工作中常用的管理工具，包括PDCA循环、品管圈（QCC）、失效模式与效应分析（FEMA）、根本原因分析法（RCA）等。

第一节　PDCA循环

一、简介

PDCA循环由美国质量管理专家沃特·阿曼德·休哈特于20世纪30年代提出，随后由质量管理专家威廉·爱德华兹·戴明博士进一步总结提炼并普及应用，所以又称为“戴明环”。PDCA循环是一种广泛应用于管理领域的持续改进模型，其优势在于其循环性和持续改进的特点。P、D、C、A分别代表的含义为计划（plan）、执行（do）、检查（check）、行动（action），以上4个阶段构成了一个闭环系统。随着一个问题的解决，可能产生新的变化，演变成新的问题，也就意味着一个新循环的开始。通过不断的循环迭代，以实现流程或质量的持续改进。目前，PDCA循环已经被运用到医院感染控制的各个方面，如医疗废物管理、多重耐药菌防控等。

二、基本步骤（图1-1-1）

1. 计划阶段（plan）　是PDCA循环的第一阶段，其主要任务是明确所要解决的问题和所要实现的目标，并提出实现目标的措施。在这个过程中，第一步需要分析现状，找出存在的质量问题；第二步分析产生质量问题的原因或影响因素；第三步找出影响质量的主要因素；第四步，基于以上分析，设定一个可衡量的目标，并制订详细的实施方案。随后，需要制订相应的计划，包括资

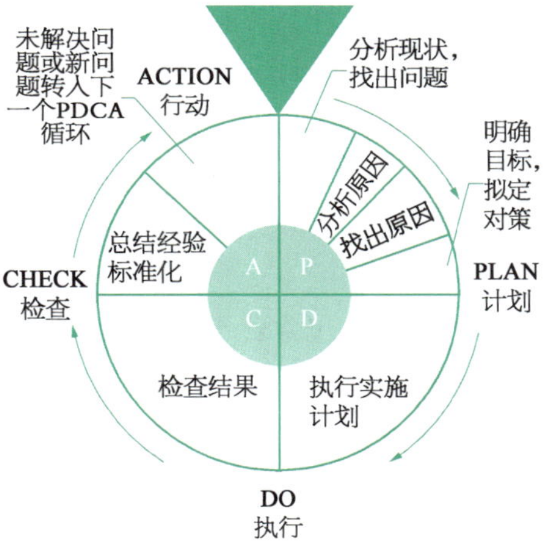

图1-1-1　PDCA循环步骤

源分配、时间安排、责任划分等。一个好的计划应当具备明确性、可行性和灵活性，以确保后续执行阶段的顺利进行。

2. 执行阶段（do） 是PDCA循环的第二阶段，其主要任务是按照计划实施行动。在这个阶段，需要将计划环节的各项举措转化为具体行动，并确保每个措施都得到有效执行。在执行过程中，要密切关注各个环节的进展情况，及时发现问题，并采取措施进行调整。执行过程中也可以进行小规模的测试，以确保计划的有效性。此外，还要注重团队协作，确保各项任务按时完成。

3. 检查阶段（check） 是PDCA循环的第三阶段，其主要任务是检查执行结果、评估计划实施的效果。在这个过程中，需要对执行阶段的数据和结果进行收集和分析，以判断目标是否实现。通过检查，可以发现计划实施过程中的优点和不足，为下一阶段的行动提供依据。同时，检查阶段也有助于我们发现新的问题和机会，为持续改进创造条件。

4. 行动阶段（action） 是PDCA循环的最后一个阶段，其主要任务是总结经验、巩固成果，并对存在的问题进行改进。对已被证明有成效的措施要进行标准化，制成工作标准，以便以后执行和推广。在涉及更改标准、程序、制度时，必要时还需要进行多次PDCA循环加以验证。同时，在这个阶段，需要对检查阶段发现的新问题进行分析，找出原因，并制订相应的改进措施；然后，将改进措施纳入新的计划中，开始新一轮的PDCA循环。行动阶段的关键在于持续改进，不断优化过程，提高质量和效率。

三、注意事项

1. 拟订计划 在实际应用中，计划与目标容易混淆，能够明确达成目标的具体步骤才是计划。此外，绘制项目计划甘特图时，应注意不同阶段的计划时间不应有重叠。

2. 收集并分析数据 选定主题后，需要收集数据以便更好地分析问题，此阶段可通过查检表收集数据描述质量现状，通过排列图描述各类问题的相对重要性，通过直方图描述某个问题出现的频率，通过控制图描述质量的上下浮动情况，但切勿滥用图表。另外，尽量用数据说明目前存在的问题，并确定需要改进的主要问题。

3. 设定目标 目标是用来衡量实施效果的指标，不能盲目、随性设定。目标设定一般遵循SMART原则，即具体（specific，S）、可衡量（measurable，M）、可达到（attainable，A）、相关或切合实际（relevant or realistic，R）、有明确的截止期限（time-bound，T）。设定的目标可以为定性和（或）定量，能够用数量体现的指标要尽可能量化，不能量化的指标也要明确指标的具体衡量标准。目标设定应该有依据，要通过充分的现状调查来获得，或根据国家、省市相关标准来设定，做到有针对性、创新性、有效性、可执行。

4. 寻找影响主题问题的要因 可从人员、方法、仪器、设备、材料、环境等方面分析，每项大的影响因素中又包含若干小的因素。应在诸多因素中，找出影响质量最主要、最直接的因素，对所有末端因素都应进行要因确认，且因果关系必须明确清楚。

5. 遵循既定计划实施对策 执行过程中如无特殊情况，不得随意改变计划，遇有特殊情况应审慎、及时修改计划。在这一阶段除了按计划和方案实施外，还应对实施过程进行测量，确保各项对策能够按原计划进度实施，同时建立数据采集、收集实施过程的原始数据等项目文档。

注意合理安排各项措施的实施时间，尽量避免所有措施在同一时间段内开始，以免影响后期检查阶段对各项措施的有效性判断。

6. 效果检查阶段 要对照措施计划中规定的目标进行。对采取的对策进行确认后，总结分析采集到的数据，将取得的效果与原状比较，确认改进的有效性；将完成情况同目标值进行比较，验证是否达到了预定目标。如果没有出现预期结果，应确认是否严格按照计划实施对策，如果对策失败则需要重新确定最佳方案。所有效果都尽量用数据评价，宜用柱状图表示。

7. 标准化阶段 是将已被证实的有效措施制订成工作标准，以便后续执行和推广。在涉及更改标准、程序、制度时应慎重，必要时需要进行多次PDCA循环加以验证。

第二节 品管圈

一、简介

品管圈（QCC）是由日本石川馨博士于1962年创制，指工作性质相似或相同的人员，基于自发性原则组成小组进行品质管理活动，这些小组作为全面质量管理的重要组成部分，在自我启发、相互启发的原则下，灵活运用多种统计工具和方法，以全员参与的方式持续对工作质量进行维护并改善。QCC通过轻松愉快的现场管理方式，激励工作人员自动自发地参与管理活动，从而在工作中获得满足感与成就感。QCC实施过程包括4个阶段、10个步骤和7个手法（图1-2-1和表1-2-1）。

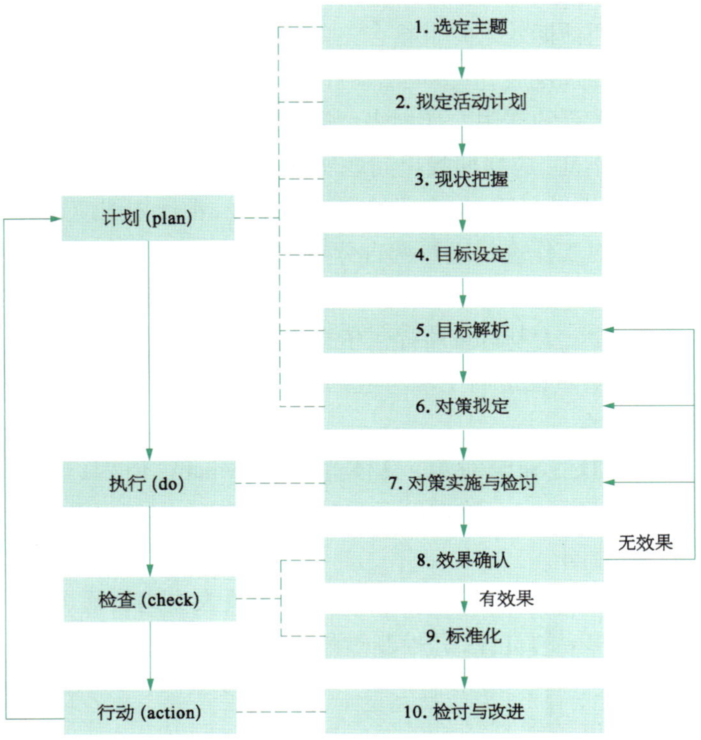

图1-2-1 QCC的4个阶段与10个步骤

表1-2-1 QCC常用七个手法

手 法	用 途
特性要因图（鱼骨图）	分析存在的质量问题（结果）与可能影响质量的因素（原因）之间的关系
柏拉图	确定影响质量问题的主要因素；找到需要重点解决的问题；确认明了改善效果
查检表	日常管理、收集数据，经常与分层法一起使用
层别法	将资料分层分析，发现数据间的差异或规律，制定相应的改进措施和对策，找出资料差异的因素
散布图（散点图）	了解两种因素间的关系，发现原因与结果的关系
管制图	掌握监测数据是否属于正常状态，发现异状及时采取行动
直方图	了解数据的分布情况，主要用于现状调查和效果检查

二、基本步骤

1. 组圈　由工作目标相同、场所相同、性质相同的3～10人组成QCC，选出圈长。圈长通常由组长或部门负责人、技术骨干担任。圈名由圈员共同商讨决定，最好选择富有持久性及象征性工作性质和意义的名字。

2. 选定主题　在充分了解、掌握部门工作现场问题的基础上，选定主题。工作现场的问题大致有效率问题、服务问题、品质问题等。选定主题应该慎重，要考虑其共通性，是圈能力可以解决的，可以数据量化，可以收到预期效果并且符合主要目标方针的主题。

3. 拟定活动计划　主题选定后，应拟定活动计划，事先拟定计划表对品管活动能否顺利推行并取得显著成效具有十分重要的作用。计划表可以周为单位来拟定，在实施过程中，如发现实际与计划有出入或活动停滞不前，应立即找出问题所在并及时加以改进。在拟定计划表时应明确各步骤具体负责人，在活动推进过程中，需明确标注实施线，且计划线应在实施线之上。

4. 现况把握与分析　对工作现场进行调查分析，分析需用数据说话，这种数据的客观性、可比性、时限性，通过数据整理分层分析，找到问题的症结。针对存在的问题进行原因分析，对诸多原因进行鉴别，找到主要原因，为制订策略提供依据。

5. 设定活动目标并解析　设定与主题对应的改善目标，目标要明确，最好用数据表示目标值，并说明设定目标值的依据。

6. 对策拟定　用5W1H法确定对策，具体为何事（what）、何因（why）、何人（who）、何地（where）、何时（when）、何法（how）。确定的改善计划内容应包括：改善项目主题、发生原因、对策措施、责任人、预定完成时间。

7. 对策实施　拟定具体的实施方法，实施前召集相关人员进行适当培训。实施过程中，负责专项任务的圈员应承担相应的责任，并控制过程中正确的做法。小组成员严格按照对策表列出的改进措施并加以实施。每条对策实施完毕，应再次收集数据，与对策表中锁定的目标进行比较，检查对策是否彻底实施并达到要求。

8. 效果确认　把对策实施后的数据与实施前的现状及小组设定的目标进行比较，评价改进效果，鼓舞士气，增加成就感，调动积极性。

9. 标准化　评价活动效果，优秀或良好者应继续保持，并将措施或流程方案标准化，拟订标准操作程序，并经有关部门确定。已经标准化的作业方法，要认真培训，并严格遵守，确保活动收获成效。

10. 检讨与改进　据实评价活动开展过程中每个步骤的实施效果，分析其优缺点，总结经验，探讨今后应努力的方向，为下一期活动的顺利推行提供经验。

三、注意事项

1. 选定主题　主题选定是QCC开始的第一步，好的主题是QCC成功的一半。如主题太小，会浪费人力与物力；如主题太大，则可能出现资源难以调配，进而导致QCC改善效果欠佳。主题选定可参考以下5个方面：① 国家法律法规或行业要求的质量指标项目，但目前医疗机构未达标，如抗菌药物治疗性使用前病原学送检率；② 日常工作中频繁出现差错，长期未得到改善的问题；③ 不良事件数据分析结果，如医护人员职业暴露；④ 患者满意度分析结果；⑤ 浪费较多资源（如时间、金钱、空间、物品、人力等）的项目。

2. 定义主题　主题确定后，需对主题进行定义，包括专业名词解释，衡量指标分子、分母的定义。专业名词的解释不可自行定义，可通过查询文献或行业标准进行定义。数据收集范围是否有排除条件，也需要进行说明。对于有时间要求的项目需定义清楚具体时间界限，包括从什么操作开始计算、到哪一步操作结束等。

3. 用品管工具分析　在品管工具使用中，需注意各种工具运用的合理性。如在收集数据和分析原因环节均使用投票法，则会增加人为主观性带来的结果偏倚。能使用数据分析的问题尽量使用查检表，以确保问题分析的客观性。在查检表的使用和制作中，避免把问题和原因混淆。

（1）鱼骨图：在使用鱼骨图进行原因分析时，切忌主观、笼统、粗枝大叶。如果主题较大，一个问题无法用一个鱼骨图进行深入分析，可将问题分成几个小问题，再有针对性地运用鱼骨图分别进行深入分析。在确认要因时，不可将中骨中的原因作为要因，这样会导致后期制订措施失去针对性。大骨代表“方向”，中骨阐述“事实或概念”，小骨表述“为什么会这样”，孙骨则进一步追查“为什么会这样”。

（2）柏拉图：柏拉图的使用主要呈现改善重点，同时在效果确认阶段可以通过改善前后的柏拉图对比来确认改善效果。在绘制柏拉图时需注意：① 各项目的数据总和应为100%；② 左侧纵坐标为比较的特性，最大值为总数；右侧坐标为累计比率，最大值为100%；③ 项目按照由大到小的顺序排列，其他项放在最后；④ 若“其他”项高过前几大项时，需进一步层别分析；⑤ 柱子间不可有间隙；⑥ 累积曲线的起始点可落在左下角或第一根柱子的顶部；⑦ 使用80/20法则线时需明确指出哪些为选定的项目；⑧ 建议包含其他项在内，总数以5～8项为宜；⑨ 标题应清晰明确地展示图表的内容。

4. 制作流程图　在制作流程图时需注意，应针对特定的工作流程定义其流程的开始点和结束点，然后利用适当的符号并尽可能详细地描述该工作的所有步骤，再将所有步骤按先后顺序排列，并用箭头线连接，最后还需要检查该流程的作业是否完整。

5. 其他　在应用QCC时还应关注以下内容：① 问题明确具体，找准改善靶心；② 多学科、多部门协作,体现执行效力;③ 数据支持严谨,科学决策有据;④ 打破常规思维,创新解决方案;⑤ 方案符合实际,治标又能治本;⑥ 关注患者安全,循证最佳实践;⑦ 改善效果显著,量化前后差距;⑧ 患者体验优先,注重社会效益;⑨ 经验总结到位,检验印象深刻;⑩ 长效追踪机制,改进永不停步。

第三节 失效模式与效应分析

一、简介

失效模式与效应分析(FMEA)最初起源于航天工业,并逐渐在汽车、医疗保健领域发展壮大。FMEA是一种系统性、前瞻性的风险管理方法,通过分析流程,以团队运作方式,逐步分析系统、过程、设备及人员所造成的潜在失效模式及可能的影响结果,有助于医疗机构识别并解决可能导致医疗事故、质量问题和服务不当的潜在风险,以保障患者安全和医疗质量。当前,在感染控制领域,FMEA越来越多地被用于感染风险因素的识别与防控处置之中,如多重耐药菌(MDRO)感染、手术部位感染(SSI)、器械相关感染、血液透析相关感染等。

二、基本步骤(图1-3-1)

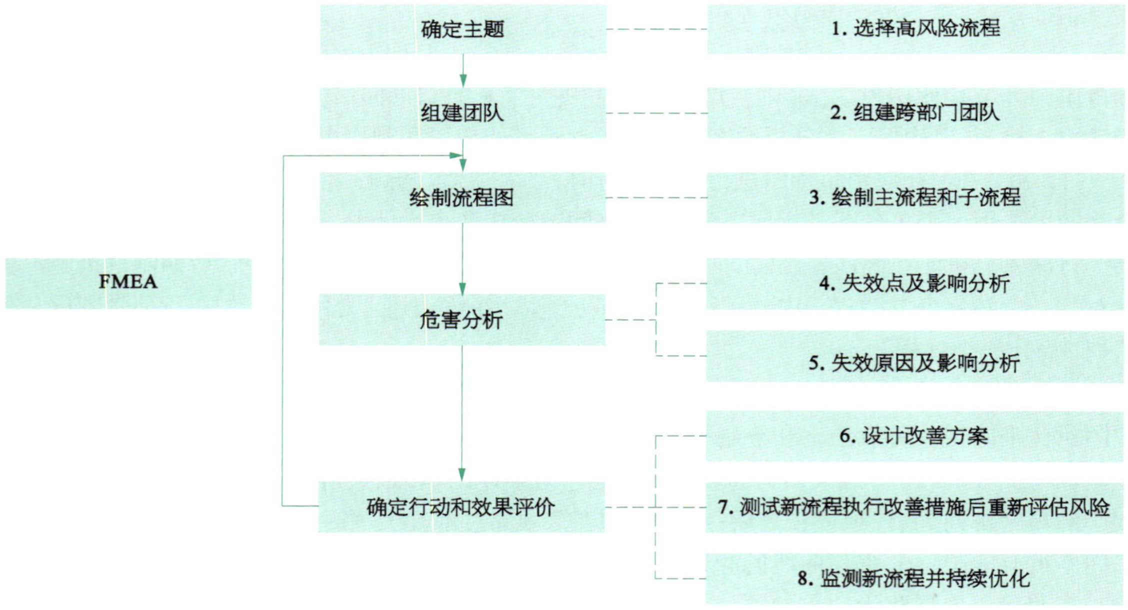

图1-3-1 FMEA应用步骤与流程

三、注意事项

• 在确定失效模式优先顺序的过程中,首先要确定团队成员对严重度、发生频度、可检测度的等级及划分标准已经达成一致意见。

• 在评分中，如果数值落在2个等级之间，一般应选择较大的等级；如果团队各成员评定等级不一致，可以选择平均值。

第四节 根本原因分析法

一、简介

根本原因分析法（RCA）起源于美国，最早应用在航空安全、核工业等领域。1997年，（美国）医疗保健组织认证联合委员会（JACHO）引进了该方法，用于医疗不安全事件的分析。（医疗机构）国际联合委员会（JCI）要求参加评审的医院建立医疗不安全事件根本原因分析机制，及时分析医疗不安全事件的根本原因，并进行有效整改，从而实现医疗质量的持续改进。RCA的核心在于它不仅仅关注问题的表象，而是基于系统性分析和预防性思维，从系统层面或流程层面探讨导致医疗质量出现缺陷的源头。同时，通过优化流程和完善系统，提高服务质量和保障医疗安全，防止再次发生类似事件。

二、基本步骤

RCA是一个系统化的问题处理过程，包括确定和分析问题原因，找出问题解决办法，并制订预防措施。RCA的目的是明确问题是什么（what happened）、为何发生（why it happened）及如何防止问题再次发生（what to do），其应用过程可分为4个阶段共10个步骤（图1-4-1）。

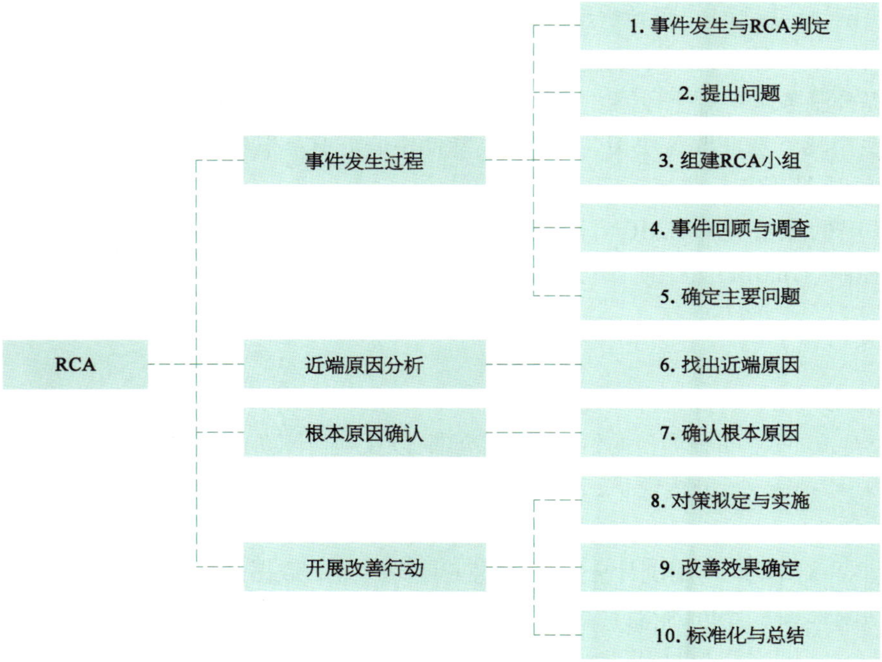

图1-4-1 RCA应用步骤与流程

三、注意事项

1. 根本原因分析　最重要的环节就是需要准确把握问题的核心，找到其根本原因。在罗列主干原因中需要注意：① 不要回答类似于客观的内容；② 不要涉及人的心理，要专注于原因的追寻；③ 每一个追寻的问题与答案之间必须有必然联系，不要脱离开层间的相关性；④ 基于事实，不能进行推论；⑤ 基于三现主义（现场、现实、现物）进行分析。

2. 寻找根本原因　需注意在发现导致不良事件或侥幸事件的直接原因后，需要深层次地挖掘上游原因，并将原因定格在系统问题上，尤其要避免对人为因素的追责。发现了人为因素后，需要向前追溯导致人为因素的深层次原因，直至能落脚在系统原因上为止。许多看似偶然发生的事件都有必然导致其发生的根本原因，这就是系统缺陷和漏洞。

3. 设计并实施改进方案　要尽量减少对人为因素的依赖，如人的精力、注意力、记忆力等。制订的方案要满足标准化、简单化、可行化原则。

第五节　六 西 格 玛

一、简介

六西格玛管理是一种起源于20世纪80年代的质量改进方法，由摩托罗拉公司创立，是一种以数据为基础，追求卓越的质量管理方法。它通过消除缺陷、减少变异、提高过程能力指数等手段，致力于提高产品质量和客户满意度。“六西格玛”是一个衡量标准，指的是统计学中的西格玛水平（σ），用于衡量过程的变异程度。达到六西格玛水平意味着每百万机会中缺陷数（DPPM）仅3.4次。六西格玛最早应用于制造业，2006年被引入医疗行业，通过降低医疗差错、减少不良事件发生、提升服务水平等手段，致力于提高医疗质量安全和患者满意度。在医院感染控制实践工作中，六西格玛方法在改善手卫生依从率、降低中心静脉导管相关血流感染（CRBSI）发病率、提高器械清洗质量等方面取得一定成效。

六西格玛的核心是DMAIC流程，指定义（define）、测量（measure）、分析（analyze）、改进（improve）、控制（control）五个阶段构成的一种结构化、系统化的改进方法。

二、基本步骤

主要按照DMAIC流程进行详细分析。

1. 定义（define）　明确项目的目标、实施范围，以及项目团队的组建和职责分工。

2. 测量（measure）　分析现状，收集相关数据，建立过程和（或）结果指标监测体系，为后续分析提供依据。

3. 分析（analyze）　运用统计分析和其他工具对收集的数据进行分析，以数据确定问题的根本原因，包括因果关系分析、假设检验等技术。

4. 改进（improve）　设计和实施解决方案，以消除问题的根本原因，包括流程再设计、标准化工作、人员培训等。

5. 控制(control) 确保改进措施得到持续执行,并对改进效果进行常态化监控,以防止问题的再次发生,包括建立控制图、撰写操作手册等。

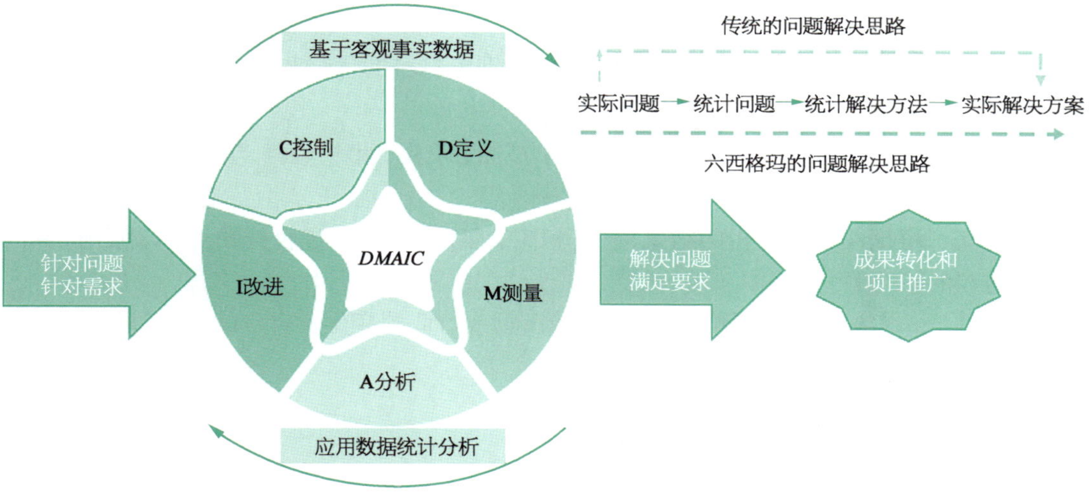

图 1-5-1 六西格玛应用流程图

三、注意事项

1. 根据需求灵活应用 六西格玛工具各步骤的应用并非固定模式,应依据各阶段的需求灵活应用。在D(定义)阶段,可使用诊疗防控流程图(SIPOC)确定解决问题的范围,通过患者需求分析与医院感染规范要求明确质量改进目标,也可使用亲和图进行问题的归纳和整理等。在M(测量)阶段可使用帕累托图找到主要矛盾,运用过程流程寻找原因,也可应用头脑风暴法和鱼骨图对原因进行逐一梳理。

2. 以事实为依据 在进行问题分析时,应以监测数据或客观事实为依据,避免主观臆断;在追问为什么时,要确保问题之间具有逻辑性,层层递进;从多角度、多层次进行全方位分析,确保找到根本原因。

3. 持续跟进 在找到根本原因后,要持续跟踪改进措施的实施效果,确保问题得到解决。

第六节 SWOT分析

一、简介

SWOT分析法是在20世纪80年代由美国管理学家威韦里克提出,是一种识别内部优势(strengths)、劣势(weaknesses)、外部机会(opportunities)、威胁(threats)的策略性工具,通过系统地收集和分析信息,SWOT可以帮助我们了解自身的状况,以及周围环境中的机遇和挑战,常被用于医疗机构的战略制订、竞争对手分析等。

二、基本步骤

1. 收集信息　收集关于自身和外部环境的信息，包括市场趋势、竞争对手的情况、技术发展等。

2. 分析优势和劣势　评估自身的能力和资源，识别出自身的优势和劣势，这涉及对内部流程、技能、资源等进行深入分析。

3. 分析机会和威胁　评估外部环境中的机会和威胁，涉及对市场趋势、客户需求、竞争对手的战略等进行深入分析。

4. 制订策略　根据SWOT分析的结果，制订相应的策略，包括改进自身的劣势、利用外部的机会及回避潜在的威胁等。

5. 实施并监控　实施制订的策略，并持续监控市场或行业的变化及自身的情况，根据情况变化及时调整策略。

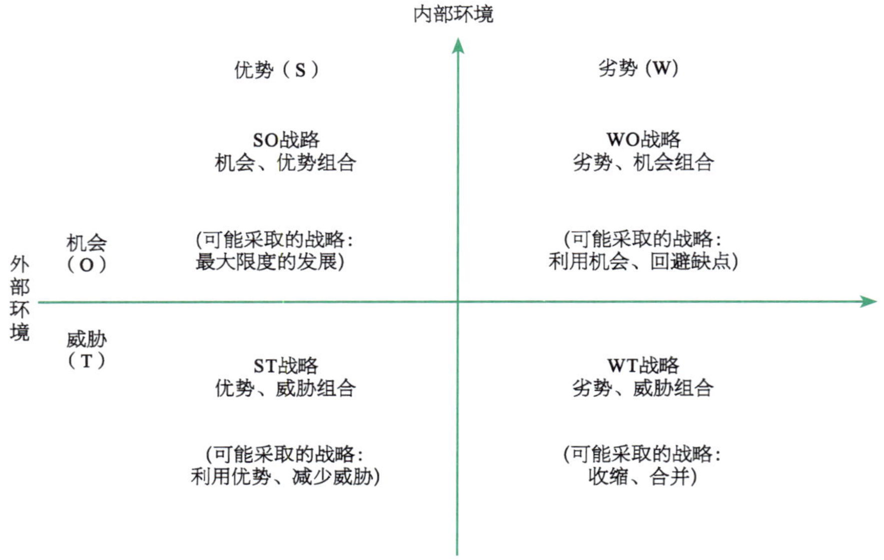

图 1-6-1　SWOT 矩阵分析图

三、注意事项

- SWOT分析法看上去像思维模型，往往会被认为是一种定性分析，不需要数据辅助，这是一种错误的理解。作为一种战略分析模型，应尽量把所有的信息进行量化分析，以确保质量改进的效果。
- SWOT分析过程中需注意不能罗列过多项目，过多项目容易让重点无法聚焦，讨论前需要先确立主轴、了解预解决的状况等，再通过精简浓缩，列出3 ～ 5个项目即可。
- 项目描述需精准，如果过于笼统，容易因误判含义或原因不精准导致无法提出有效的改善措施。
- SWOT分析的目的是了解自身和外界环境的优劣势，交叉对比后才能解构出更完善的策略，让自身保持长期竞争力。因此要在实事求是的基础上详细、精准地罗列弱势与劣势，如轻描淡写地描述，就容易忽视弱势和劣势带来的严重影响。

第二章
医院感染防控工作质量控制要点

医院感染防控的质量控制是确保患者安全和提高医疗服务质量的重要环节。医疗机构应该以国家发布的各项规章制度及指南为准绳，根据本地、本机构的具体情况，开展相应的质量控制工作。

第一节　医院感染防控工作质量控制要点

一、感染防控体系的整合

感染防控应融入医院的各个管理体系，以确保各项工作能够高效运行。为此，必须在医院的管理体系中纳入感染防控工作，包括医疗机构建筑布局和流程设计、硬件设施设备配备、医疗质量与安全管理体系建设、应急体系及联动机制、激励考核机制等。质量控制的重点应放在重点部门的建筑布局是否合理、感染防控相关的硬件是否配备齐全且符合要求，三级医院感染管理网络是否建立并履行相应职责，感染防控制度是否完善并符合本机构工作实际，以及各部门是否都能够履行感染防控相关的责任和落实相关制度和措施。

二、严格落实基础医院感染预防与控制措施

在医疗机构内，尤其是重症监护病房（ICU）、手术部门等高风险区域，严格落实医院感染预防与控制措施，特别是针对侵入性操作和多重耐药菌（MDRO）的预防策略。定期监测和评估这些措施的有效性是确保医院感染防控质量和安全的关键。

1. 手卫生　手卫生是防止医院感染的基础措施之一，包括使用皂液 + 流动水洗手和使用手消液消毒双手。观察医院工作人员是否严格执行世界卫生组织（WHO）的手卫生时机，并做好依从性和正确性的调查，是手卫生质量控制工作的要点。常用的质量控制指标包括医疗机构内工作人员手卫生依从率和正确率，以及手卫生知识知晓率等。

质量控制内容主要包括以下几个方面。

（1）定期开展手卫生知识和技能培训。

（2）有明确的手卫生制度或操作规程，并融入日常诊疗工作中。

（3）手卫生硬件设施种类和数量配备充足，安装位置合理：包括洗手池、擦手纸、非手触式水龙头、洗手流程图等。

（4）执行院科两级的手卫生监测工作：包括手卫生依从率与正确率，并定期对监测数据进行反馈。

（5）手卫生依从率和正确率持续提高，或达到相关的标准（参考国家或地方相关标准，或机构内制定的标准）。在监测结果发生异常降低时，进行原因分析并进行质量改进工作，改进有效果。管理部门对手卫生设施设备、培训等工作进行检查，总结与反馈，并达到持续质量改进。

2. 个人防护装备的使用和医务人员职业暴露管理　医疗机构工作人员在工作中应根据可能的暴露风险穿戴适当的个人防护装备，如手套、口罩、护目镜和隔离衣、防护服等，以防止发生职业暴露。常用的质量控制指标包括防护用品穿戴或脱卸合格率、防护用品使用正确率等。

质量控制内容主要包括以下几个方面。

（1）有防护用品使用相关规定和医务人员职业暴露预防与处置工作制度并落实。

（2）医务人员在诊疗工作中落实标准预防和相应的措施。

（3）所有员工均应知晓本部门、本岗位职业暴露和个人防护的知识与技能。

（4）个人防护用品符合国家相关标准，配备完整、充足。

（5）定期进行演练，检验实际操作能力。

3. 清洁消毒与灭菌　医疗机构应针对不同部门、不同类型的环境、不同诊疗用品，制订相应的清洁消毒与灭菌制度并严格执行，以达到防止病原体通过医院环境和诊疗用品造成院内传播的目的。确保所有操作者能正确使用消毒剂和消毒灭菌设备，定期对设备进行检查和维护，确保其能正常运行。所有工作人员应掌握本岗位职责要求的消毒与灭菌技能并严格执行。常用指标包括环境清洁合格率、物品清洗消毒灭菌合格率等。

质量控制工作主要包括以下几个方面。

（1）有清洁、消毒制度，并落实。

（2）清洁消毒工具和用品的使用方法正确，定期进行维护。

（3）所有物品和环境遵循规范的清洁消毒方法。

（4）工作人员按照规定的消毒程序操作。

（5）灭菌流程和各项参数符合标准。

4. 隔离措施　应对存在感染或感染风险的患者进行隔离，防止病原体传播。根据具体病原体的特性，对患者采用接触隔离、飞沫隔离或空气隔离等不同类型的隔离措施。常用的质量控制指标包括隔离措施落实依从率、医务人员隔离措施知晓率等，定期分析检查情况并反馈。

质量控制工作主要包括以下几个方面。

（1）有符合医院特点的隔离工作制度，并落实。

（2）隔离设施和设备符合规范要求。

（3）工作人员在诊疗工作中能正确使用个人防护装备，并执行相应的防控措施。

（4）对需要隔离的患者，执行正确的隔离措施。

（5）对重点部门隔离工作定期进行检查、总结分析与反馈，提出改进措施。

5. 抗菌药物管理和病原学送检　医疗机构应加强抗菌药物合理使用管理，避免滥用抗菌药物导致细菌耐药。常用质量控制指标包括抗菌药物使用率、Ⅰ类切口手术性抗菌药物预防使用率、抗菌药物使用强度、住院患者抗菌药物治疗前病原学送检率等。

质量控制工作主要包括以下几个方面。

（1）设立抗菌药物管理团队，制定医疗机构内的抗菌药物使用制度和管理措施。

（2）定期监测和评估抗菌药物使用及细菌耐药情况，提出干预和改进措施，并落实。

（3）抗菌药物治疗前病原学送检率达到国家要求，如不达标，应分析原因并持续改进。

6. 医疗废物处置　严格执行管理医疗废物的分类、收集、运输和处理规定，确保医疗废物不对环境和人员构成感染风险。常用的质量控制指标包括医疗废物处理合格率、后勤人员操作合格率等。

三、加强重点部门和主要部位医院感染的预防与控制

1. 重点部门管理

（1）重症医学科、新生儿病房、手术部（室）等重点部门布局流程应符合医院感染预防与控制要求，做到洁污分区，功能流程合理。

（2）应建立有感控小组，职责明确，并落实。

（3）根据本部门的特点，制定适于本部门的医院感染管理制度并落实。

（4）开展培训、监测、质量自查等工作，实现感控质量持续改进。

2. 重点部位感染管理

（1）医疗机构和相关科室应制定预防手术部位感染（SSI）、呼吸机相关肺炎（VAP）、中心静脉导管相关血流感染（CLABSI）、导尿管相关尿路感染（CAUTI）、多重耐药菌（MDRO）感染和侵入性操作相关感染等的制度和措施，并严格落实。

（2）院科两级开展重要感染部位和侵入性操作感染目标性监测，对监测资料进行分析与讨论，感染预防与控制有效。

四、组建感控团队，开展医院感染监测

医疗机构应设立专门的感控部门，负责制定医院感染控制制度和操作规程，并指导临床科室具体落实。进行感染病例监测和报告。通过监测医院感染发病率和抗菌药物使用等相关情况，及时发现问题并采取相应措施。

有医院感染暴发报告流程与处置预案，通过多种形式与渠道，使医务人员和医院感染的相关管理人员及时获得潜在的感染暴发信息，并采取科学应对措施。

五、监管体系的建立

在医疗机构中，工作人员对感染防控措施的执行依从率是确保医疗服务质量的关键因素。在质量控制工作中，不仅要关注工作人员对感染防控知识的知晓情况，也要核查对各项防控措施的实际依从情况。

医院感染防控的质量控制需要系统化的管理，严格落实各项预防与控制措施，并得到质量管理系统的有效支持。通过这些综合措施，能够有效预防和控制医院感染，保障患者和医务人员的安全。通过PDCA等持续质量改进方法，可以显著提高医院感染防控的过程质量。在医院感染防控的质量控制工作中，需要通过各项指标的数据来指导持续质量改进工作的开展。

第二节 医院感染防控工作质量控制指标

医疗机构内常用的医院感染防控工作质量控制指标包括过程指标和结果指标等，涵盖多个方面。以下是一些关键质量控制指标。

一、管理指标

1. 机构运行指标 包括医院感染管理委员会的设立、感控部门的设立及感染防控专职人员的配置、医院感染监测系统的建立、手卫生设施的配备、消毒和灭菌设备的配备等。这些指标用于评估医疗机构预防与感染控制的基础设施是否完善，同时还应评价以上指标是否能良好运行。

2. 制度体系建立指标 涵盖管理体系和制定的感染防控制度和流程，如手卫生制度、重点部位的感染防控制度、抗菌药物使用规定等。评估管理体系是否健全，制度、流程和预防与控制措施是否完整，并符合国家标准和医疗机构实际。

二、过程指标

1. 感染防控措施执行情况 主要为医疗机构在感染防控措施执行过程中的指标，涵盖各项预防与控制措施执行的依从性、正确性和有效性，如手卫生、环境清洁和消毒、隔离措施等。这些措施的执行情况是衡量医院感染控制效果的重要指标。

2. 教育与培训 包括医疗机构对工作人员的感染控制培训、教育项目的实施情况和效果评估。这些培训有助于增强医务人员的感染防控意识，提高其防控技能。

三、结果指标

结果评估指标包括医院感染发病率、主要部位感染［如呼吸机相关性肺炎（VAP）、中心静脉导管相关血流感染（CLABSI）、导尿管相关尿路感染（CAUTI）、手术部位感染（SSI）］的发病率、重点人群感染发病率（ICU患者、新生儿、血液透析患者）等。这些指标直接反映了医院感染控制的效果。

四、综合质量指标

通过综合评估多个单项指标（表1-2-1），得出一个反映整体感染控制水平的综合评分。这样的综合指标可以帮助医院全面了解并改进感染控制工作。

表1-2-1 医院感染预防与控制工作质量控制指标清单（举例）

指标分类	指标名称	具体内容	指标描述	要求	指标来源
管理指标	硬件设施配备合格率	洗手设施、防护用品、监测设施设备、环境清洁消毒用品用具等是否配备齐全，各类用品是否能及时增补并有效使用	合格率（完整）率（%）=配备合格（完整）的科室/全院需要配备的科室	合格率逐步提高	《医院感染预防与控制评价规范》（WS/T 592—2018）

（续 表）

指标分类	指标名称	具 体 内 容	指标描述	要 求	指标来源
管理指标	医院感染三级管理网络建立情况	医院感染管理委员会、感控部门、临床部门感控兼职人员是否能规范设立并有效地运行	非量化指标，可用“完善”或者“不完善”来表述	趋于完善	《医院感染预防与控制评价规范》（WS/T 592—2018）
	感染防控相关制度完善	根据相关法律法规、标准，并结合本医院、本科室实际情况，制定一系列的感染防控制度并不断修订和完善。包括并不限于：手卫生制度、清洁消毒制度、隔离制度、重点部位感染防控制度、抗菌药物管理规定等			
过程指标	手卫生依从率	按照WHO手卫生五大指征，遵循《医务人员手卫生规范》（WS/T 313—2019），核查医院工作人员在诊疗过程中的手卫生执行情况	依从率% = 工作人员实际执行手卫生时机数/同期应执行手卫生时机数	持续改善，或达到相关标准（参考国家及地区相关规范，或机构内制定相关标准）	《医务人员手卫生规范》（WS/T 313—2019 ）
	抗菌药物使用情况	监测住院患者抗菌药物使用情况，包括抗菌药物使用率、使用强度、I类切口手术抗菌药物预防使用率、抗菌药物治疗前病原学送检率等	各项指标参照《医院感染监测标准》（WS/T 312—2023）	持续改善，或达到相关标准（参考国家及地区相关规范，或机构内制定相关标准）	《医院感染监测标准》（WS/T 312—2023）
	隔离措施依从率/正确率	对需采取隔离措施的传染病、MDRO感染等患者执行相应的隔离措施，核查隔离标识、患者管理等各项措施是否执行到位	依从率% = 已执行患者数/应执行人数 × 100% 正确率% = 执行正确患者数/已执行患者数 × 100%	持续提高	《医院感染预防与控制评价规范》（WS/T 592—2018）
	重点部位感染防控措施依从率/正确率	对VAP、CLABSI、CAUTI、SSI等重点部位感染，制定相应的综合防控措施，核查各项核心措施是否执行到位	依从率% = 已执行患者数/应执行患者数 × 100% 正确率% = 执行正确患者数/已执行患者数 × 100%	持续提高	《医院感染预防与控制评价规范》（WS/T 592—2018）
	重点部门感染防控措施依从率/正确率	重症医学科、新生儿病房、手术室、感染性疾病科、血液透析中心、内镜中心、消毒供应中心等重点部门，制定相应的感染防控措施并定期核查执行情况	依从率% = 已执行措施数/应执行措施数 × 100% 正确率% = 执行正确措施数/已执行措施数 × 100%	持续提高	《医院感染预防与控制评价规范》（WS/T 592—2018）
	环境卫生清洁质量	使用目测法、化学法等方法定期对本机构环境清洁工作质量进行检查与监测	合格率% = 合格样本数/观察总样本数 × 100%	持续提高	《医疗机构环境表面清洁与消毒管理规范》（WS/T 512—2016）
	环境/物表消毒合格率	定期对本机构环境物表消毒工作进行检查与微生物采样监测，核查消毒效果是否符合标准	合格率% = 合格样本数/监测总样本数 × 100%	持续提高	《医疗机构消毒技术规范》（WS/T 367—2012）《医院消毒卫生标准》（GB 15982—2012）

（续 表）

指标分类	指标名称	具 体 内 容	指标描述	要 求	指标来源
过程指标	预防职业暴露措施依从率/正确率	核查医疗机构的工作人员是否知晓穿戴防护用品的规定，并遵循预防职业暴露相关措施	依从率% = 已执行人数/应执行人数 × 100% 正确率% = 执行正确人数/已执行人数 × 100%	持续提高	《医院感染监测标准》(WS/T 312—2023)
结果指标	医院感染情况	监测住院患者、急诊留观超过48小时的患者等，在院内发生的感染情况，按照全院综合性监测、重点人群监测、SSI监测、细菌耐药性监测、血液透析事件监测等监测要求，持续监测医院感染日发病率、MDRO医院感染发生率、重点部位感染发病率、医务人员职业暴露感染率等，定期总结分析监测数据并反馈	参照《医院感染监测标准》(WS/T 312—2023)，《医院感染管理医疗质量控制指标（2024年版）》	持续降低	《医院感染监测标准》(WS/T 312—2023)；《医院感染管理医疗质量控制指标（2024年版）》
	医疗废物/医用织物处理合格率	对医疗废物或医用织物处理的各环节，如分类、收集、转运等各环节进行监控，查看各项要求落实情况	合格率% = 相关措施正确执行数/应执行数 × 100%	持续提高	《医疗卫生机构医疗废物管理办法》;《医疗废物分类目录（2021年版）》
综合指标	医院感染风险评估评价结果	医疗机构定期对机构内的重点人群、重点环节进行风险评估并针对高风险环节制定相应防控措施	计算出各危险因素的分值/所评估部门的分值	持续改进	《医院感染预防与控制评价规范》(WS/T 592—2018)
综合指标	医院感染不良事件管理	医疗机构持续监测医院感染不良事件，及时发现问题，及时解决机构内的感染防控隐患	非定量指标。采用个案追踪和系统追踪，使用质量管理工具进行不良事件持续改进	持续改进	《医院感染预防与控制评价规范》(WS/T 592—2018)

注：以上指标可作为质量控制工作的参考，日常工作中可不局限于以上指标。

参考文献

[1] 中华人民共和国国家卫生健康委员会. WS/T 592—2018 医院感染预防与控制评价规范[EB/OL]. (2018-05-10)[2024-09-01]http: //www.nhc.gov.cn/ewebeditor/uploadfile/2018/07/20180704110307810.pdf.

[2] 中华人民共和国国家卫生健康委员会. 医务人员手卫生规范 WS/T 313—2019[J]. 中华医院感染学杂志，2020，30(5)：796.

[3] 中华人民共和国国家卫生健康委员会. 医院感染监测标准 WS/T 312—2023[J]. 新发传染病电子杂志，2024，9(2)：84-98.

[4] 中华人民共和国卫生部. 医疗机构消毒技术规范 WS/T 367—2012[S]//国家卫生和计划生育委员会医院管理研究所医院感染质量管理与控制中心. 医院感染管理文件汇编(1986—2015). 北京：人民卫生出版社，2015：262-293.

[5] 中华人民共和国国家卫生健康委员会. 国家卫健委医院感染管理医疗质量控制指标(2024年版)[J]. 中国感染控制杂志，2024，23(6)：784-786.

[6] Giroti A L B, Ferreira A M, Rigotti M A, et al. Hospital infection control programs: assessment of process and structure indicators[J]. Rev Esc Enferm USP, 2018, 52: e03364.

下 篇

管理工具在感染防控中的应用实践

第三章
PDCA循环在感染防控中的应用案例

案例1　运用FOCUS-PDCA提高多重耐药菌感染防控水平

浙江中医药大学附属第一医院(浙江省中医院)医院感染管理科

案例摘要

医疗机构及时有效地对多重耐药菌(MDRO)感染防控各个环节中可能存在的风险点进行评估与管理，对有效控制MDRO院内传播具有积极的现实意义。某医疗机构将FOCUS-PDCA管理模式应用于MDRO感染管理中，通过管理工具中的9个阶段：寻找(find)、组织(organize)、澄清(clarify)、理解(understand)、选择(select)、计划(plan)、实施(do)、检查(check)和处理(action)，发现MDRO感染控制过程中的薄弱环节，着重加强薄弱风险点的管理，改善重点环节。以培训创新作为起点，以制订评估方案、构建绩效考核体系作为抓手，以优化信息流程作为过程管理，实施MDRO感染防控全链条、全环节闭环管理，各项防控措施执行率均明显提升，改善效果显著。

应用实践

一、寻找问题阶段(find，F)

感控专职人员根据《多重耐药菌感染防控核查表》对涉及MDRO患者的重点科室实际工作情况进行现场调研，对调研结果进行梳理，整理目前存在的问题。具体调研内容包括以下几个方面。

(1) 临床医生是否及时、准确地开具隔离医嘱。

(2) 观察患者的床头卡、手腕带、患者物品是否按要求做好标识，三项全部做好标识为隔离标识落实。

(3) 医务人员手卫生依从率。

(4) 环境清洁消毒：包括消毒频次(2次/d)、清洁消毒顺序及消毒液浓度。

(5) 诊疗物品专人专用或一用一消毒。

(6) 织物与医疗废物处置，包括是否使用橘红色感染性织物专用袋、袋子外面是否注明产生科室及织物名称和数量、床旁放置医疗废物垃圾桶。

（7）医务人员对本病区或科室MDRO隔离患者信息知晓率。

（8）患者外出检查告知、专人陪同情况。

（9）患者出院后床单元终末消毒。

二、组织阶段(organize,O)

感控部门联合重点科室与重点部门的负责人、骨干及感控兼职人员共同组成医院感染控制持续质量改进小组(以下简称“改进小组”),小组成员共10人,并进行分工(表3-1-1)。从风险识别、风险评估、风险控制三方面进行分析,通过现场调查拟定整改措施。

表3-1-1 改进小组成员及分工

编 号	姓 名	部门及职务	分 工
1	于**	感控部门科长	工作布置与协调
2	王**	感控部门副科长	制订计划、制订查检表、现场调查、信息系统改进

注:其他人员基本信息略,分别负责标准化制订、现场调查、原因分析、资料整理、信息系统改进、环境消毒改进等相关工作。

三、澄清阶段(clarify,C)

改进小组根据调研结果及风险分析,确定MDRO感染防控各环节存在的问题,具体如下(图3-1-1):①医务人员知晓率低,导致隔离医嘱正确开具率低。②织物、医疗废物处置不当。③环境清洁与消毒不到位。④诊疗物品专用或一人一用一消毒执行不到位。⑤隔离标识提醒缺失或不正确。

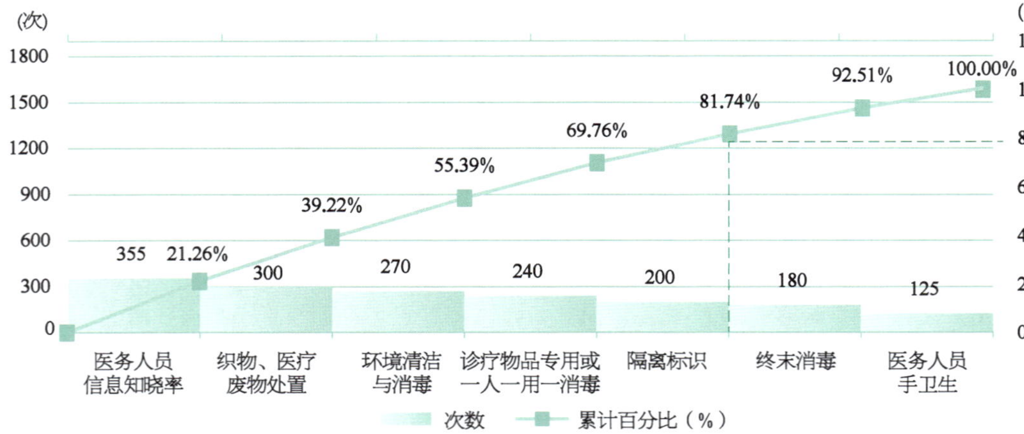

图3-1-1 改善前柏拉图

四、理解阶段(understand,U)

针对目前MDRO感染防控存在的问题,改进小组进行问题整理和原因分析。成员采用头脑风暴法，分析可能导致MDRO感染防控措施落实不规范的所有原因，通过绘制系统图，共找出17个可能原因（图3-1-2每个分枝左侧小旗，重复原因未标记）。

将图3-1-2中的17个原因列出，制作特性要因评价表（表3-1-2），由每个成员对每个原因的重要程度进行评价打分，最高5分、最低1分，计算每个原因的总分并从高到低排序。根据80/20法则并征询临床工作人员意见，选出4个要因，即缺少培训、信息系统不完善、制度未及时修订、绩效考核未落实。

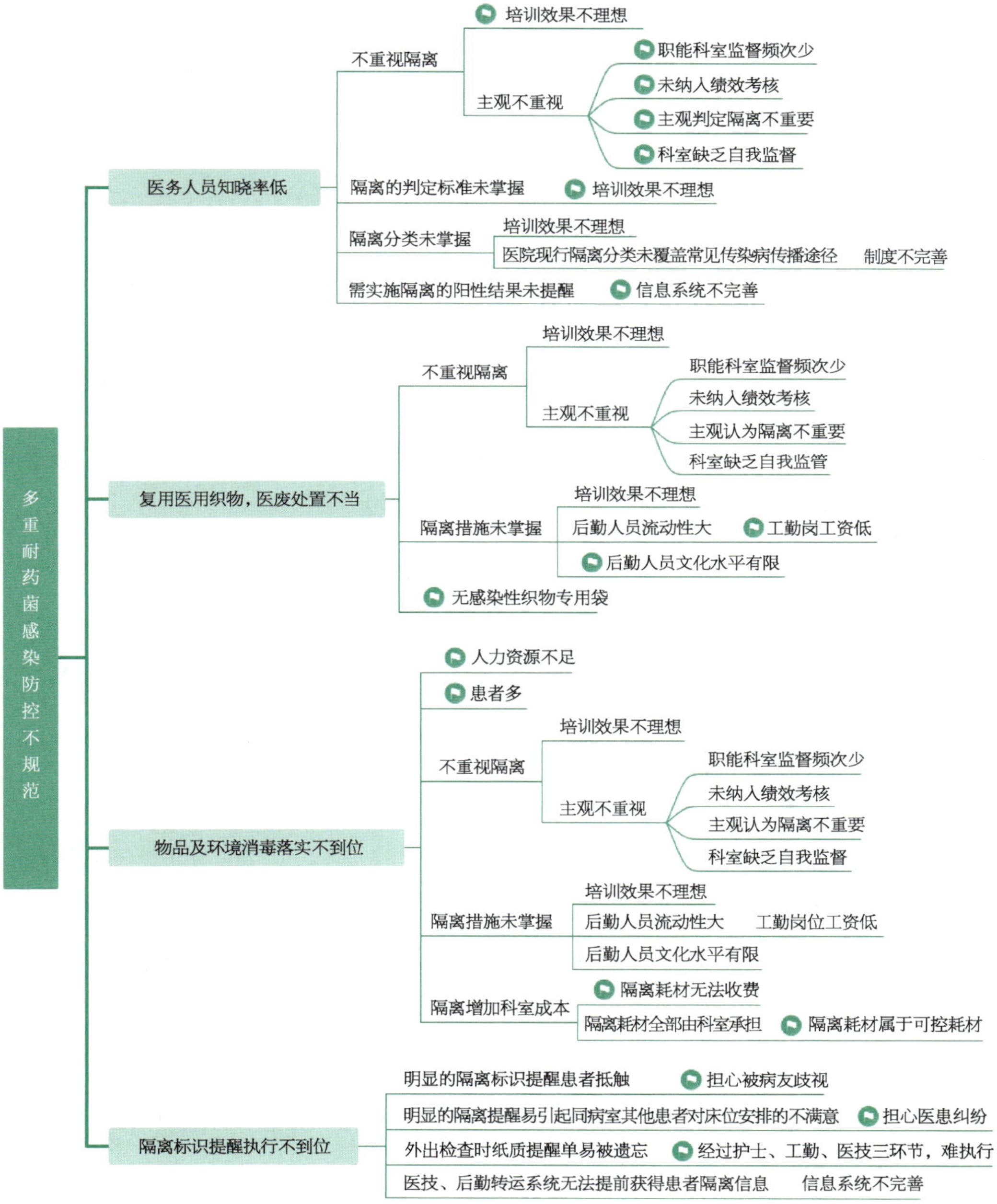

图3-1-2　MDRO感染防控措施落实不规范系统图

表3-1-2 特性要因评价表

编号	原因分析	组员打分情况												选定
	中小原因	1	2	3	4	5	6	7	8	9	10	总分	排名	
1	主观断定隔离不重要	4	5	4	5	3	3	3	4	4	3	38	6	
2	培训效果不理想	3	3	3	4	5	5	5	4	3	4	39	4	
3	信息系统不完善	5	5	5	5	4	5	4	5	5	5	48	1	
4	制度不完善	5	4	4	5	3	5	5	4	5	4	44	2	
5	未纳入绩效考核	4	4	5	4	5	3	5	3	4	4	41	3	

注：其他12项未选中原因具体打分结果略。

五、选择阶段（select，S）

改进小组成员通过头脑风暴法针对特性要因提出对策，通过投票，将投票率≥50%的对策作为主要对策，最终12条对策被选定为主要对策（表3-1-3）。

表3-1-3 拟定对策

编号	特性要因	对策	得票情况	选定
1	缺少培训	感控部门组织全院集中培训	2/10	
2		感控部门组织入科培训	6/10	✦
3		针对发现的主要问题开展不同主题的工作坊	6/10	✦
4		开展场景演练	7/10	✦
5		科室内部开展培训	4/10	
6	信息系统不完善	检出需隔离的多重耐药菌设置隔离医嘱提醒	10/10	✦
7		需要执行隔离的患者在医生工作站有提醒	10/10	✦
8		需要执行隔离的患者在住院病房系统有提醒	10/10	✦
9		需要执行隔离的患者在医患系统有提醒	10/10	✦
10		需要执行隔离的患者在各医技系统有提醒	10/10	✦
11		需要执行隔离的患者在后勤系统有提醒	10/10	✦

（续 表）

编 号	特性要因	对 策	得票情况	选 定
12	制度未及时修订	按照传播途径增设隔离标准操作流程	3/10	
13		按照传播途径添加新的隔离内容形成全面的隔离标准操作流程	6/10	✦
14	绩效考核未落实	科主任护士长会议、感控医生护士会议反馈落实情况与排名	6/10	✦
15		落实较差的科室扣除科室绩效考核、学科评估和评优评先相关分数	7/10	✦
16		落实较差的医疗组扣除科室绩效考核、学科评估和评优评先相关分数	3/10	

六、计划阶段（plan，P）（表3-1-4）

表3-1-4 **改善方案实施计划**

原 因	对 策	负责人	实施时间	改善方案
制度未及时修订	制订并优化隔离标准操作流程，按照传染性疾病传播途径添加新的隔离内容，形成一个全面的隔离标准操作流程	朱**	2018.8.1—2018.8.10	方案一 修订制度
培训效果不理想	感控部门组织入科培训	干**、朱**	2018.8.1—2018.10.15 2019.2.16—2019.3.7	方案二 创新培训形式
	针对发现的主要问题开展不同主题的工作坊			
	开展场景演练			
	长效培训——情景微视频			
未纳入绩效考核	科主任护士长会议、感控医生护士会议反馈落实情况与排名	干**	2018.9.1开始，定期、长期进行	方案三 纳入考核与评先评优
	落实较差的科室扣除科室绩效考核、学科评估和评优评先相关分数			
信息系统不完善	除多重耐药菌外，检出其他需隔离的传染病也增设隔离医嘱提醒	余**、余**	2018.12.1—2018.12.30	方案四 完善信息系统
	需要执行隔离的患者在医生工作站有提醒	王**、葛**、余**	2018.10.1—2019.2.15	
	需要执行隔离的患者在住院病房系统有提醒	王**、李**、余**	2018.10.1—2019.2.15	
	需要执行隔离的患者在医惠系统有提醒	吴**、余**、	2018.10.1—2019.2.15	
	需要执行隔离的患者在各医技系统有提醒	王**、余**、陈**	2018.10.1—2019.2.15	
	需要执行隔离的患者在后勤系统有提醒	王**、余**、阙**	2018.10.1—2019.2.15	

七、实施阶段(do,D)

根据计划推进各项改进措施落实。

1. 修订制度 感控部门牵头修订相关制度，将原来的《接触隔离标准操作流程》《飞沫隔离标准操作流程》《空气隔离标准操作流程》三个标准操作流程合并，并按照传染病传播途径新增血源性传播隔离、虫媒传播隔离，按照临床实际需求增加保护性隔离，形成包含6大隔离的《隔离标准操作规程》。

2. 创新培训形式

(1) 理论知识，入科培训：感控部门按照各科室工作特点，制作针对每个科室的6大隔离培训课件，深入全院全部医技与临床科室，按科室分别开展培训。提高医务人员参与率、增加课堂互动，加深相关知识理解。

(2) 操作知识，现场演示：就改善前调查发现的“医用织物与医疗废物处置不当”“物品专用与消毒执行不到位”和“环境清洁与消毒不到位”问题，开展主题工作坊，现场演示操作步骤。工作人员对相关操作要点理解更直观、易掌握。

(3) 具体事件，场景演练：改善措施均实施后，为提高措施知晓率、保证隔离落实，感控部门组织开展了隔离操作演练，模拟隔离患者确诊、检查、出院的全过程。为保证人人知晓、人人参与，各科室开展科室二级演练。

3. 隔离措施落实情况纳入绩效考核

(1) 通过科主任、护士长和感控医生工作会议反馈隔离医嘱开具及措施落实情况，将结果纳入科室绩效考核，隔离医嘱每漏开1例扣1分。

(2) 纳入感控医生年度考核和先进感控病区年度评选。

(3) 纳入学科评估，将医院感染防控制度落实(包括隔离制度落实)纳入学科评估。

4. 完善信息系统

(1) 增加隔离医嘱开具提醒：医院感染监测系统嵌入医嘱系统，由感控部门根据目标管理菌制订判别标准，医院感染监测系统抓取到实验室信息管理系统(LIS)检测出需要管理的MDRO，发送医院感染预警，医嘱系统中“院感监测”闪烁提醒医生处理预警(图3-1-3)。一旦检出MDRO，“院感监测”闪烁提醒，点击后自动链接到医院感染监测系统，预警发出隔离“温馨提醒”提醒医生开具接触隔离医嘱，落实接触隔离措施。此外增设其他常见传染病病原学检测阳性预警，并提醒医生开具相应的隔离医嘱，不仅提高隔离医嘱开具率，而且保证了隔离医嘱的准确性(图3-1-4)。

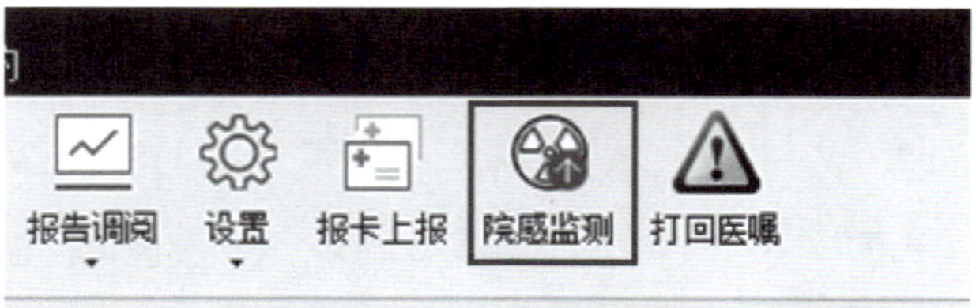

图3-1-3 医院感染预警自动闪烁提醒

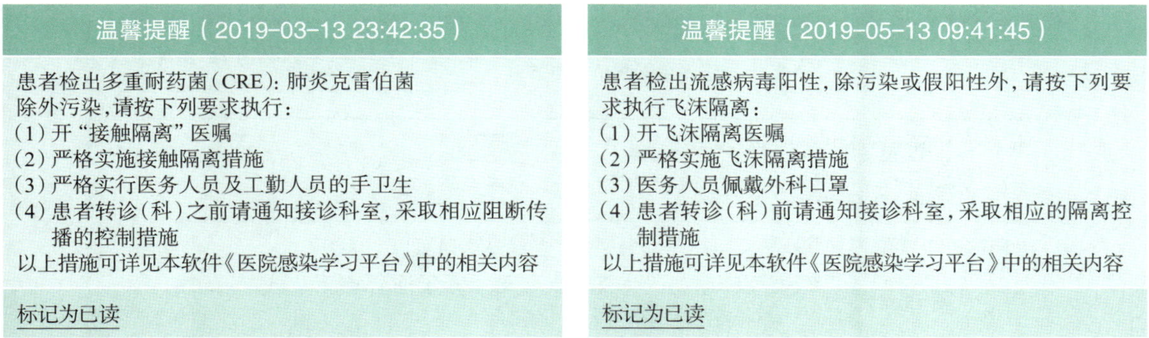

图3-1-4　隔离医嘱自动提醒

（2）增设病房患者管理相关系统隔离提醒：在医生开出隔离医嘱、护士执行隔离医嘱后，医生、护士信息系统操作界面均实现可视化方式，提醒医务人员目前患者正在实施的隔离信息。保证医务人员在电脑端即可知晓患者隔离情况，促进隔离措施实施。

1）病区医生系统可视化提醒：患者床位卡出现颜色变化，颜色与隔离类型对应。接触隔离显示蓝色，空气隔离显示黄色，飞沫隔离显示粉色，血源性隔离显示红色，虫媒隔离显示紫色，保护性隔离显示绿色，与隔离患者床头卡颜色保持一致（图3-1-5）。

2）护士系统隔离可视化提醒：隔离患者的一览表上将出现“隔”字样进行提醒，此外增设“隔离患者”报表，提醒护士落实集束化感染防控措施（图3-1-6）。

3）增设各医技系统患者隔离提醒：各医技科室系统可以通过电子检查申请单查看患者隔离情况，在患者到达科室之前做好隔离防控措施落实准备，避免改进前纸质版《特殊患者外出检查二联单》与患者同时到达科室，导致信息滞后（图3-1-7）。

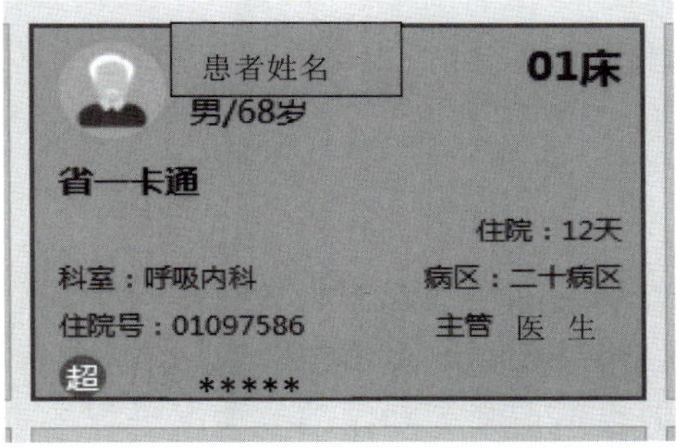

图3-1-5　医生系统隔离可视化提醒

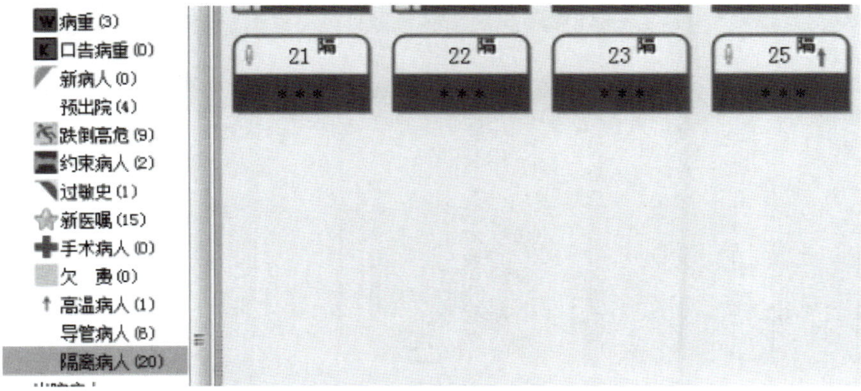

图3-1-6　护士系统隔离可视化

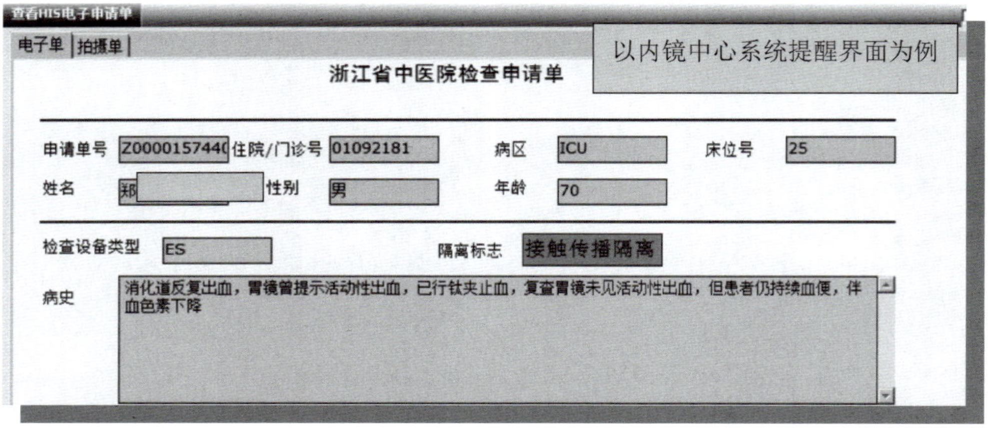

图 3-1-7 医技科室隔离信息提醒

4）增设后勤系统患者隔离提醒：在后勤运送中心的管理系统增设患者隔离提醒，并说明不同隔离对应的措施。转运工人在接收转运患者的任务后可在信息系统点击相应链接查看患者隔离情况，提前做好相关准备。并提醒具体隔离措施，避免工人遗忘相关隔离措施要点。

八、检查阶段（check，C）

改进措施实施后，由改进小组定期或不定期根据《多重耐药菌隔离措施落实核查表》对各科室落实情况进行核查。对前期存在的医务人员知晓率低导致隔离医嘱开具率低、织物与医疗废物处置不当、环境清洁消毒不到位、物品专用与消毒执行不到位、隔离标识提醒缺失或不正确等问题整改情况进行核查，对仍存在的问题及时反馈给科室、部门负责人，督促其整改。

（1）综合措施实施后，隔离措施执行率、隔离医嘱开具率明显提高（表3-1-5）。

表 3-1-5 项目实施前后隔离措施执行率、医嘱开具率对比

干预项目类别	2018 年（干预前）	2020 年（干预后）	2021 年
隔离医嘱开具率（%）	23.35	95.28	92.11
隔离标识规范率（%）	52.38	97.14	97.06
手卫生依从率（%）	70.24	98.57	97.93
环境消毒执行率（%）	35.71	85.71	77.94
物品专用或一人一用一消毒执行率（%）	42.86	97.14	98.39
织物和医疗废物管理规范率（%）	28.57	94.29	95.59
医务人员 MDRO 信息知晓率（%）	15.48	95.71	95.59
终末消毒规范执行率（%）	40.00	82.35	92.00

（2）微生物标本送检率上升。从2018年（干预前）的45.127%上升至2020年（干预后）的52.894%，2021年上升至59.42%（图3-1-8）。

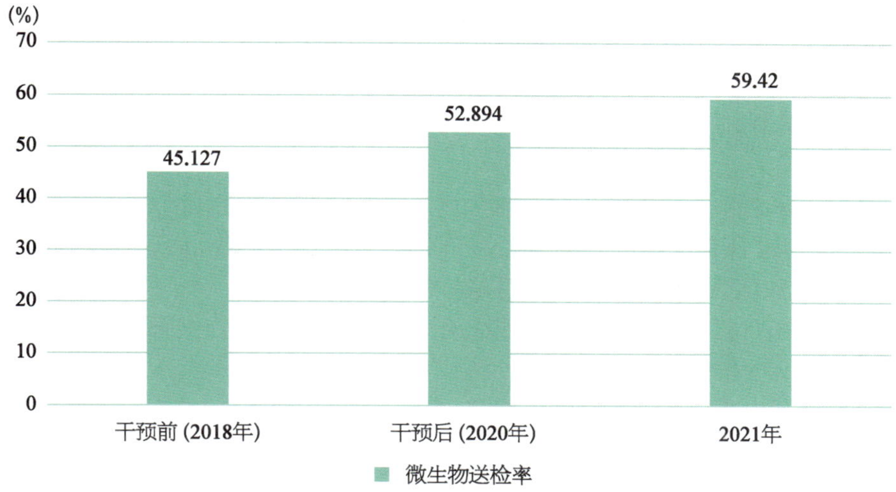

图3-1-8　改善前后微生物标本送检率对比

（3）MDRO检出率呈持续下降趋势。2018年（干预前）、2020年（干预后）、2021年检出率分别为24.659%、20.87%、13.39%。

九、处理阶段（action，A）

通过各科室MDRO感染防控问题的发现和总结，及时对问题进行整改并将落实情况反馈给感控部门，感控部门搭建全院MDRO感染防控闭环管理体系，确定《隔离标准操作流程》并正式实施，确保MDRO感染防控质量持续改进。

案例分析

一、亮点特色

本案例中，改进措施实施后微生物标本送检率提高了17.21%，但MDRO总检出率反而下降了15.36%，说明MDRO感染总体防控策略有效，其改进措施具有很好的推广借鉴价值。

（1）将隔离措施落实情况全方位纳入绩效考核，包括绩效扣分、纳入感控医生年度考核和先进感控病区年度评选、纳入学科评估等。

（2）项目组依托信息化提醒手段（隔离医嘱开具提醒、医护系统和医技系统可视化隔离信息提醒、后勤系统患者隔离提醒），使隔离医嘱开具率改善明显，干预后比干预前提高了2.4倍，其他接触预防措施执行力也得到明显提升，且效果持久。

二、改进建议

1. 外包工勤人员考核机制有待进一步完善　本案例中，改进后隔离标识、手卫生、物品专用与一用一消的落实率及医护人员防控措施知晓率均达到了95%以上，这些措施的责任主体为医护人员，说明多种形式的培训及绩效考核对提高医护人员的执行力有显著效果。但对于需要工勤人员完成的工作，其改进效果则并不理想，如日常环境消毒和终末消毒的落实率未达到90%，织物和医疗废物规范处置率低于95%。考虑由于工勤人员文化水平低、岗位流动性大等因素导致培训效果不理想；同时，虽然感控部门制订了对外包服务机构的医院感染防控考核标准，但缺乏有效的绩效考核机制，临床科室缺少对工勤人员的管理约束力。因此，需进一步完善外包工勤人员考核机制。

2. MDRO防控信息化管理有待进一步优化

（1）数据共享与整合有待优化：信息涉及广而全，包括预约平台、运送平台、移动医疗等，隔离信息需要全面共享，实现信息实时更新、追踪与管理。

（2）信息化干预有待优化：根据LIS检测药敏结果选取敏感药物供医生参考，有利于促进抗菌药物的合理使用。

案例2 运用PDCA提高多重耐药菌感染防控措施落实率

濮阳油田总医院感控管理部

案例摘要

2021年11～12月，某医疗机构MDRO预防与控制措施执行率为61.94%，与国内46家医院隔离措施平均执行率98.26%具有一定的差距。为提高MDRO感染防控措施执行率，医院选用PDCA循环法解决MDRO感染防控管理过程中的问题。项目实施后，全体成员通过头脑风暴，找出医院在MDRO感染防控管理工作中存在的不足，并结合实际情况采取了一系列措施，包括对MDRO感染患者信息进行常态化交接、加强医务人员知识培训、加强临床科室及物业公司的一级质量控制、利用标识提高医务人员对MDRO感染患者辨识度、利用信息化手段对医务人员进行有效提醒、优化各类工作流程等。PDCA干预前后MDRO感染预防与控制措施落实率由61.94%提高至88.35%，干预后“接触隔离医嘱的开具、物品的消毒、隔离标识的使用”三项改进重点、MDRO院内感染发生率、平均住院日、平均住院费用较干预前的差异均具有统计学意义。

应用实践

一、计划阶段（plan，P）

1. 主题选定　细菌耐药已经成为全球重大公共卫生威胁，2021年11～12月，该医疗机构MDRO预防与控制措施落实率为61.94%，经查阅相关资料，与国内46所医院隔离措施平均执行率98.26%具有一定的差距，需要采取积极措施进行改进。

2. 成立PDCA小组　小组共9名成员（表3-2-1）。

表3-2-1 PDCA小组成员信息表

职 务	姓 名	科 室	学 历	职 称	分 工
辅导员	王*燕	感控管理部	本科	副主任护师	项目指导、培训
组 长	魏*杰	感控管理部	本科	主管护师	掌握工作内容和进度，收集数据和统计，制订流程图和查检表
组 员	李*利	医务部/ICU	硕士	副主任医师	对策拟定、利用查检表进行查检，并进行效果确认等
	编者注：其他组员信息及分工略				

3. 绘制甘特图　见表3-2-2。

4. 现况调查　回顾性汇总分析2021年11～12月份质量控制的155例MDRO感染患者的预防与控制措施落实情况，其中所有措施完全落实的为96例，落实率为61.94%。为精准找出缺陷项，进行具体原因分析，又汇总分析每一项防控措施的落实及缺陷情况，按照频次计算出每个主要原因所占累计百分比（表3-2-3），并绘制柏拉图（图3-2-1），按照80/20法则，最终确定“未开具接触隔离医嘱、物品和设备消毒不到位、接触隔离标识使用不齐全”为急需解决的问题项。

5. 目标设定　目前，国家层面未发布MDRO感染防控措施执行率的相关标准，查阅文献显示，国内46所医院接触隔离措施执行率平均为98.26%。根据现状值和小组成员能力（表3-2-4），按照计算公式得出本项目目标值为：MDRO感染防控措施执行率由干预前的61.94%提升至83.65%，改善幅度为提高35.05%。

6. 原因分析

（1）头脑风暴：利用线上和线下结合的方式，全体成员进行头脑风暴，从“人、机、料、法、环”等多角度分析问题来源，汇总制作成鱼骨图展示造成项目缺陷的原因。

（2）绘制鱼骨图：① 未开具接触隔离医嘱原因分析（图3-2-2）。② 清洁消毒不到位原因分析（图3-2-3）。③ 隔离标识粘贴不齐全原因分析（图3-2-4）。

（3）要因票选：原因汇总后，全体成员（除辅导员外）根据自己对这些原因的理解，对每项因素进行评分，分别为1分、5分、9分，分值越高代表认可度越高，该缺陷越容易出现。

（4）要因票选汇总：每位圈员打分后，对分值进行排序，按照80/20法则选取主要原因，根据票选的主要原因进行下一步的对策拟定。

1）未开具“接触隔离”医嘱主要原因：MDRO感染患者信息在电脑系统无特殊标识、MDRO预防与控制措施培训不到位、MDRO患者交接程序不规范（“要因评价表略”可参考第一章第一节，下同）。

2）物品消毒不到位主要原因：无便携式监测反馈系统，不能及时知晓消毒是否达标；科室对护理人员、第三方物业公司对保洁人员工作监督不到位；科室未规范交接班，未向保洁人员告知多重耐药菌患者信息；隔离标识不醒目，不能很好地达到提醒作用。

3）隔离标识粘贴不齐全主要原因：无隔离标识粘贴规范化培训；隔离标识不醒目。

表 3-2-2　提高 MDRO 感染患者预防与控制措施落实率 PDCA 实施计划表

日期	2021 年 12 月		2022 年 1 月					2 月				3 月					4 月				5 月					6 月	负责人	开会地点	使用工具
周数/步骤	4 周	5 周	1 周	2 周	3 周	4 周	5 周	1 周	2 周	3 周	4 周	1 周	2 周	3 周	4 周	5 周	1 周	2 周	3 周	4 周	1 周	2 周	3 周	4 周	5 周	1 周			
主题选定	…/—																										魏*杰	办公室	头脑风暴
现况调查		…/—																									魏*杰	会议室 临床科室	查检表
目标设定			…/—																								李*珍	会议室	柱状图
原因分析				…/—																							张*暇		鱼骨图 柏拉图
对策拟定					…/—																						李*利 许*敏	会议室	评价表 头脑风暴
实施对策						…/—	…/—	…/—	…/—	…/—	…/—	…/—	…/—	…/—	…/—	…/—	—										柴*瑞 李*珍	临床科室	查检表
效果确认																	…/—	…/—	…/—	…/—	—	—					柴*瑞 高*霞	临床科室 办公室	查检表 柱状图
标准化																					…	…	—	—			魏*杰 张*暇	办公室	SOP
检讨与改进																									…	—	王*露 王*	临床科室 办公室	查检表 折线图

注：疫情原因在实施对策、效果确认、标准化阶段、检讨与改进的实施有所延迟。
······ 代表计划；—— 代表执行。

表3-2-3 MDRO感染防控措施落实情况调查结果

项　　目	未落实频次	百分比（%）	累计百分比（%）
开具接触隔离医嘱	30	27.27	27.27
物品消毒	28	25.45	52.72
隔离标识	26	23.64	76.36
手卫生	8	7.27	83.63
单间或床旁隔离	4	3.64	87.27
隔离衣	4	3.64	90.91
消毒登记	3	2.73	93.63
转科或外出检查提前告知	3	2.73	96.36
放置医疗废物桶	2	1.82	98.18
终末消毒	2	1.82	100.00

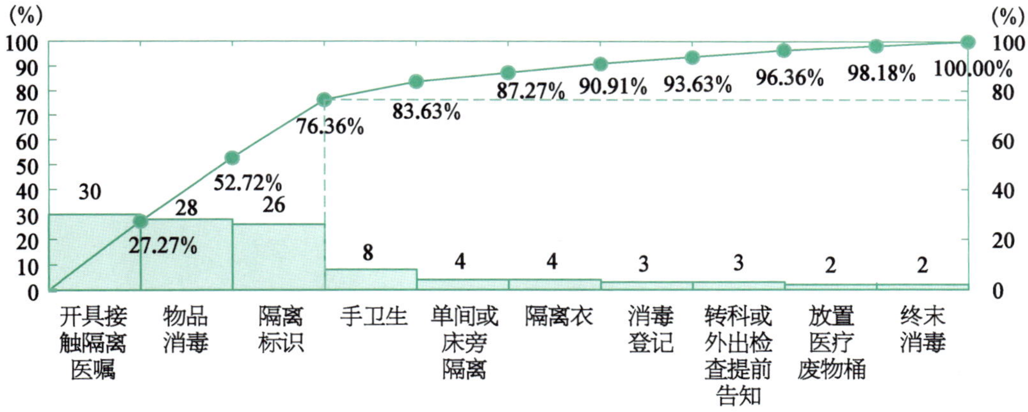

图3-2-1 改善前防控措施未落实情况柏拉图

表3-2-4 提高MDRO感染防控措施落实率小组成员能力一览表

序　　号	姓　　名	工作年资（30%）	学历改善能力（30%）	主题改善能力（40%）
1	魏*杰	75	80	60
		……		
9	付　*	64	80	50
合　计		768	780	520
平　均		85.33	86.67	57.78
权重后分值		25.60%	26.00%	23.11%

（续 表）

备注：
- 工作年资：15年工作年资基础分为100分，每增加或减少1年加或减3分
- 学历改善能力：硕士100分，本科80分，专科60分
- 主题改善能力：每人基础分50分，每参加一次质量管理工具活动加10分
- 计算公式：圈员能力 = A × 30% + B × 30% + C × 40% = 经验值
- 目标值 = 现状值 +（100%−现状值）× 改善重点 × 圈员能力

经过计算得出圈能力74.71%，柏拉图显示改善重点为76.36%，目标值 = 61.94% +（100−61.94）% × 76.36% × 74.71% = 83.65%

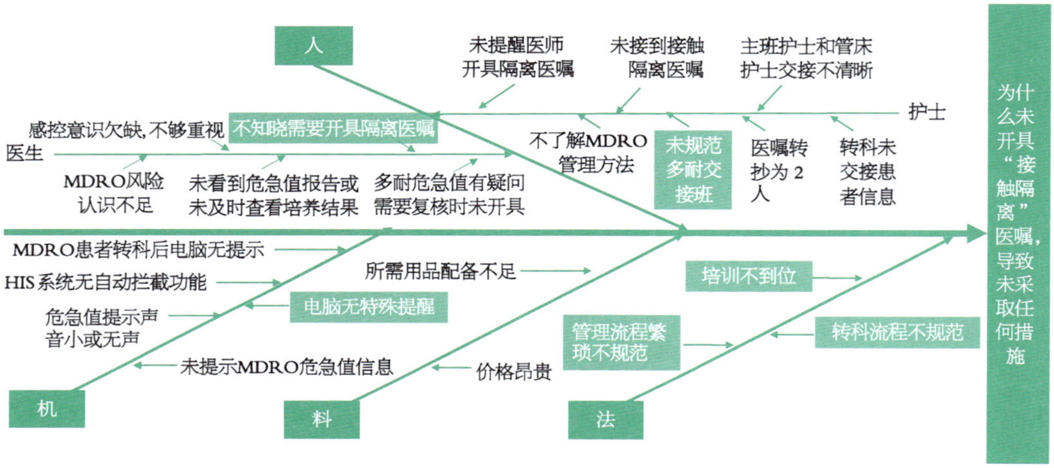

图3-2-2 未开具接触隔离医嘱原因分析鱼骨图

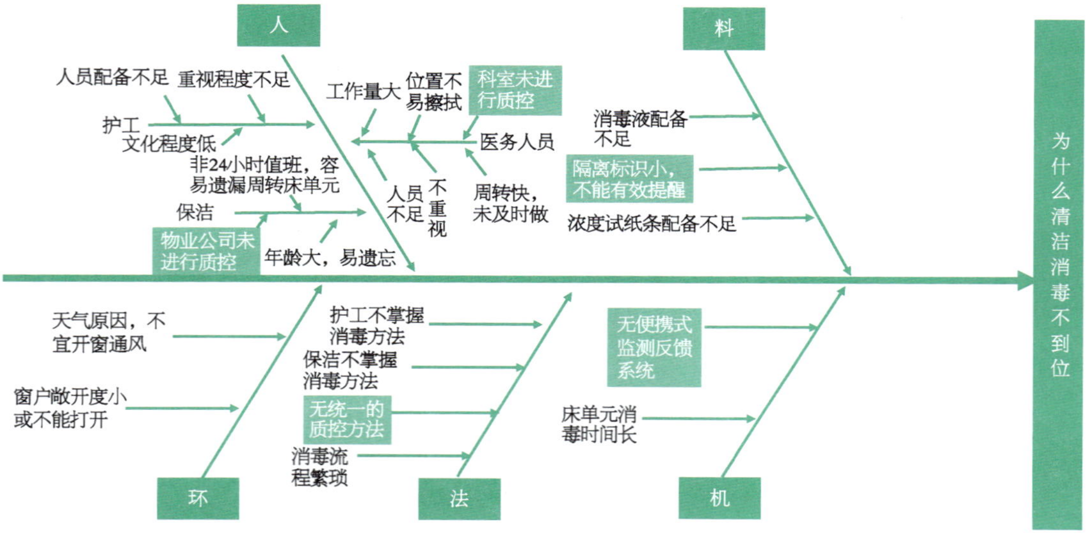

图3-2-3 清洁消毒不到位原因分析鱼骨图

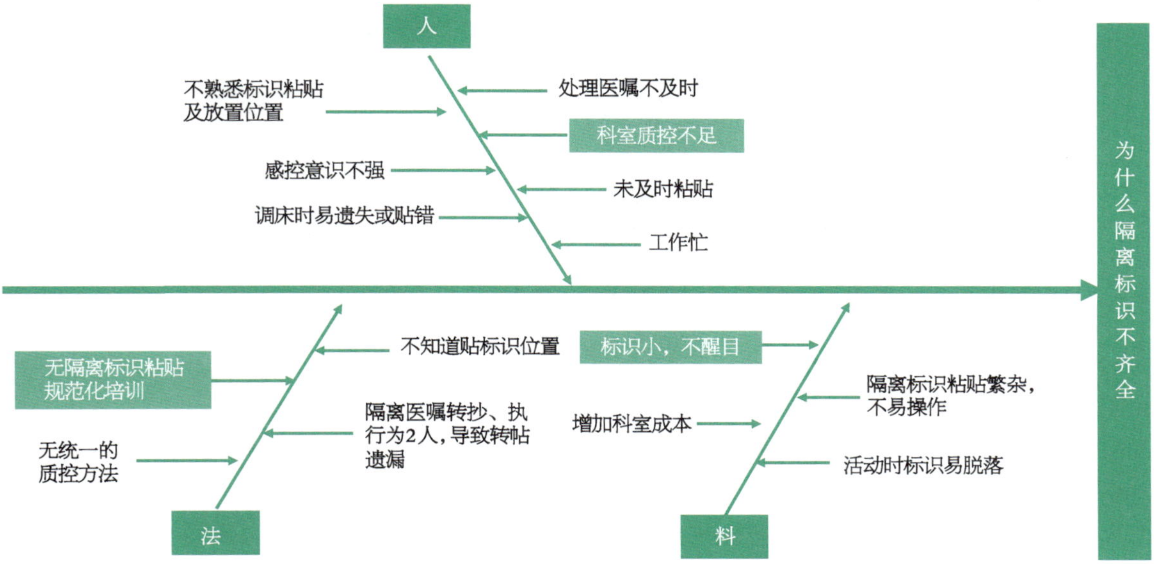

图3-2-4　隔离标识粘贴不齐全原因分析鱼骨图

7. 对策拟定　根据原因分析结果，全体成员共同讨论制订对策，依据对策评价表进行评分，分别为1分、3分、5分，汇总得分后，根据80/20法则选取对策实施，最终选定以下内容为主要对策。

（1）MDRO检出情况纳入医师、护理、保洁交接班。

（2）使用醒目的隔离标识。

（3）落实工作人员分类、分级培训。

（4）利用信息系统进行有效提示。

（5）优化MDRO患者管理流程。

（6）对环境清洁与消毒效果进行监测。

二、实施阶段（do，D）

1. 对策一　纳入科室交接班。医师、护理、保洁分别进行交接，主班护士每日更新白板上MDRO患者信息。

2. 对策二　使用醒目的标识。购置硅胶材料“黄色腕带扣”分发至临床科室，患者检出MDRO后，腕带上添加此腕带扣，患者转科或外出检查时更醒目，提高辨识度（图3-2-5）。

3. 对策三　加强MDRO患者预防与控制措施培训。对科主任、护士长、感染控制督导员、临床医师、临床护士、保洁员、护工等分科室、分职业逐层开展培训。

4. 对策四　工程控制升级，充分利用信息系统提示MDRO信息。

（1）在CT、超声预约单上显示“接触隔离”字样，提醒医技人员。

（2）患者检出MDRO后，如未下“接触隔离”长期医嘱，医生每次打开医嘱界面时将进行弹窗提醒。

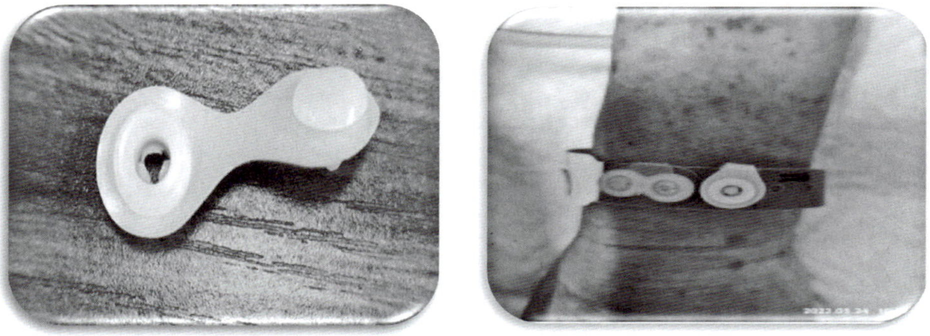

图3-2-5 腕带MDRO标识

（3）在住院医师工作站患者列表中显示“多重耐药菌”字样，全科医师均能掌握MDRO感染患者信息（图3-2-6）。

图3-2-6 医生工作站中多重耐药菌提示

5. 对策五　配备环境清洁消毒监测包。配备环境清洁消毒监测包，分发至ICU、呼吸内科、RICU、EICU等MDRO多发科室，加强环境清洁消毒一级质量控制的有效性。

6. 对策六　优化MDRO感染防控流程。根据改进情况，优化MDRO预防与控制管理流程，重点改善提醒的过程，包括医生工作站电脑弹框，隔离医嘱下达后，为患者佩戴醒目的隔离标识（图3-2-7）。优化多重耐药菌患者外出检查流程，着重改善患者外出检查时检查单有MDRO的提醒，患者佩戴有醒目标识（图3-2-8）。

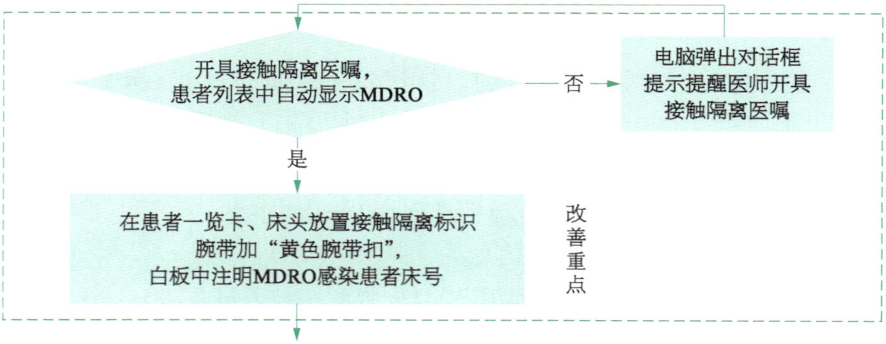

图3-2-7 MDRO预防与控制管理流程重点改善部分

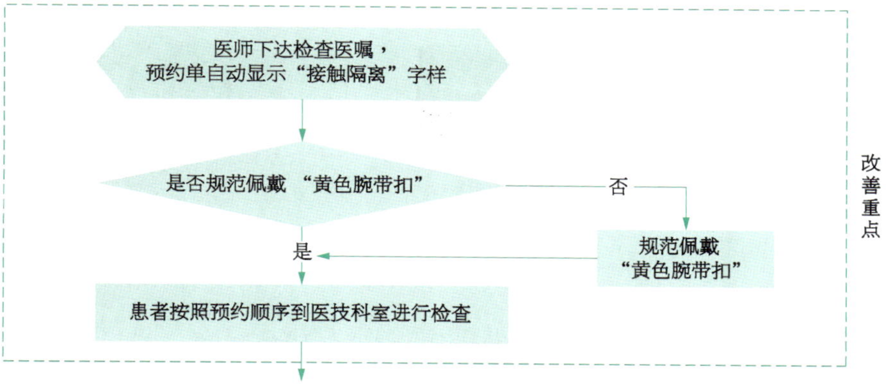

图3-2-8 MDRO患者外出检查流程重点改善内容

7. 对策七 制作一级质量控制单，加强科室和物业公司的一级质量控制。制作临床科室及物业公司MDRO感染防控措施落实情况一级质量控制查检表，各临床科室感染防控督导员及物业公司班长每周质量控制检查≥2次，每周进行汇总分析，将质量控制情况进行内部通报，并上报至感控部门备案（表3-2-5、表3-2-6）。

表3-2-5 物业公司MDRO感染防控措施落实情况一级质量控制查检表（供参考）

物业公司名称： 日期： 查检人员：					
项目 \ 保洁姓名					
保洁人员是否知晓本科室MDRO患者信息					
保洁人员防护是否规范					
是否知晓消毒液配比方法					
保洁物品配备是否齐全（1 000 mg/L含氯消毒液、咖色毛巾、试纸条、量杯、配液桶）					
保洁时是否规范使用保洁车					
是否使用咖色毛巾并专人专用					
拖把是否专室专用					
每天是否对床单元、地面进行清洁消毒≥2次					
保洁用品用后是否及时清洁消毒并晾干备用					
是否规范进行手卫生					

表3-2-6 临床科室MDRO感染防控措施落实情况一级质量控制查检表（供参考）

项目 \ 姓名及住院号			
MDRO种类			
科室是否进行交接班			

（续 表）

项目 \ 姓名及住院号			
是否告知保洁人员、护工			
隔离标识是否齐全（床头卡、腕带、一览卡）			
是否单间隔离			
未单间隔离者，同类病原体安置在同房间（或区域），分区放置、分组护理			
分区安置时，MDRO患者周围无开放性气道或大面积创伤患者，无非必要人员接触			
患者床旁配备手消毒剂			
规范执行手卫生			
侵入性操作或大面积接触患者时穿隔离衣			
听诊器、体温计、血压计是否专人专用			
未专人专用的医疗用品每次使用后及时进行清洁消毒			
每天对床单元、使用中的监护仪、输液泵、呼吸机等进行清洁消毒2次			
轮椅等共用物品每次使用后及时清洁消毒			
床旁配备感染性医疗废物桶			
患者外出检查、治疗、手术或转科前通知相应接诊科室			
患者出院（或转科后）终末消毒			
登记本登记规范			

三、检查阶段（check，C）

1. 干预前后对比　PDCA干预前后MDRO感染预防与控制措施落实率由61.94%提高至88.35%；“接触隔离医嘱的开具（80.65% *vs.* 95.15%）、物品消毒（81.94% *vs.* 96.12%）、隔离标识的使用（82.23% *vs.* 92.23%）”三项防控措施均得到提高（干预前后数据对比表、图略，可参考第一章第一节，下同）。

MDRO高发科室（呼吸内科、RICU、ICU、神经外科），MDRO医院感染发生率、平均住院日、平均住院费用较干预前相比均有改善，差异均具有统计学意义（均$P < 0.05$）。

2. 有形成果

（1）优化制度流程，修订完善并新增了制度、流程、查检表格。

（2）降低MDRO院内交叉感染率，减少抗菌药物的使用。

（3）设置信息化屏障，不增加医护人员工作量的同时，提升管理效率。

（4）降低平均住院日、平均住院费用。

3. 无形成果

（1）通过运用PDCA，医院形成一套较为完善的MDRO感染防控管理体系，将经验分享给协作医院,促进更多医院MDRO感染防控管理规范化。

（2）加强职能部室和临床医技科室团队合作精神。

（3）提升医务人员对MDRO感染防控意识。

四、处理阶段(action,A)

1. 标准化　形成了MDRO管理一系列制度和流程:《多重耐药菌感染患者接触隔离标识使用流程》《多重耐药菌感染患者转科管理流程》;优化《多重耐药菌感染患者预防与控制流程》《多重耐药菌感染患者外出检查流程》(相关制度、流程可在SIFIC论坛通过搜索相关主题帖学习和下载)。

2. 持续改进

（1）运用质量控制管理工具后,MDRO感染防控措施落实率较干预前均明显升高且持续保持(图3-2-9)。

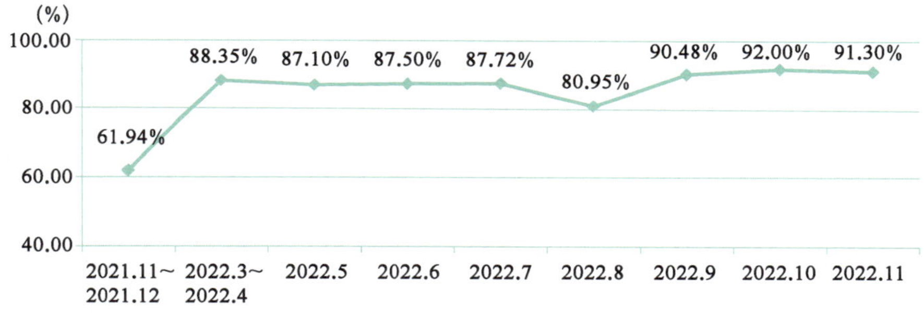

图3-2-9　PDCA干预前后感染预防与控制措施落实率

（2）干预后MDRO检出率及院内感染发生率情况:运用质量管理工具后,全院细菌培养标本送检率由38.51上升至41.26%,MDRO检出率出现不同程度降低(图3-2-10),医院感染发生率从0.18%下降至0.16%。

案例分析

一、亮点特色

案例的主要措施之一是充分利用信息化手段进行干预,且取得较好的效果。MDRO感染防控措施的落实主体是医生、护士、保洁人员,而我国部分医疗机构的工作人员配备比重较低,工作量较大,单纯地为患者进行医疗诊疗活动已经让医护人员承受了较大的工作压力和工作强度。在B超、CT及MRI检查预约单显示“接触隔离”字样,在医生工作站患者列表中显示“多重耐药菌”字样,能够有效提醒工作人员进行正确的个人防护及环境清洁消毒。同时,若医生未开具“接触隔离”的长期医嘱,每次打开医嘱界面时将会弹出对话框,强化、持续提醒医生需要开具“接触隔离”长期医嘱。目前大部分二级及以上医疗机构的信息化都能达到较高的水平,而该措施所提到的对信息化等级要求并不高,大部分医疗机构结合实际情况完全可以实现。

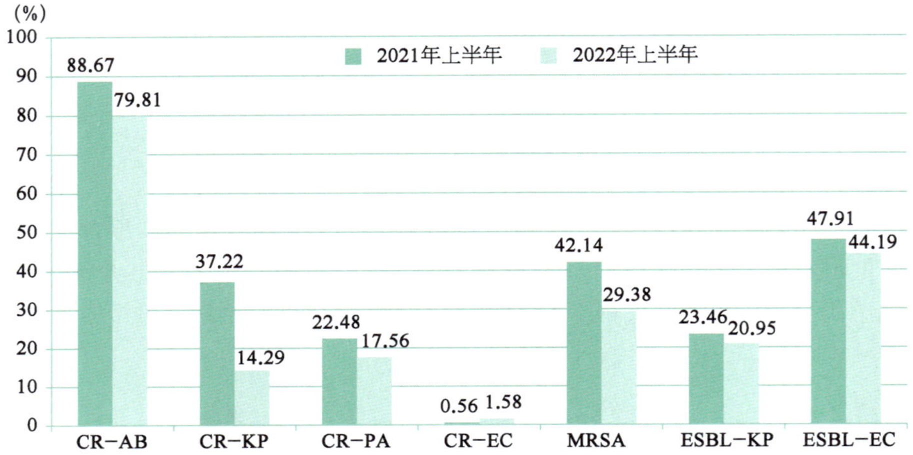

图3-2-10 MDRO检出率对比

CR-AB,耐碳青霉烯类鲍曼不动杆菌;CR-KP,耐碳青霉烯类肺炎克雷伯菌;CR-PA,耐碳青霉烯类铜绿假单胞菌;CR-EC,耐碳青霉烯类大肠埃希菌;MRSA,耐甲氧西林金黄色葡萄球菌;ESBL-KP,产超广谱β-内酰胺酶肺炎克雷伯菌;ESBL-EC,产超广谱-β内酰胺酶大肠埃希菌

二、改进建议

1. 避免“霍桑效应” 本案例在对部分MDRO感染防控措施落实情况的质量控制工作有待进一步提高,如无法做到在每次质量控制过程中均观察到医务人员对MDRO患者进行诊疗操作、患者外出检查或转科及终末消毒情况,故质量控制结果可能存在一定偏差。另外,手卫生依从率质量控制过程中容易受到“霍桑效应”的影响。因此,需要加大质量控制的频次,或安排感染防控兼职人员进行质量控制,或者采取其他有效措施来避免“霍桑效应”的出现。

2. 加大样本量 案例执行过程中只是对MDRO高发科室平均住院日及平均住院费用的影响进行了研究,但样本数量较少,其结果还需要加大样本量进一步验证。

案例3 运用PDCA联合信息化监管系统防控重症监护病房多重耐药菌感染

海军军医大学第二附属医院(上海长征医院)疾病预防控制科

案例摘要

上海市某医疗机构2022年MDRO检出率高于全市平均水平,尤其是耐碳青霉烯类铜绿假单胞菌(CR-PA)检出率高达87.50%,位列全市前5名。而在所有科室中,ICU的MDRO检出率最高,为了应对这一问题,MDRO感染管理小组针对科室感染高风险点建立信息化监管系统(IMS),包括“MDRO危急值预警隔离系统、手卫生依从率监测系统、抗菌药物使用实时监测系统及环境清洁自动消毒系统”4大信息化模块,一定程度上解决了“MDRO隔离不及时、抗菌药物使用不规范、手卫生依从率不高、环境清洁消毒不彻底”等问题。在实施PDCA改进后,ICU的5

种MDRO平均检出率由改进前69.3%降低至62.5%；医护人员手卫生依从率由改进前82.3%提升至95.2%；住院患者特殊使用级抗菌药物使用率、特殊使用级抗菌药物使用前病原学送检率及环境微生物学监测结果合格率也有一定程度的改善。

应用实践

一、计划阶段（plan，P）

1. 主题选定

（1）多重耐药菌感染已是全球重大公共卫生挑战，严重威胁医疗质量安全，国内外多家医院着手探索新型管理方法和防控技术来遏制MDRO传播。

（2）基线数据：2022年医院ICU MDRO检出率为58.86%，远超全市平均水平，其中CR-PA检出率高达87.50%，位列全市前5名。

（3）衡量指标

1）5种MDRO检出率：耐甲氧西林金黄色葡萄球菌（MRSA）、耐碳青霉烯类鲍曼不动杆菌（CR-AB）、耐碳青霉烯类肺炎克雷伯菌（CR-KP）、CR-PA、耐碳青霉烯类大肠埃希菌（CR-EC）。

2）住院患者特殊使用级抗菌药物使用率。

3）住院患者特殊使用级抗菌药物治疗前病原学送检率。

4）医护人员手卫生依从率。

5）环境卫生学监测合格率。

注：指标定义及计算方法参照国家相关标准。

2. 成立MDRO感染管理小组　小组共有8名成员，包括感控部门成员3人、重症医学科2人、检验科1人、药学部门1人、信息部门1人，并制订详细的职责与分工，由感控部门牵头负责专项工作的推进（人员信息和分工表略，可参照第一章第一节和第二节，下同）。

3. 计划拟定　管理小组拟定项目推进时间计划表（表3-3-1）。

4. 现状调查

（1）回顾性分析：2022年10～12月MDRO总检出率为58.86%，其中ICU为69.32%，高于全市平均水平。且ICU内住院患者特殊使用级抗菌药物使用率较高，为57.60%；住院患者特殊使用级抗菌药物使用前病原学送检率为86.84%；医务人员手卫生依从率仅为82.30%；环境卫生学监测结果合格率为94.90%。

（2）通过医院感染监测数据及现场督查，科室存在以下几个感染高风险点，按照风险等级由高到低依次排序：MDRO隔离不及时、抗菌药物使用不规范、手卫生依从率不高及环境清洁消毒不彻底。

管理小组深入临床通过督查发现主要存在以下现象：① 微生物实验室检出MDRO到报告给临床科室的流程存在信息滞后。② 临床医师对抗菌药物治疗前病原学送检工作重视度不够，习惯经验用药。③ 科室医护人员手卫生依从率较低。④ 环境清洁消毒不彻底。

5. 目标设定　依据调研分析中MDRO感染防控监测基线数据，小组讨论后设定如下目标。

（1）ICU住院患者MDRO检出率＜65%，住院患者特殊使用级抗菌药物使用率＜50%，住院患

表3-3-1　项目推进计划表

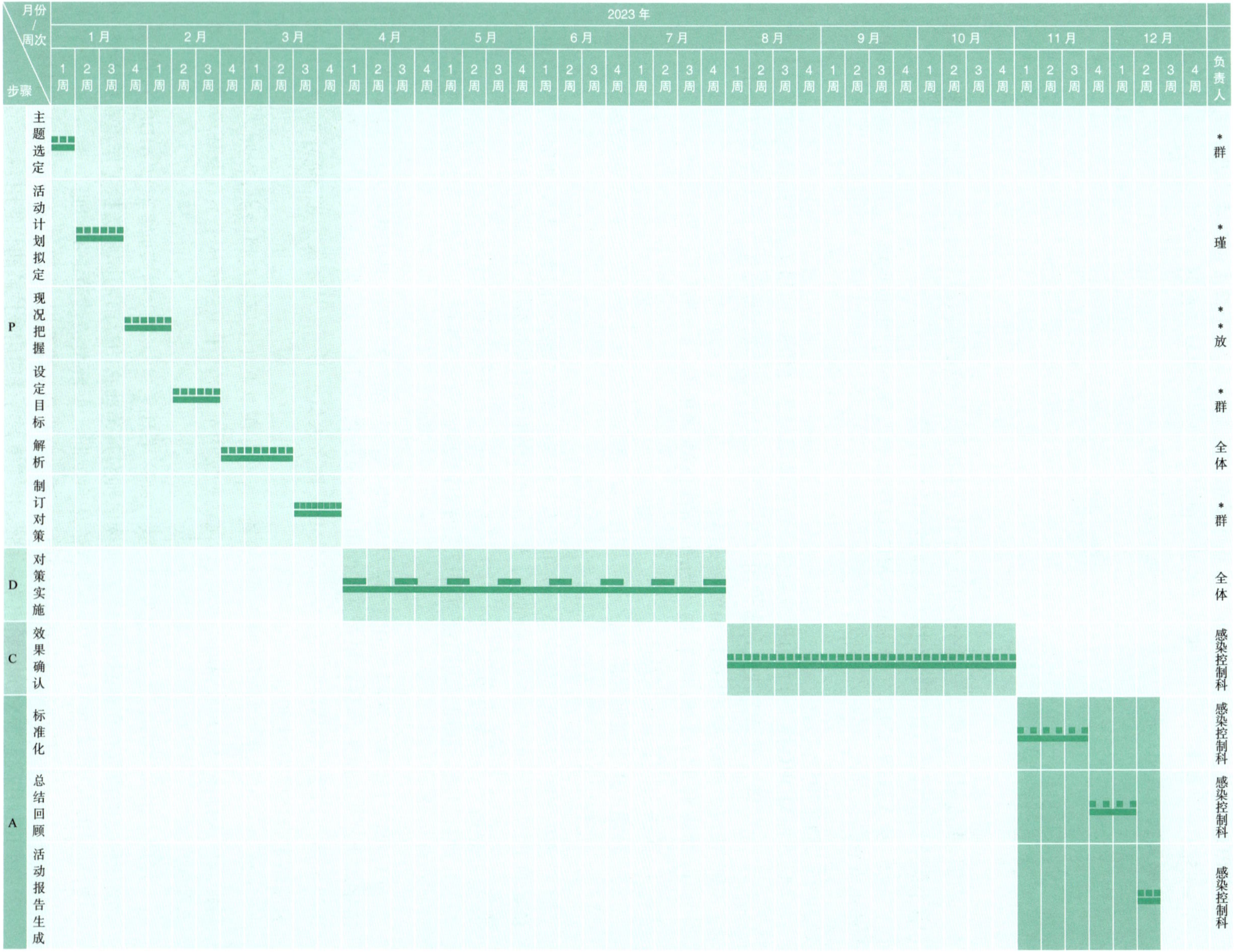

注：▪▪▪▪▪▪代表计划；▬▬代表执行。

者特殊使用级抗菌药物治疗前病原学送检率≥90%，医护人员手卫生依从率≥95%，环境卫生学监测合格率100%。

（2）借助信息系统，针对以上问题建立行之有效的MDRO感染防控信息平台，初步在ICU推广应用。

6. 原因分析　管理小组从“人、机、环、法”四个方面分析ICU MDRO检出率居高不下的各项原因，绘制鱼骨图（图3-3-1）。

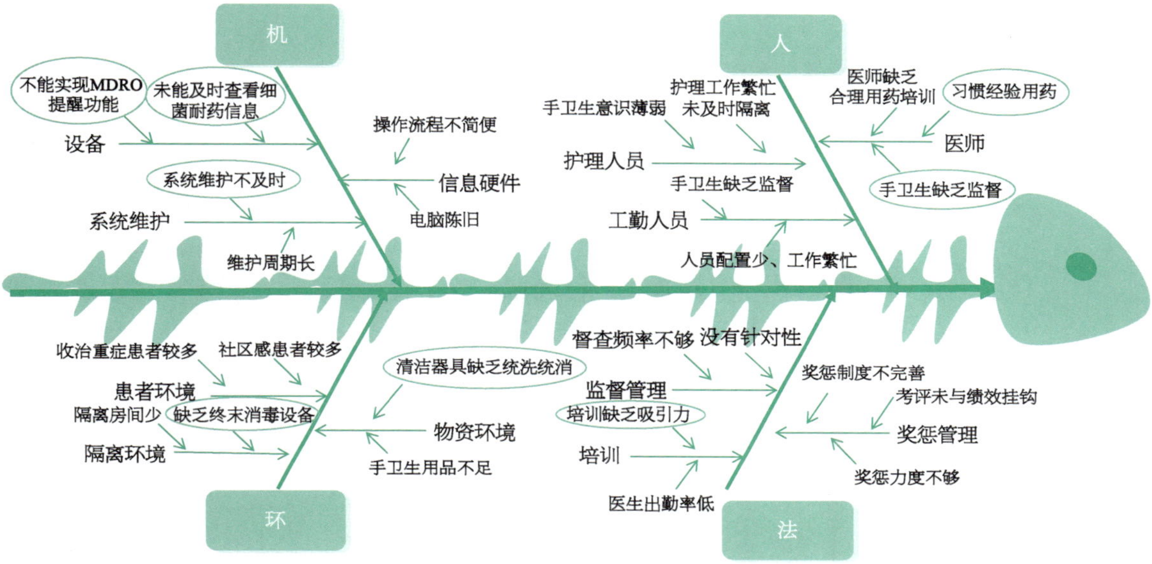

图3-3-1　ICU MDRO检出率居高不下原因分析鱼骨图

7. 真因验证　根据鱼骨图，管理小组以圈选出的要因为查检项目，再次到科室考察并对收集到的数据绘制柏拉图分析，根据80/20法则，最终确定“检出MDRO无法实现实时提醒功能、手卫生缺乏有效监督、医师存在经验用药习惯、缺乏终末消毒设备、洁具缺乏集中清洗与消毒”为真因（图3-3-2）。

8. 对策拟定　针对真因，采用5W1H分析法拟定对策（表3-3-2）。

二、实施阶段（do，D）

以医院感染信息系统为切入点，对原有医院感染系统进行优化并建立IMS系统，包括以下4大模块。

1. 建立多重耐药危急值预警隔离系统，同时针对ICU患者开展主动筛查　既往的MDRO报告流程为：检验科每日9点在系统中判定确认反馈临床科室，护士查询确认后报告医师，主管医师开具“隔离医嘱”。该模式存在一定滞后效应，感染/定植患者不能得到及时有效隔离。改善后该系统每日自动、实时对MDRO监测预警，通过弹窗形式保证医师第一时间获取患者多重耐药信息，从而尽早落实隔离措施。感控部门指定专人实地督查与指导（每周2～3次）。

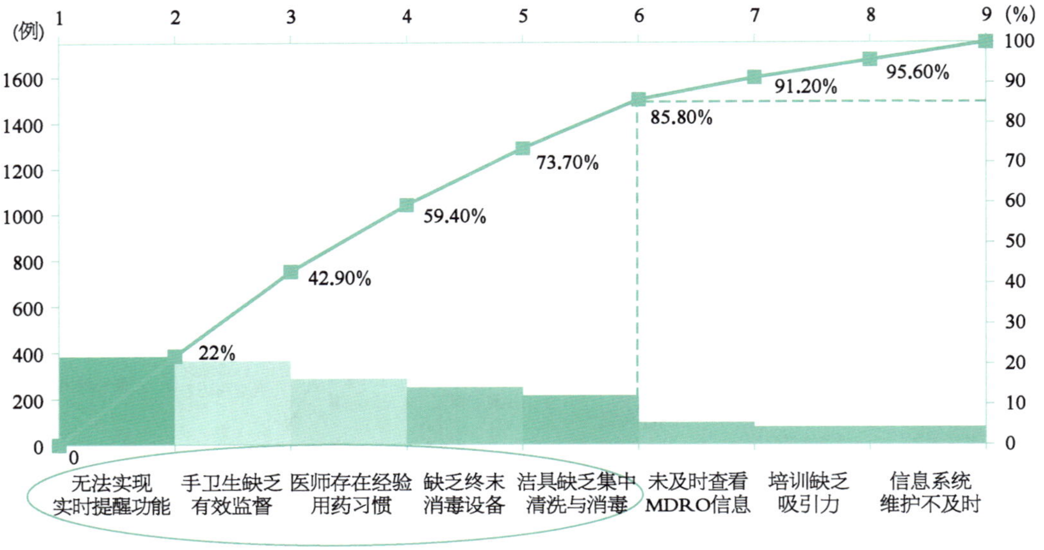

图 3-3-2　ICU MDRO检出率居高不下柏拉图真因验证

表 3-3-2　对策拟定

何事（what）	何因（why）	何法（how）	何时（when）	何地（where）	何人（who）
MDRO感染/定植患者隔离不及时	MDRO报告流程繁琐，无法实现实时提醒功能	• 借助信息平台建立IMS系统，纳入MDRO危急值预警隔离模块 • 模块添加MDRO感染防控培训与考核 • 感染控制成员每周定期现场督查 • 对入住ICU的患者开展重点目标菌筛查	2023年4月1日～2023年7月31日	ICU	检验科、感控部门、信息科
科室工作人员手卫生依从率不高	手卫生缺乏有效监督	• ICU引入新型手卫生监测设备，实现洗手提醒、记录、统计 • 借助信息平台建立IMS，纳入手卫生依从率监测模块 • 模块添加手卫生培训与考核 • 手卫生依从率纳入绩效考核	2023年4月1日～2023年7月31日	ICU	重症医学科、感控部门、信息科
抗菌药物使用不规范	部分医师存在经验性不合理用药习惯	• 借助信息平台建立IMS，纳入抗菌药物使用实时监测模块 • 模块添加合理用药培训与考核 • 临床药师深入科室开展用药指导	2023年4月1日～2023年7月31日	全院	药剂科、重症医学科、感控部门、信息科
环境清洁消毒不彻底	• 缺乏终末消毒设备 • 清洁器具缺乏集中清洗与消毒	• 借助信息平台建立IMS，纳入环境清洁自动消毒模块 • ICU购进过氧化氢空间消毒机器人，通过信息系统设置环境自动消毒参数 • 拟定环境循环消毒方案、推行芯片式超细纤维抹布、地巾集中清洗与消毒	2023年4月1日～2023年7月31日	ICU	重症医学科、感控部门、信息科

同时，对所有新入住ICU的患者进行MDRO筛查，筛查项目为MRSA和CRE。若检测结果阳性，立即进行单间隔离或同种耐药菌集中隔离，降低交叉感染风险。

2. 建立手卫生依从率监测系统　既往医护人员手卫生依从率常以科室手消毒剂等手卫生用品的消耗量进行估计，准确性差，时效性差，回顾性调查分析难以实现医护人员手卫生依从率的真正提高。手卫生依从率监测系统要求每一位医护人员佩戴“警示胸牌”，从而对进入医疗区的医务人员实时监测。若其在接触患者前未进行手卫生活动（接触手消毒液等液压装置），胸牌报警发出“滴滴”声响，直至其使用手卫生装置进行手卫生。该系统实现对医务人员手卫生时机进行监测、提醒、干预、记录，最终生成日、月统计报表。监测结果纳入医务人员绩效考核，同时根据监测结果对特定医生或护士进行针对性培训与考核。

3. 建立抗菌药物使用实时监测系统　该系统嵌入医生工作站，在医生开启治疗性使用抗菌药物医嘱时，系统主动提醒“病原学送检”，并将抗菌药物使用不规范病例细化到“主诊组”，反馈至责任医生。感控部门每月将结果反馈主诊组组长，要求填写整改意见并上报。同时定期开展抗菌药物合理使用相关培训与考核，以达到持续质量改进。

4. 建立环境自动清洁消毒系统　通过全自动过氧化氢消毒机器人开展“循环消毒”，并推行ICU芯片式超细纤维抹布、地巾集中清洗消毒。既往环境终末消毒需要患者全部离开病房，由于现实条件限制，难以实现真正的终末消毒，医用隔帘等用品由于拆卸繁琐，消毒频率也达不到要求，消毒不彻底。而循环消毒即科室每月轮流腾空两个床单元或者单间病房，通过患者床位转移，借助喷雾式过氧化氢消毒机器人实现其原有床单元全方位、无死角终末消毒。另外，既往科室内抹布和地巾等通过工人手工操作方式进行清洗消毒，且缺少强有力的监管措施，清洗消毒效果不能保证，且不同病区混合清洗消毒也存在较大交叉感染风险。采用芯片式洁具并进行集中清洗消毒，使消毒更彻底，并且把交叉传播的风险控制在更小范围。

三、检查阶段（check，C）

1. MDRO检出率下降　2023年7月底落实完成上述举措，分析8～10月ICU 5种MDRO总检出率为62.74%（达到目标值），对比2022年10～12月，该差异具有统计学意义（62.47% *vs.* 69.32%，$P<0.05$），CR-KP（87.50% *vs.* 72.70%）和CR-AB（83.80% *vs.* 75.00%）检出率下降尤为明显（5种MDRO干预前后检出情况柱状图略，可参考图3-1-8、图3-2-10，下同）。

2. 医护人员手卫生依从率达到改进目标　2023年8～10月相较2022年10～12月，ICU医生及护士手卫生依从率均有明显提升，分别由79.6%和83.3%提升至93.9%和96.7%，超过目标值90%。

3. 抗菌药物使用率降低　2023年8～10月住院患者特殊使用级抗菌药物使用率为51.4%（接近目标值50.00%），较2022年10～12月57.6%相比明显降低；特殊使用级抗菌药物治疗前病原学送检率为86.87%，较干预前86.84%略有改善，但未达到目标值90.00%。

4. 环境卫生学监测合格率上升　2023年8～10月科室环境卫生学监测合格率为99.04%（接近目标值100.00%），较干预前（2022年10～12月，94.89%）有明显改善，尤其是空气和物体表面监测合格率提升明显，分别由干预前的96.43%、76%提升至100%和92%。

5. 社会成果　医院自主研发的“多重耐药感染防控系统”荣获省部级奖项，在全国近70余家医院推广。本次信息化组合监管系统在上述系统基础上进一步进行改进与整合，并将该成果在全国学习班上分享。

四、行动处理阶段（action，A）

1. 形成标准化流程　管理小组对本轮PDCA项目进行梳理，形成标准化流程（图3-3-3）。

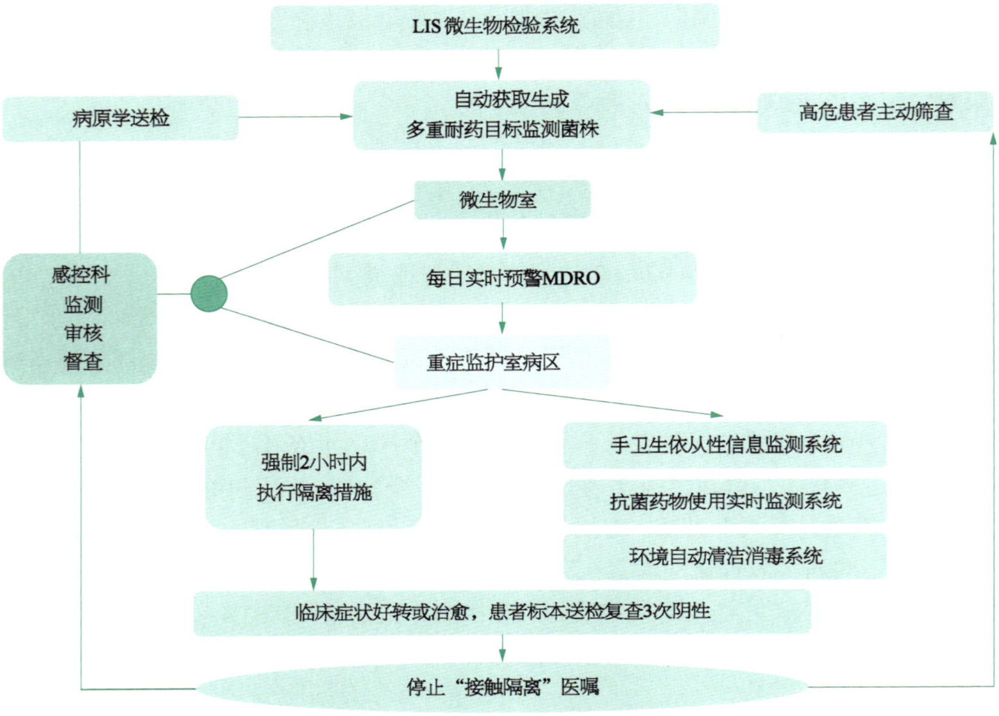

图3-3-3　MDRO感染防控专项标准化流程

2. 手卫生　手卫生监测系统目前未能完全实现5个手卫生时机全部准确识别和监控，对于识别医务人员“开展医疗操作”尚需与信息工程师和设备生产厂商进一步探讨和研究；工勤人员手卫生依从率（改善前79.10% *vs.* 改善后78.9%），没有明显改善，分析主要原因为其未佩戴警示胸牌，缺乏洗手提醒机制。后续需进一步加强手卫生相关培训，进行持续质量改进，以及权衡成本效益综合考虑是否有必要对工勤人员进行胸牌设计和佩戴。另外，MDRO主动筛查执行率还不够高，调查发现医生工作站“主动筛查”医嘱的开启流程较为繁琐，后期尝试将其纳入“IMS”系统做成套餐医嘱，满足医师同一个系统实现常规检查和耐药菌主动筛查的开启。

3. 下一个PDCA循环计划　本次实践活动在医院综合ICU开展，有效降低了ICU MDRO检出率，一定程度提升了MDRO感染防控水平。后期计划将MDRO检出率较高的专科（如呼吸与危重症病区、神经外科病区ICU）纳入重点改进目标科室，以点带面逐步推进MDRO感染防控工作。

案例分析

一、亮点特色

有效切断传播途径能一定程度上降低患者MDRO感染率、防止院内感染的发生。国内外多家医疗机构已开展通过新型监管模式的探索来降低院内MDRO感染，本案例建立的IMS信息化组合监管系统联合PDCA管理模式，借助多维度信息化管理实现MDRO全流程、全环节，实时监测、分析、总结及反馈，为进一步做好MDRO防控管理提供有效数据支撑，并实现持续不断地质量改进。医院自主研发的MDRO感染防控系统功能实用，可操作性和可复制性较强，值得借鉴和学习。

二、改进建议

- 在本案例中，该医疗机构MDRO检出率高于全市平均水平，其中CR-PA的检出率高达87.5%。然而，在实施“对所有入住ICU的患者开展MDRO主动筛查”这一对策时，改进团队将主动筛查的目标菌确定为MRSA和CRE，并未涵盖CR-PA，也未对这一选择进行原因分析或说明。建议医疗机构开展MDRO防控工作时，若采取“主动筛查”对策，应充分结合本地区、本单位甚至具体科室的MDRO流行病学特点及风险评估结果，综合考虑人员、技术、费用等因素，科学合理地确定主动筛查的目标人群和目标菌类别。这样不仅能更精准地防控MDRO的传播，还能有效提升感染管理的效率和效果。
- 在表3-3-1项目推进计划表中，将每个月均设置为4周是不合理的。实际上，部分月份可能包含5周。因此，在制订计划时应根据具体月份的实际周数进计调整，以确保计划的准确性和可行性。

案例4　运用PDCA提高血管导管相关血流感染核心防控措施执行力

温州医科大学附属第一医院医院感染管理部

案例摘要

落实最佳防控实践可有效降低导管相关血流感染（CRBSI）发病率。某医疗机构在日常监测中发现，该医院CRBSI核心防控措施执行力不足。为提高CRBSI核心防控措施执行力，医院成立PDCA小组，对影响CRBSI核心防控措施执行力现状调查后发现，未落实最大无菌屏障、未对患者全身状况进行评估、置管环境不符合Ⅱ类环境为本次项目重点改善内容。PDCA小组通过头脑风暴、绘制鱼骨图分析可能引起的要因，通过现场调查确定7个真因，并拟定了核心防控措施知识培训及考核、建立全方位评估流程、建立手术室化置管环境管理、建立“四位一体”最大无菌屏障四个对策群组。经过1年的措施实施期，患者评估执行率从89%上升到100%、置管环境符合率从80%上升至98%、最大无菌屏障执行率由92%上升至99%。

应用实践

一、计划阶段(plan,P)

1. 确定主题　CRBSI是临床诊疗中较常见的医院感染类型,不仅会导致患者治疗成本增加,还会增加患者致残率和病死率。对照《血管导管相关感染预防与控制指南(2021年版)》,某医疗机构建立本机构《血管导管相关血流感染核心防控制度》并开展日常监测,若病例正确执行了所有核心防控措施,记为1;实际执行如有遗漏或不正确,记为0。监测发现医院目前CRBSI的核心防控措施执行率不足,仅为89%。而进一步提高CRBSI核心防控措施执行力对降低CRBSI的发生率具有重要意义。

衡量指标:本次项目以各项措施的执行率来衡量执行力,采用千日导管感染发生率和平均带管天数作为次要指标来评估改进效果。计算公式如下。

- 各项防控措施执行率 = 有效执行的次数/应执行的次数 × 100%。
- 千日导管感染发生率 = 感染例(次)/同期血管导管留置总天数 × 1 000‰。
- 平均带管天数 = 总带管天数/带管总人数。

2. 计划拟定

(1)成立PDCA质量改进小组。组长:金**。成员:叶**,温*,卢**,陈*,张**,李**,徐**,张**,谢**。

(2)绘制甘特图确定计划时间节点(图3-4-1)。

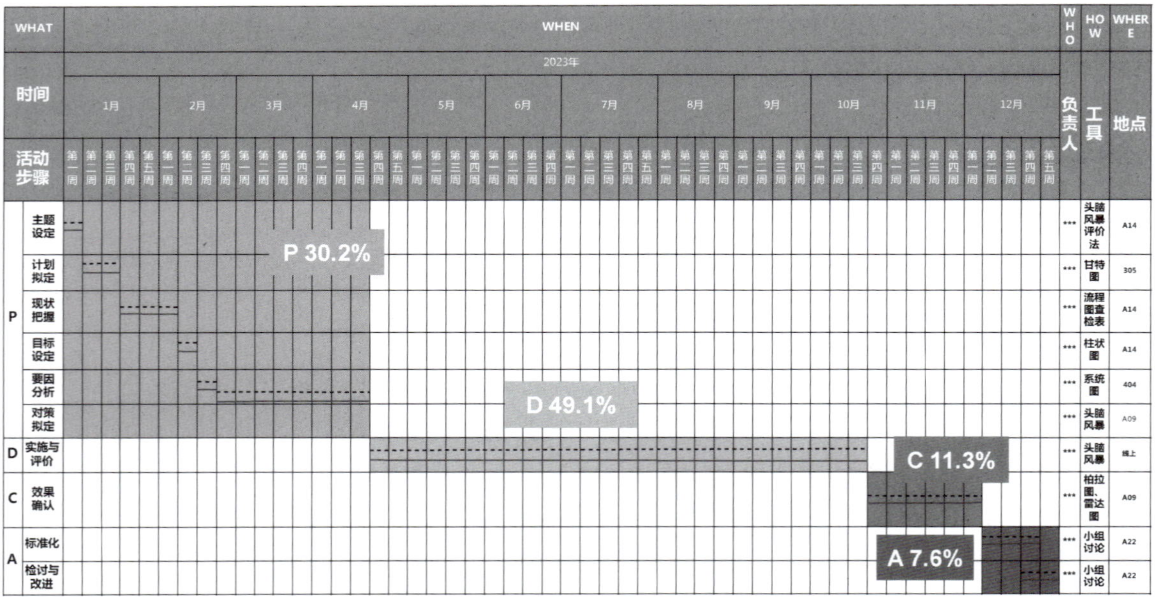

代表计划 ---------　代表执行 ———

图3-4-1　项目执行时间甘特图

（3）现状把握：依据《血管导管相关感染预防与控制指南（2021年版）》设置查检表。PDCA小组于2023年1～3月通过隐蔽观察和专项考核方式来调查置管患者核心防控措施执行情况，共检查92例，收回有效查检表88份，有效回收率95.7%。CRBSI防控措施落实的薄弱环节包括：未选用氯己定浓度＞0.5%的含醇消毒剂进行皮肤消毒、紧急状态下置管未在2天内拔管等8项（图3-4-2）。根据80/20法则，确认本次改善重点。

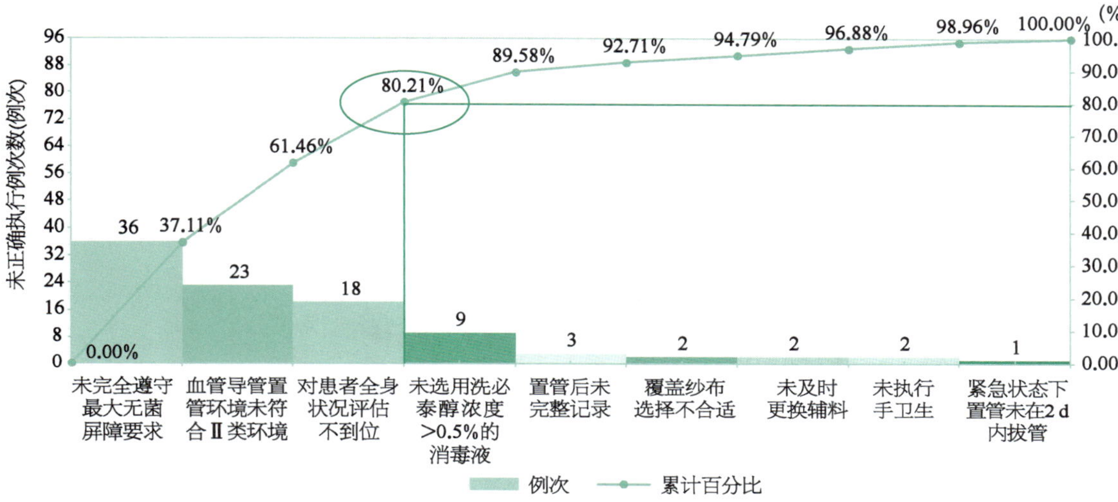

图3-4-2　改进前CRBSI核心防控措施执行力不足柏拉图

（4）目标设定：本项目的重点改善内容为：① 最大无菌屏障执行率。② 对患者全身状况进行评估执行率。③ 置管环境符合Ⅱ类环境执行率。

- 计算目标值：目标值＝现况值＋（不完善率 × 圈能力 × 改善重点）。
- 最大无菌屏障执行率目标值＝89%＋（11%×80%×81.34%）＝96.2%。
- 对患者进行评估执行率＝80%＋（20%×80%×81.34%）＝93%。
- 置管环境符合Ⅱ类环境执行率＝92%＋（8%×80%×81.34%）＝97.2%。

（5）绘制鱼骨图并确认要因：采用头脑风暴法，从人、机、料、法、环、测六个方面调查CRBSI核心防控措施执行不到位的原因，将可能的原因绘制成鱼骨图（图3-4-3、图3-4-4、图3-4-5）。列举42个可能原因，包括患者、环境、物品、人员操作等方面，采用5-3-1评价法（优5分，可3分，差1分）进行要因圈选，圈员共10人，共50分，根据80/20法则，40分以上为要因。采用现场调查等方法进行真因验证，最终确认：① 未达最大无菌屏障的真因为：防控意识薄弱、无菌布巾不够大、宣教不到位。② 未对患者进行评估的真因为：无评估系统、无评估标准。③ 置管环境不符合Ⅱ类环境要求的真因为：无置管环境分类意识、各科室均可领取穿刺包。

（6）措施拟定：全体成员拟定对策，并按可行性、经济性、效益性对各个对策进行评价。评价方式：5-3-1评估法（优5分，中3分，差1分）。共10人参加评分。每个对策满分150分，根据80/20法则，120分以上为入选对策。合并同类项后，确定4个对策群组（表3-4-1、表3-4-2、表3-4-3）。

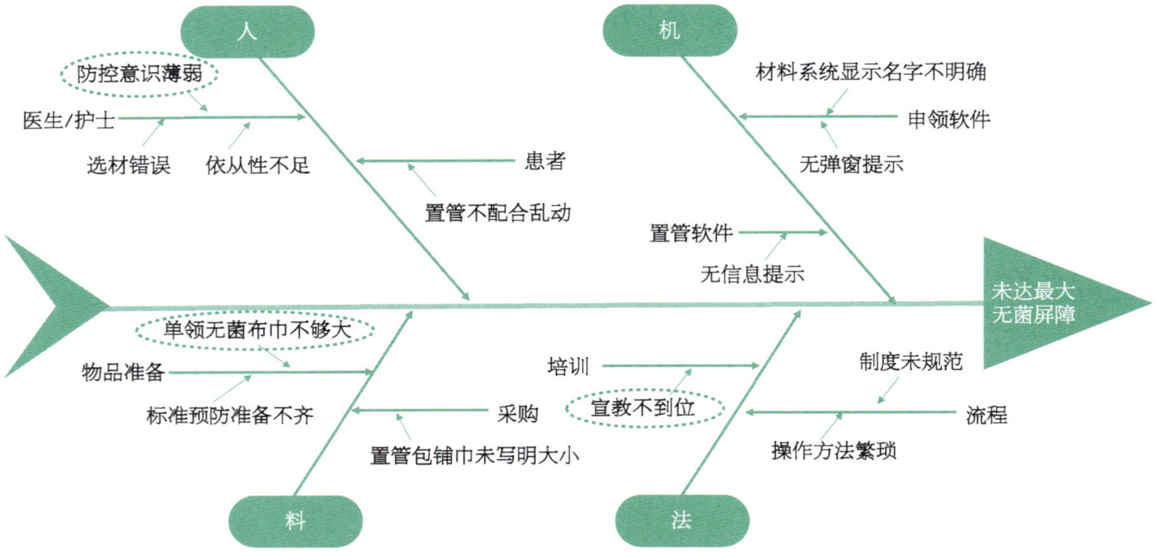

图3-4-3 未达最大无菌屏障的原因分析

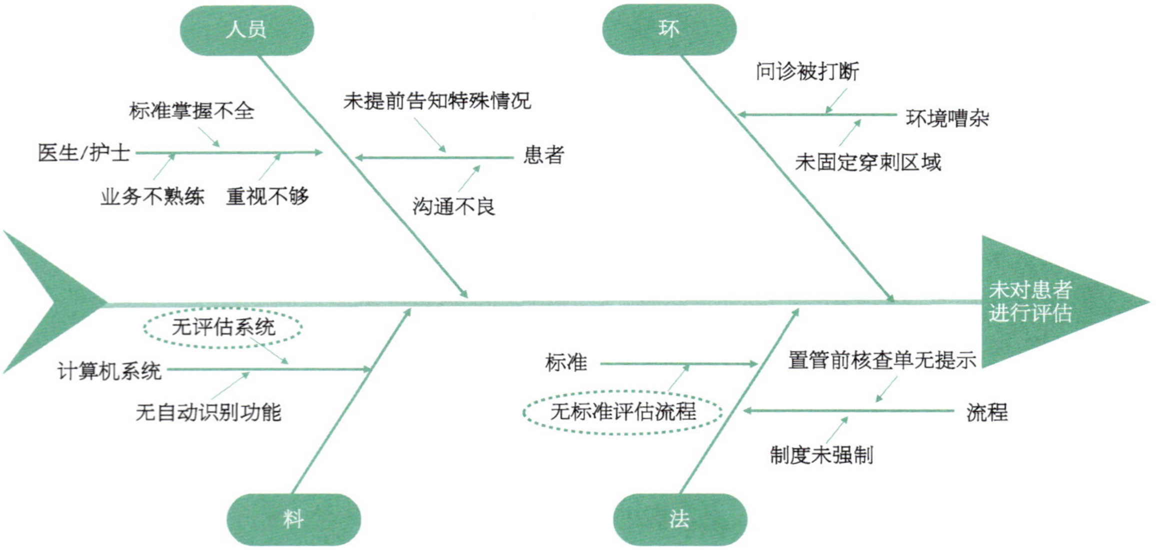

图3-4-4 未对患者进行评估的原因分析

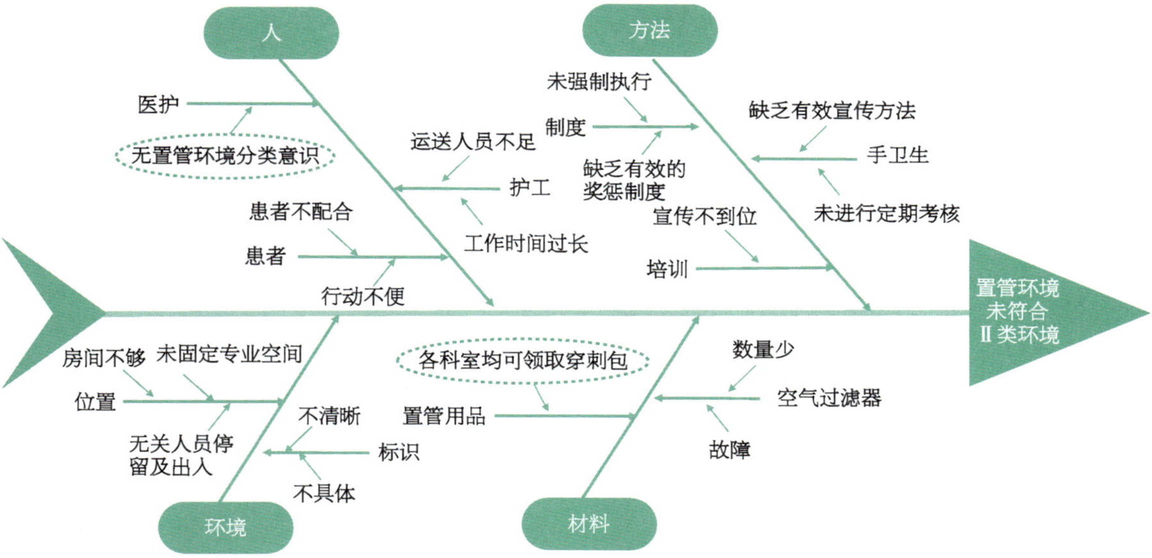

图3-4-5　置管环境未符合Ⅱ类环境的原因分析

表3-4-1　未遵守最大无菌屏障问题的对策拟定

要因	说明	对策措施	可行性	经济性	效益性	总分	采纳	对策编号
防控意识薄弱	医务人员对最大屏障认识不足	对具有置管资质的医务人员进行培训	50	48	48	146	√	对策一
		对各科室执行情况进行督查并反馈	50	46	48	144	√	对策一
		设计核查表进行自查	48	50	50	148	√	对策一
		设立奖惩机制	40	40	34	114	×	
		设立科室图书角	38	40	40	118	×	
无菌巾不够大	医院目前可申领的无菌巾过小	购进大小合适的无菌巾	48	50	48	146	√	对策四
		改进置管包内无菌巾组成	50	48	48	146	√	对策四
		申领系统中对无菌巾做主要用途注释	48	50	48	146	×	
宣教不到位	对于最大无菌屏障宣传不足	增加最大无菌屏障标准操作并粘贴在置管区域	46	48	46	140	√	对策四
		组织血管CRSBI防控培训及宣传	48	46	48	142	√	对策一

表3-4-2 对患者全身状况评估不到位问题的对策拟定

要因	说明	对策措施	可行性	经济性	效益型	总分	采纳	对策编号
无评估系统	未开发专业评估信息系统	开展标准化评估流程培训	48	50	48	146	√	对策二
		开发患者评估信息自动抓取功能	50	50	48	148	√	对策二
		对评估为高危的患者进行系统提示	50	50	48	148	√	对策二
		建立标准化评估流程	48	48	50	146	√	对策二
无评估标准	目前未制订统一的评估标准	制订置管患者评估标准	48	50	48	146	√	对策二
		对置管评估进行督查	48	48	48	144	√	对策二
		根据督查结果，到相应科室进行结果反馈和宣传	48	46	48	142	√	对策二

表3-4-3 中心静脉导管置管环境不符合Ⅱ类环境问题的对策拟定

要因	说明	对策措施	可行性	经济性	效益型	总分	采纳	对策编号
医务人员无置管环境分类意识	医务人员对于置管环境的掌握不足，无防控意识	组织CRBSI防控培训及宣传	48	50	48	146	√	对策三
		定期进行考核	48	46	48	142	√	对策一
		不定期进行督查并反馈	48	48	46	142	√	对策一
各科室均可领取穿刺包	因各科室可自行领取穿刺包，故存在私下穿刺的情况	系统限制领用科室	48	50	48	146	√	对策三
		建立领用穿刺包审核制度	40	44	36	120	×	

二、实施阶段（do，D）

于2023年4月20日～2023年10月20日在全院实施，不同对策群组分别指定了项目负责人。

1. 对策群组一　CRBSI核心防控措施知识培训及考核。

（1）对策实施：① 对所有新准入置管资质的医务人员进行培训和理论知识及实践操作考核。② 每年进行CRBSI防控知识培训及考核≥1次。③ 发生核心防控措施执行不到位时，对当事人进行一对一培训。④ 每月统计CRBSI发生率，对于发生率较高科室，增加培训及考核频次。⑤ 制作相关海报，粘贴在全院临床科室和置管地点进行宣教。

（2）效果确认：全院2 579名护理人员线上理论考试通过率（≥90分）达100%；各科室自行组织操作考核成绩通过率（≥90分）达100%，较培训前的理论通过率95%以及操作通过率96%明显升高。

（3）标准化：建立血管导管核心防控措施培训考核机制。

2. 对策群组二　建立全方位评估流程。

（1）对策实施

1）参考相关文献，结合医院日常监测数据和措施的可操作性，经临床科室和职能科室共同讨论拟定并上报医院感染管理委员会审议，置管患者实施信息化强制执行评估。确定住院患者符合以下任意一项，即判定为CRBSI高风险患者：① APACHE Ⅱ评分≥20分（监护室）。② 置管时皮肤穿刺次数达3次以上。③ 高危因素≥3种以上（如年龄≥75岁、糖尿病、尿毒症、肝功能衰竭、恶性肿瘤等）。④ 免疫功能低下（粒细胞缺乏症、接受器官移植者）。⑤ 临时血透置管。⑥ ECMO置管。

2）制订感染高危人群置管维护流程：置管前使用氯己定湿巾进行擦浴，置管时采用氯己定抗菌敷料，导管维护时采用氯己定消毒剂消毒，推荐每日使用氯己定湿巾擦浴。

3）信息化自动抓取病历信息，系统自动判定高危人群，医务人员可手动补充修改信息。

4）通过信息化自动在超声和手术室置管系统、护理平台显示感染高危患者警示提醒内容。医务人员在系统中再次确认患者的高危信息后，确认执行高危人群置管维护流程。

（2）效果确认：实施标准化评估流程后，共插管8 441人，全部完成评估，评估执行率上升到100%，较实施前的89%明显升高。

（3）标准化：实施信息化评估流程。

3. 对策群组三　建立手术室化置管环境管理。

（1）对策实施：① 仅置管中心、ICU、手术室等符合Ⅱ类置管环境的区域可常规开展置管。② 限制置管包申领范围，仅置管中心、ICU、手术室等符合Ⅱ类置管环境的区域可申领。③ 经医院感染管理委员会审核，限定ICU、置管中心、手术室、超声介入室、急诊科的置管资质，其他科室非紧急情况下禁止进行置管操作，若非Ⅱ类环境下进行紧急置管，则按照指南要求2天内拔管。④ 定期对置管包申领情况进行统计和监管，并反馈各科室。⑤ 申购空气净化消毒装备，实现人机共存情景下空气消毒，同时感控部门加强环境消毒效果监测。

（2）效果确认：共现场督查血管导管置管110例，符合置管环境108例，置管环境符合率上升至98%，较改善前的80%明显升高。

4. 对策群组四　建立“四位一体”最大无菌屏障。

（1）对策实施：① 改进深静脉置管穿刺包，包内常规增加大铺巾。② 修订置管核查单内容，同时置管核查单实施电子化记录，详细罗列最大无菌屏障要求。③ 实施四位一体最大无菌屏障：患者（氯己定消毒）、治疗台面（全覆盖无菌铺巾）、医务人员（手卫生、戴无菌手套、穿无菌手术衣）、B超探头（1.5 m无菌套及无菌耦合剂）。

（2）效果确认：使用电子核查单和改进后的穿刺包后，现场督查血管导管置管例数110例，执行最大无菌屏障109例，最大无菌屏障执行率上升至99%，较改善前92%明显升高。

（3）标准化：使用新的核查单、改进穿刺包。

三、检查阶段（check，C）

1. 确认主要成果　项目实施后，患者评估执行率从实施前的89%上升到100%，置管环境符合率从80%上升到98%，最大无菌屏障执行率从92%上升到99%。

2. 确认次要成果　血管导管平均带管天数从实施前6.49天下降至5.03天，CRBSI发生率从0.19‰下降至0.18‰。

四、处理阶段（action，A）

标准化：将此次成果流程列入制度内。

（1）重新制订CRBSI预防控制制度。

（2）修改置管流程图（图3-4-6）。

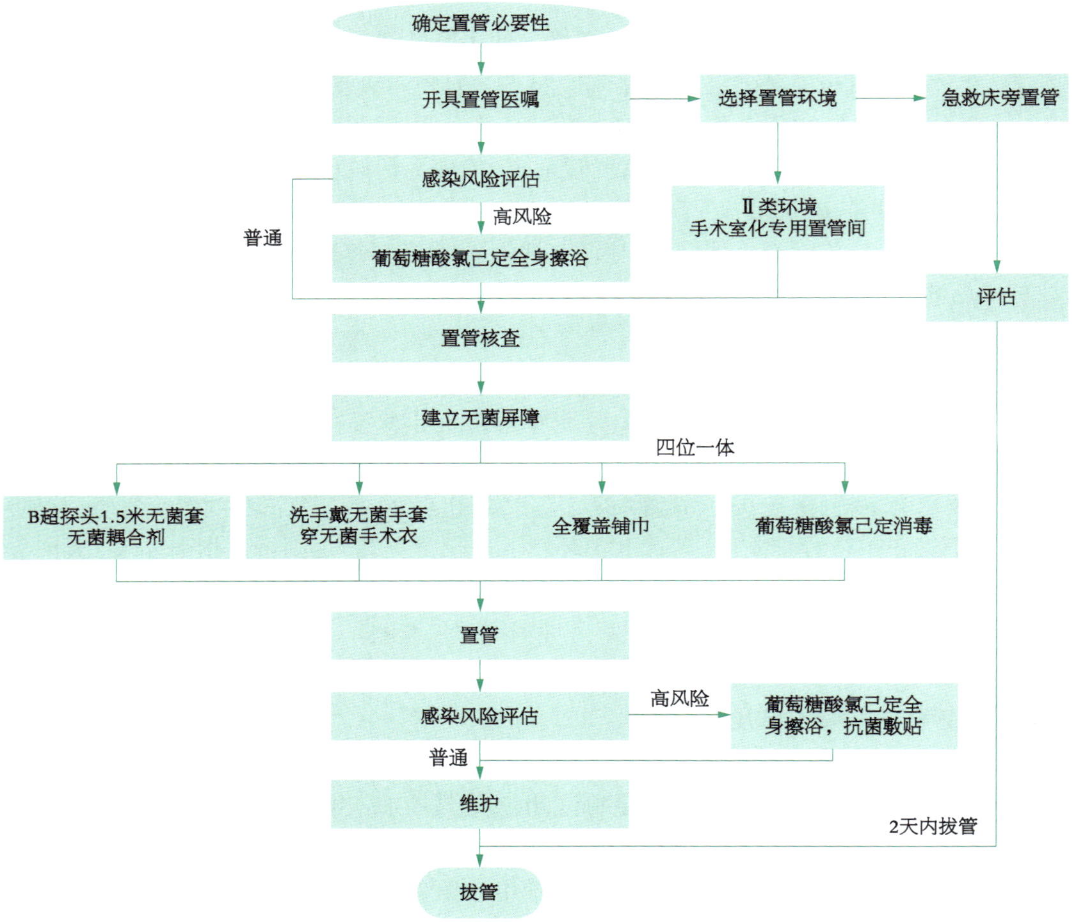

图3-4-6　改善后置管流程

案例分析

一、亮点特色

- 本案例中，依托信息化建立的患者评估流程执行率达到100%。这表明，良好的信息化设置可强化过程监管，是改善临床措施执行依从性的最可靠途径。

- 本案例中建立的“四位一体”最大无菌屏障是一亮点，值得其他医疗机构借鉴。

二、改进建议

- 案例执行过程中，发现虽然各类指南明确要求紧急置管患者应2天内拔管，但在临床实际操作中，该措施执行难度较大，在项目实施期间暂未找到更有效的解决办法。后续将针对这一问题探索更具操作性的改进措施。

- 改善措施实施后，CRBSI各项预防措施的执行率明显提升。然而，尽管CRBSI发病率有所下降（改善前0.19‰ *vs.* 改善后0.18‰），但下降幅度较小。因此，建议进一步分析原因，并持续开展质量改进工作，以实现更显著的改善效果。

案例5　运用PDCA降低导管相关血流感染发生率

西安国际医学中心医院感控科

案例摘要

2021年2月，国家卫生健康委员会办公厅印发《2021年国家医疗质量安全改进目标》，将“降低血管内导管相关血流感染发生率”作为改进目标之一。某医疗机构2022年CRBSI发生率为0.631‰，与全国公立三级医院平均值（0.36‰）有差距。为降低CRBSI发生率，医院成立CRBSI预防与控制领导小组，运用PDCA质量管理工具，针对医护人员置管操作不规范、理论知识培训不到位、预防与控制制度和流程不完善等问题，采取成立置管和导管维护专业团队、修订细化操作标准、规范标识标贴、增加措施执行核查表、采用公众舆论领袖（POL）行为干预培训模式开展系统科学的知识培训等措施进行改善。项目实施1年后，CRBSI发生率由0.909‰降至0.241‰，取得了良好的效果。

应用实践

一、计划阶段（plan，P）

1. 选题背景

（1）自2021年以来，该医疗机构将CRBSI纳入医疗质量安全管理指标之一，医院2022年CRBSI发生率为0.631‰，高于全国公立三级医院2021年度平均值0.36‰。

（2）国家文件要求：《国家卫生健康委办公厅关于印发2021年国家医疗质量安全改进目标的通知》（国卫办医函〔2021〕76号）、《血管导管相关感染预防与控制指南（2021年版）》、《陕西省三级医院评审标准实施细则（2023年版）》等，相关规范指南均要求：降低CRBSI发生率。

2. 监测指标　CRBSI发生率。

3. 指标定义 $$\text{CRBSI发生率}=\frac{\text{CRBSI例(次)}}{\text{同期患者使用血管内导管留置总天数}}\times 1\,000‰。$$

4. 目标值 结合2022年感染数据分析及目前医院血管内导管使用人数，经PDCA小组成员讨论，将目标值定为：到2023年12月前，CRBSI发生率降至0.27‰。

5. 现况值 2022年全年CRBSI发生率0.631‰。

6. 原因分析 运用鱼骨图进行原因分析（图3-5-1）。CRBSI预防与控制领导小组成员从人员、硬件设施、制度、环境4个方面查找原因并进行投票统计，针对投票结果，再次头脑风暴讨论分析，找到6个主要原因：未定期开展相关知识培训、导管维护不规范、预防CRBSI流程制度不完善、未建立专项工作小组及督查不到位、采用质量管理工具进行持续质量管理不完善、未定期监督抗菌药物使用情况。

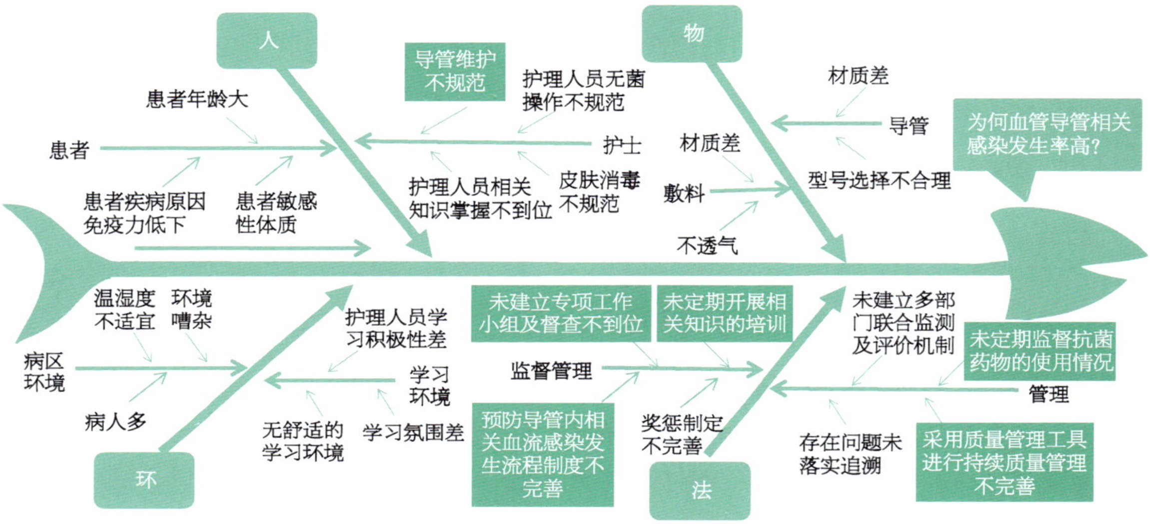

图3-5-1 原因分析鱼骨图

7. 真因验证 针对主要原因开展调查，具体调查情况如下：

（1）调查时间：2023年2月1日～3月1日。

（2）调查地点：临床科室。

（3）调查方法：现场调查。

（4）调查对象：置管科室相关医护人员。

（5）调查目的：CRBSI发生的可能原因。

（6）调查结果：CRBSI发生的可能原因按降序排列依次为：① 未定期开展相关知识的培训。② 导管维护不规范。③ 预防导管血管相关感染流程制度不完善。④ 未建立专项工作小组及督查不到位。⑤ 未采用质量管理工具进行持续质量管理。⑥ 未定期监督抗菌药物的使用情况。

（7）按照频次计算出每个主要原因所占累计百分比（调查结果汇总表略，参考第一章第二节，下同），并绘制柏拉图（图3-5-2），按照80/20法则，最终确定4项真因。

8. 拟定对策 针对根本原因，运用5W1H制订相应实施计划与对策（表3-5-1）。

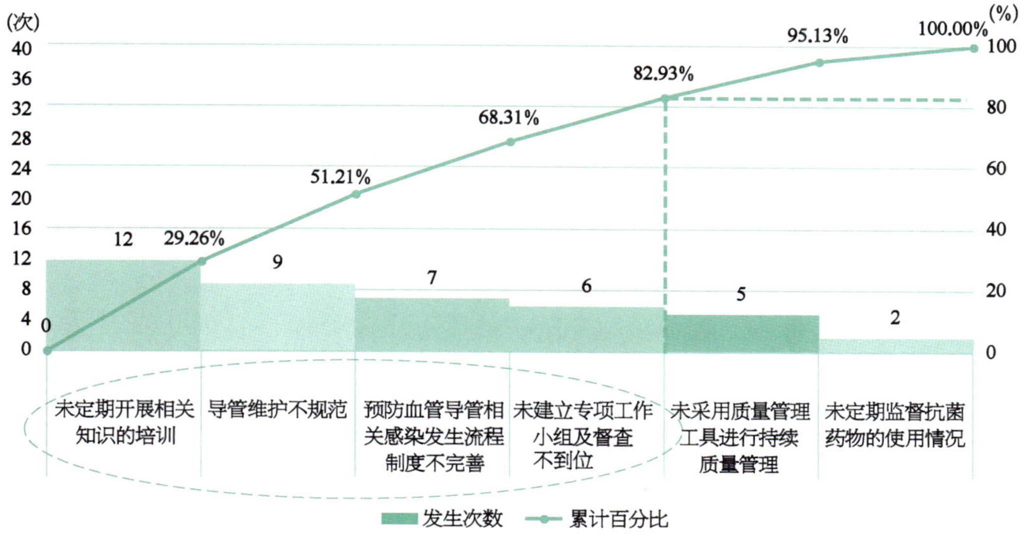

图3-5-2 真因验证柏拉图

表3-5-1 降低CRBSI发生率对策拟定5W1H分析

何因(why)	何事(what)	何法(how)	何时(when)	何地(where)	何人(who)
未建立专项工作小组及督查不到位	建立管理机制	• 建立多部门联合的专项领导小组	2023年2月	医务处、护理部、感控部门、临床科室	***
		• 加强床旁感染预防措施落实情况督导	2023年2月		***
		• 对相关科室数据进行汇总,并与科室人员共同讨论分析	2023年2月		***
		• 建立置管、维护专业团队	2023年2月		***
未定期开展相关知识的培训	强化培训,提升技术	• 制订多部门联合培训计划	2023年2月	会议室	***
		• 对静疗小组成员进行CRBSI知识培训	2023年2月		***
		• 对护理人员进行预防CRBSI发生的知识培训,并考核落实培训效果	2023年2月		***
		• 进行院内感控小组成员CRBSI知识培训及考核	2023年2月		***
预防CRBSI发生流程制度不完善	细化流程,规范操作	• 根据新版规范修订《血管导管相关性血流感染预防控制制度》	2023年3月	护理部、感控部门	***
		• 制订血管导管感染预防控制措施核查表,规范操作要求	2023年3月		

（续　表）

何因（why）	何事（what）	何法（how）	何时（when）	何地（where）	何人（who）
预防CRBSI发生流程制度不完善	细化流程，规范操作	• 修订置管维护操作标准	2023年3月	护理部、感控部门	***
		• 规范各类置管标识标贴	2023年3月		
		• 规范标识内容及有创操作记录	2023年3月		
数据反馈机制不完善	优化修订医院感染数据反馈流程	• 优化修订医院感染数据反馈流程	2023年2月	信息中心、感控部门	***

二、实施阶段（do，D）

1. 成立CRBSI预防与控制领导小组

（1）2023年1月成立了由感控部门牵头，医务处、护理部、信息科、临床科室等共同协作的CRBSI预防与控制领导小组，以院发红头文件形式制定并下发CRBSI预防与控制工作方案、管理规定等；2月份进行相关规范解读及医院现状分析。

（2）由感控部门一名专职干事专项负责该项改进工作，制作《血管导管相关性血流感染预防与控制措施核查表》，每天由科室感控员分别从置管前、置管中、置管后3个时机填写患者详细置管信息及置管维护情况，科室护士长负责监督管理，再由专职干事每周核对患者信息及记录，第一时间掌握全院患者血管导管置管情况及感染情况；专职人员到临床科室现场查看每例置管患者，现场督导操作规范性和提问理论知识；针对每例CRBSI病例均与临床科室进行一对一讨论分析。

2. 建立置管、导管维护专业团队

（1）建立医院静脉通路置管与导管维护专业团队，由医务处及护理部审核相关置管人员及维护人员资质，成立置管维护专家库。同时，医务处和护理部对专家库人员定期进行专业培训及技术能力测评，主要从患者评估、理论知识、现场操作等方面进行测评，测评通过后方给予再次授权，未通过测评的人员将取消置管和导管维护资质。对理论知识扎实、临床操作技能过硬的新人员，也可通过以老带新的培训方式，通过测评后给予资质授权，增强团队建设，提高全院置管能力。

（2）感控部门根据专家库人员名单在置管前线上审核置管人员资质情况，未授权的人员不得进行置管操作。

3. 开展系统科学的知识培训

（1）对全院医护进行CRBSI知识调研，明确培训需求，感控部门制订培训计划。

（2）确定培训内容：置管医师技术培训、静疗小组技术知识培训、护理人员进行预防CRBSI发生的相关知识培训。

（3）采用POL行为干预培训模式，即通过对群体中有影响力和号召力的人员开展培训。通过对科室感染控制工作中有影响力的兼职感控员及骨干护士进行预防CRBSI系统培训，使其在

工作中对同伴持续传播预防与控制措施，示范预防处理的正确操作方法。具体实施要点包括以下几个方面。

（1）首先明确培训的目标和需求：包括对参与培训的医疗人员的技能水平、知识背景以及血管导管置管和维护方面的实际需求进行评估。

（2）制订培训计划：根据培训需求分析结果，制定详细的培训计划。计划包括培训目标、内容、时间、地点、参与人员、教学方法和评估标准等。

（3）理论教育：通过讲课、会议讨论等形式，向培训人员介绍血管导管置管和维护的基本知识、操作规范、并发症预防等方面的内容。可以使用多媒体材料、案例分析和小组讨论等方法来增强理论学习的效果。

（4）技能培训：通过模拟操作、示范教学、实践操作等方式，让培训人员掌握血管导管置管和维护的具体操作技能。培训过程中应注意操作的安全性、准确性和规范性。

（5）模拟情境训练：设置模拟临床情境，让培训人员在模拟环境中进行实际操作。这有助于培训人员更好地理解和应用所学知识，提高在实际工作中的应对能力。

（6）反馈与评估：在培训中和培训结束后，对培训人员的表现进行反馈和评估。这可以帮助培训人员了解自己的优点和不足，为今后的学习和工作提供指导。

（7）持续教育与跟进：培训结束后，定期进行复习和跟进，确保培训人员能够持续保持和更新血管导管置管和维护方面的知识和技能。可以通过在线学习、会议讨论、实践操作等方式进行持续教育。

（8）监督与激励：培训结束后，对培训人员的实际操作进行监督和评估。对于表现出色的人员给予测评，资格通过后进行资质授权，以鼓励他们在实际工作中继续保持良好的表现。

4. 细化流程，规范操作

（1）根据《血管导管相关感染预防与控制指南（2021年版）》修订医院《血管导管相关血流感染预防控制制度》，将每日评估形式更改为在线填写《血管导管相关血流感染预防控制措施核查表》，第一时间了解置管患者信息，同时将“每日评估”列入医护人员每日重点工作内容。

（2）修订《血管导管置管及维护操作标准》，规范各类置管标识标贴，规范标识内容及有创操作记录。

（3）定期组织全院兼职感控员召开交流反馈会议，了解在预防与控制措施相关知识及示范预防处理的过程中存在的问题、困难，并提出改进对策。

1）导管堵塞可能导致反复穿刺造成感染可能性增加。根据各科室特点灵活规定冲洗导管时间，保持导管通畅；在输注黏稠药物时，及时更换输液器，避免药物残留导致管道堵塞，减少反复穿刺。

2）康复患者置管人数较多且大多时间是由家属照顾，感染风险高。通过开展集中家属讲堂，制作宣教视频及宣教二维码的方法，第一时间向患者和家属介绍血管导管正确维护的重要性和护理方法，教育他们如何保持导管的清洁和干燥，避免过度活动和摩擦。同时，加强患者的营养支持。

3）科室之间交叉检查和监测患者导管置管、维护状态，及时发现并处理可能存在的问题。兼职感控员在交叉检查中相互分享经验，交流工作体会。

5. 建立完善的数据反馈机制 修订医院感染数据反馈流程，通过每月、每季度、每年将数据反馈至各临床科室；在信息科的协助下，优化医院感染实时监控平台中的预警功能，实现了感控专职人员实时查看血管导管病例预警信息、查看病例报告及大数据收集分析与评价，可对全院血管导管置管患者进行实时动态监控，及时干预。

三、检查阶段（check，C）

对策实施后，CRBSI发生率呈持续下降趋势，从2023年1月的0.909‰降至2023年12月的0.241‰，改进效果显著（图3-5-3）。

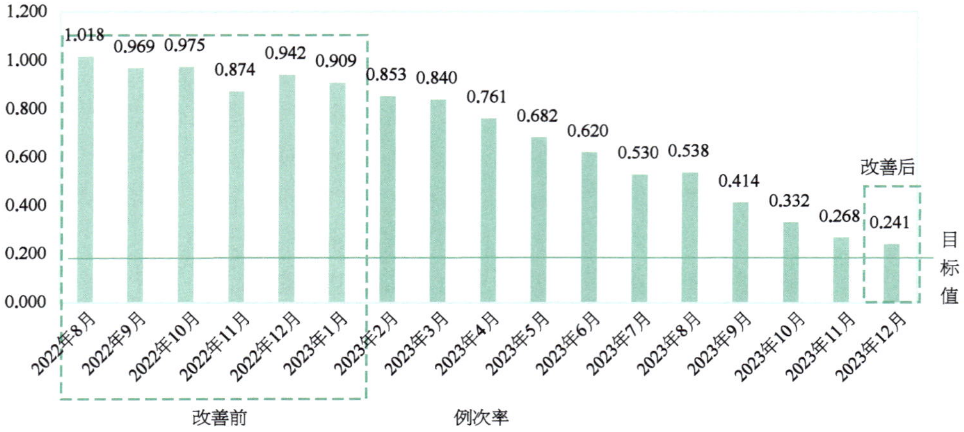

图3-5-3 2022年8月～2023年12月CRBSI发生率变化趋势

四、处理阶段（action，A）

标准化：形成《血管导管相关血流感染预防控制制度》《经外周置入中心静脉导管维护操作标准评分表》《血管内置管标准评价表》《血管导管相关血流感染预防控制措施核查表》。

案例分析

亮点特色

1. 强化培训，定期检查 本案例在实施过程中，先对置管人员进行理论知识和实践技能强化培训和考核，在实践工作中又对操作过程中各个环节的执行情况进行定期检查，对实施过程中所遇到的问题进行总结和调整，不断完善培训计划，形成了环环相扣的培训模式。同时，采用POL行为干预培训模式开展系统科学的知识培训，也大大提高了培训质量。

2. 交叉检查，定期交流 通过科室之间交叉检查，定期召开兼职感控员交流反馈会，使感控员之间能够更好地进行经验交流，相互取长补短，彼此出谋划策，很快能够达成共识。这种从临床中来到实践中去的干预方案，紧贴临床实践，容易产生共鸣，大大改善了干预的效果，最终达到提升科室全体医护人员预防与控制CRBSI的技能。

案例6 运用FOCUS-PDCA降低口腔颌面部恶性肿瘤患者手术部位感染率

赤峰学院附属医院感染管理科

案 例 摘 要

2020年1～7月，某医疗机构监测到该院口腔颌面外科恶性肿瘤手术部位感染(SSI)率为33.3%，明显高于往年发病率，也高于文献报道的口腔颌面部肿瘤手术部位发病率(15.4%～21.96%)。为此，感控部门协同口腔颌面外科成立持续质量改进(CQI)小组，基于FOCUS-PDCA模式流程，对口腔颌面部恶性肿瘤手术部位高感染率进行原因分析，通过采取术前口腔洁治、使用氯己定漱口、规范术前皮肤准备、规范围手术期抗菌药物预防性使用及强化术中保温等干预措施，将口腔颌面部恶性肿瘤手术部位感染率由33.3%降至4.8%，达到预期改进目标，最终形成口腔颌面部恶性肿瘤患者手术部位感染防控标准化实施流程。

应 用 实 践

一、寻找问题阶段(find，F)

2020年7月，感控部门通过医院感染监测系统发现，口腔颌面外科1周内上报2例手术部位感染病例。为防止出现聚集性病例，感控部门对2020年1～7月住院患者发生的SSI病例进行回顾性分析，发现SSI病例主要集中在口腔颌面部恶性肿瘤患者中。1～7月共完成18例口腔颌面部恶性肿瘤手术，其中发生SSI 6例，SSI发生率为33.3%，明显高于往年(2018年、2019年分别为7.7%、8.3%)监测数据结果。

二、组织阶段(organize，O)

感控部门联合口腔颌面外科成立CQI小组，由感控部门主任、感控专职人员、口腔颌面外科主任、护士长、感控医生、感控护士组成，针对上述问题进行持续改进。

三、澄清阶段(clarify，C)

1. 调查口腔颌面外科医务人员对SSI防控措施的知晓率 口腔颌面外科共有医生6人、护士8人，调查结果显示，14名医务人员对SSI防控措施的知晓率为72%，对手术部位皮肤术前准备不知晓者较多，具体体现在“使用备皮刀对术区进行去毛、口内手术的患者未行口腔清洁、手术部位皮肤消毒后未待干、围手术期预防性抗菌药物追加用药时机不明确”。

2. 重点环节现况调查

(1) 感控专职人员对住院患者已做手术和待手术患者术前防控措施落实的依从性进行调查。

（2）调取参与口腔颌面外科SSI患者的手术人员外科手消毒监控视频，查看外科手消毒的正确性。

（3）通过手术室护理病历记录系统，查阅口腔颌面外科SSI患者术中保温装置及围术期用药的使用情况。

（4）通过麻醉临床信息系统调取口腔颌面外科SSI患者的围手术期用药、追加用药等术中相关性信息。

（5）现场查看口腔颌面外科专用手术间环境清洁消毒及设备设施管理情况。

3. 加强培训　对口腔颌面外科医务人员进行了《手术部位感染预防与控制》专项培训。培训后，CQI小组成员依据术前、术中、术后各项防控措施，对6例SSI病例的相关信息进行梳理。

（1）患者手术信息：术前诊断、术者、感染部位。

（2）术前皮肤部位准备和口腔准备：手术部位皮肤清洁/口腔清洁方法。

（3）围术期预防性用药：预防用药种类、预防用药时机、手术时长、是否追加用药。

（4）术中是否采取保温措施。

四、理解阶段（understand，U）

在CQI小组头脑风暴会议中，分析口腔颌面外科恶性肿瘤患者特点，结合SSI高危因素，从人员、材料、方法、环境（环节）等方面分析导致患者SSI的可能性因素，绘制鱼骨图（图3-6-1、图3-6-2、图3-6-3）。

充分发挥CQI小组作用，采用5-3-1评价法对所有末端原因进行评分和统计，并筛选出主要要因（要因选定评价表，可参考第一章第四节）。对主要要因，小组成员采用“三现”原则进行真因验证，对查验项目进行记录与汇总，并建立柏拉图（图3-6-4），根据80/20法则，最终确定“术前口腔清洁消毒不到位、术前手术部位皮肤准备不规范、全麻患者术中未给予保温措施及围手术期预防性用药不规范”，为导致口腔颌面部恶性肿瘤患者术后发生SSI的根本原因。

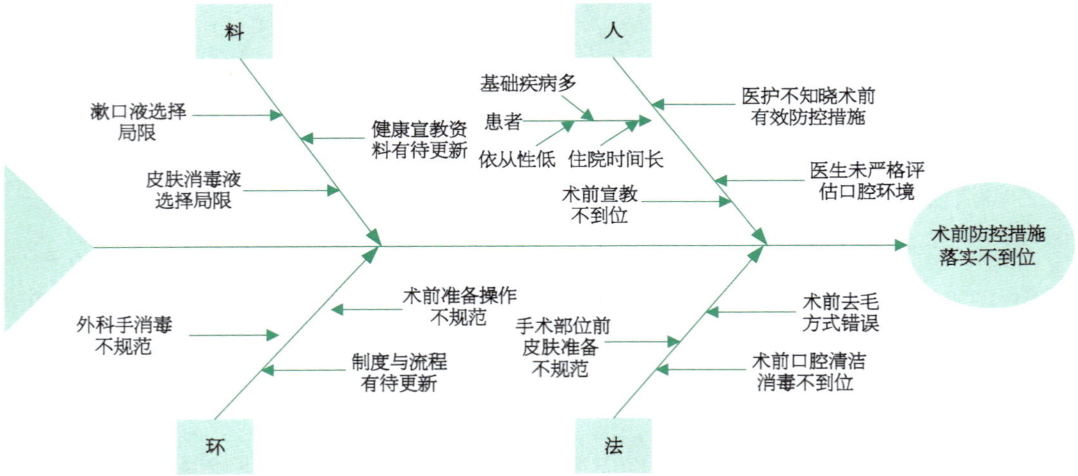

图3-6-1　术前防控措施落实不到位原因分析鱼骨图

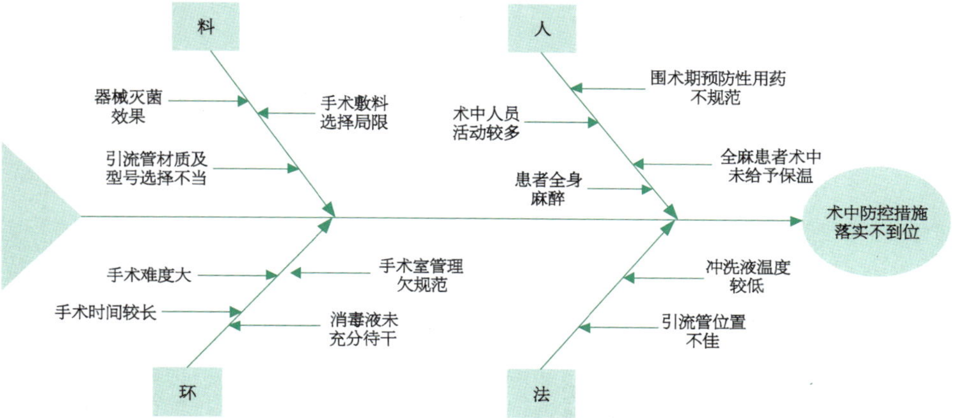

图 3-6-2 术中防控措施落实不到位原因分析鱼骨图

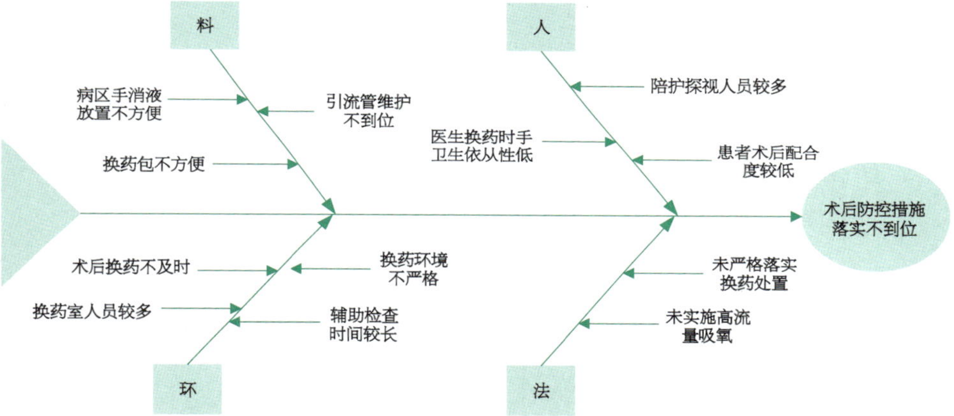

图 3-6-3 术后防控措施落实不到位原因分析鱼骨图

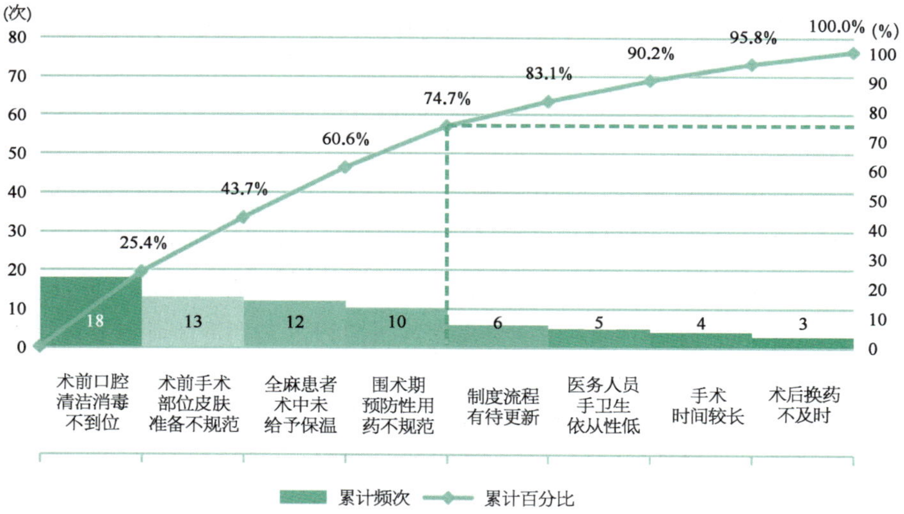

图 3-6-4 颌面部恶性肿瘤患者 SSI 原因真因验证柏拉图

五、选择阶段(select)

CQI小组通过查原文献、线上培训、同行专业交流等方式,根据要因制订精准实施方案(表3-6-1)。

表3-6-1　拟定对策

风险环节	相关循证依据	改　进　措　施	实施人员	督导人员
术前口腔清洁消毒不到位	• 牙周结石Ⅲ度是口腔颌面部恶性肿瘤患者手术部位感染的独立危险因素 • 复方氯己定含漱液为抗菌消炎药物,成分中氯己定可吸附于细菌胞浆膜的渗透屏障,使细胞内容物漏出而发挥抗菌作用	• 术前主管医生严格评估 • 术前使用复方氯己定漱口液清洁口腔 • 口内手术患者术前进行口腔洁治	口腔颌面外科全体人员	科主任、护士长、感控部门
术前手术部位皮肤准备不规范	• 已有研究发现剃刀剃毛会造成皮肤细微损伤,增加感染的发生率 • 国外研究显示,皮肤用皂液清洁流动水清洗30秒以上,可使金黄色葡萄球菌和铜绿假单胞菌明显减少 • 氯己定+酒精的复合溶液可用于清洁消毒手术部位皮肤,有助于减少手术部位切口感染率	• 更新术前宣教单 • 择期每日使用皂液清洁皮肤、术前使用复方氯己定消毒液擦拭手术部位 • 病区增设自动贩卖机,便于患者购买手术准备物品	口腔颌面外科护理组人员	护士长、感控部门
全麻患者术中未给予保温措施	• 围手术期低体温受麻醉、手术室温度和输入体内液体温度较低和患者体腔暴露等因素影响 • 低体温抑制免疫系统中T细胞的生产及白细胞的吞噬功能,从而增加手术部位感染的发生	• 主管医生主导术中保温措施的落实 • 感控部门加强督导	手术室人员	感控部门
围手术期预防性用药不规范	研究显示,口腔是人体五大菌库之一,抗菌药物的预防性应用使口腔癌手术术后感染的风险从80%下降到10.9%～45%。	• 临床药学加强对口腔颌面外科的指导与监管 • 利用麻醉临床信息系统每月普查口腔颌面外科围术期用药情况并给予反馈	口腔颌面外科医疗组人员	临床药学部、感控部门

六、计划阶段(plan,P)

CQI小组根据上述改进方案,制订分阶段改进计划表,改进时间为2020年8月～2021年1月。修订口腔颌面外科手术部位感染预防与控制制度,联合手术室、麻醉科、临床药学及后勤等多部门协作给予口腔颌面外科相应的支持,将每个改进阶段落实到责任科室及责任人。

设定目标值:目标值 = 现况值−改善值

= 现况值−(现况值 × 改善重点 × 组能力)

= 33.3%−(33.3% × 74.7% × 80%)

= 13.3%

即将口腔颌面部恶性肿瘤患者SSI率降至13.3%。

七、实施阶段(do,D)

1. 优化术前口腔颌面部准备

(1) 实施主管医生责任制,主管医生对手术患者术前口腔环境进行评估,检查患者口腔清洁质量,行口内手术患者指导其术前进行口腔洁治,口腔洁治后正确刷牙以保持口腔清洁质量。

(2) 更新术前健康宣教流程,充分利用复方氯己定长效抑菌功效。

1) 择期手术患者每日使用抗菌皂液进行口腔面部清洁。

2) 责任护士指导择期手术患者正确刷牙,保证术前每日晨起、睡前及三餐后及时正确刷牙。

3) 责任护士指导患者术前给予复方氯己定口腔含漱液漱口,每次1分钟,冲洗3次。

4) 术前手术部位消毒准备:使用含氯己定成分的复方消毒剂消毒口腔颌面部,并充分待干。

2. 加强对全麻手术患者术中保温措施落实的依从性

(1) 术前由主管医生提前与手术室沟通,对口腔颌面部恶性肿瘤患者术中给予电热毯保温。

(2) 感控部门通过手术室护理记录系统,每月对所有口腔颌面部恶性肿瘤手术患者术中电热毯使用情况进行查阅,并及时反馈至手术室和口腔颌面外科,以提高两科室的重视和保温措施落实的依从性。

3. 多学科助力口腔颌面外科改进工作

(1) 临床药学对口腔颌面外科进行对因培训,入科培训《围手术期预防用抗菌药物的合理使用》,提高口腔颌面外科对围术期预防用药相关知识的知晓。

(2) 感控部门加强对口腔颌面外科的督导与反馈。

1) 不定期抽查口腔颌面外科医务人员对手术部位感染防控措施的知晓情况,做到及时反馈、及时指导。

2) 每月对口腔颌面外科手术患者术前防控措施落实的依从性进行床旁调查并反馈。

3) 重点关注口腔颌面外科医院感染病例监测工作。

(3) 在口腔颌面外科病区入口增设自动贩卖机,便于患者购买手术准备物品以提高术前皮肤正确准备的依从性。

4. 科室内部实施精细化管理

(1) 护士长负责对患者手术部位皮肤术前准备措施的监管,严格落实责任护士管理制度,由手术当日下夜班护士备皮并设置专人检查口腔清洁情况。

(2) 科主任负责对患者术前、术中、术后防控措施的监管,强化主管医生责任制。

(3) 感控小组每月对手术部位术前、术中、术后感染防控措施进行自查。

(4) 科内实施绩效管理,制订绩效考核方案,将SSI防控工作与绩效挂钩。

八、检查阶段(check,C)

1. 手术部位感染预防与控制措施知晓率　经过感控部门与临床药学的综合培训后,全科医务人员对手术部位感染防控措施知晓率由改进前的72%提升至100%。

2. 改进前后核心干预措施落实依从性　结果显示,患者术前使用复方氯己定漱口、术前皮肤复方氯己定擦拭消毒及术中保温措施的依从率均从0升至100%,术前口腔洁治的依从率从0升至61.9%，规范围手术期用药的依从率从33.3%升至100%。

3. SSI发生情况

（1）本项目改进时间为6个月，改进后（2020年8月～2021年2月）口腔颌面部恶性肿瘤患者术后发生1例SSI，SSI发生率由改进前33.3%（6/18）降至4.8%（1/21），差异具有统计学意义（*Fisher*值 = 0.035），达到项目预期目标。回顾分析该感染病例各项防控措施落实情况，结果显示，该患者术前因张口困难，未进行口腔洁治。

（2）对巩固期（2021年2月～2021年12月）进行追踪，35例口腔颌面部恶性肿瘤患者术后发生3例手术部位感染，SSI发生率为8.6%，与改进前相比，差异无统计学意义（$\chi^2 = 3.563, P > 0.05$）。3例手术部位感染患者中有2例术前未实施口腔洁治，另1例患者各项防控措施均已落实，但手术共用时8小时20分钟，术后发生SSI不排除与手术时间较长有关。

（3）对干预后SSI监测数据进行统计，结果显示，2020年8月～2021年12月，56例口腔颌面部恶性肿瘤患者中术后发生SSI 4例，SSI发生率为7.1%，与干预前比较，差异具有统计学意义（$\chi^2 = 5.911, P < 0.05$）。

九、处理阶段（action，A）

1. 标准化　重新修订了口腔颌面外科手术部位感染预防与控制制度，形成了标准化流程（图3-6-5）。

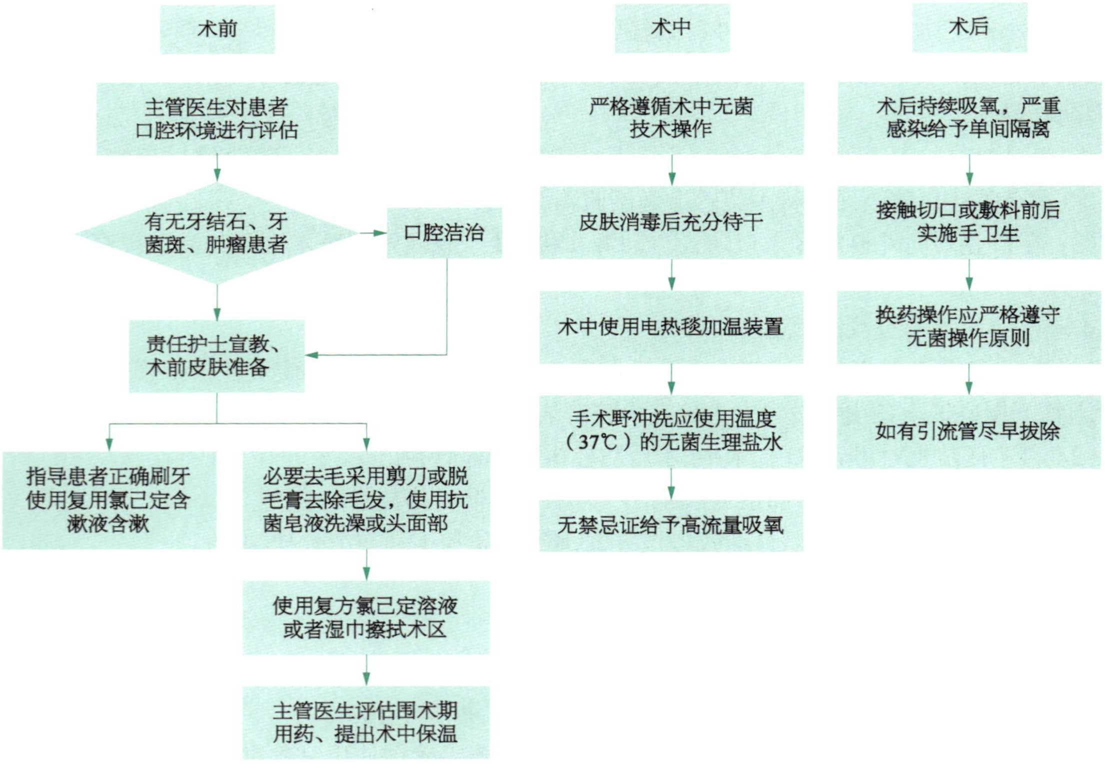

图3-6-5　口腔颌面外科预防手术部位感染标准化流程

2. 术前口腔洁治　在实施过程中发现，为口腔颌面部恶性肿瘤患者术前行口腔洁治的依从性低于其他干预措施，主要原因有两个：① 与恶性肿瘤导致患者张口困难有关。② 需加大宣教力度，口腔洁治费用较高，患者不易接受。下一阶段重点在术前口腔洁治落实方面做进一步的探讨与干预。

案例分析

一、亮点特色

口腔颌面部恶性肿瘤手术患者围手术期口腔清洁不到位或存在感染是发生SSI的风险因素。为此，项目组制订了术前口腔清洁质量评估、术前口腔洁治、使用复方氯己定漱口液漱口等方法以降低口腔内的细菌量，为防止口腔细菌入侵手术部位建立有效的防控屏障。

二、改进建议

1. 原因分析不深入　如“术中防控措施落实不到位原因分析”中提到“全麻患者术中未保温”，但并未进一步的分析未落实保温措施的原因是人员无意识、无保温设施或其他原因。只有找到最末端、最直接的原因，才有利于采取更具有针对性的改进措施。

2. 优化保温措施　本案例中，术中保温使用的保温设施为电热毯。对于全麻患者，术中应优先选择主动保温，主动保温设施包括强力空气加温、热电阻加温、循环水加温、负压加温装置等。普通电热毯单独使用并不能达到很好的保温效果，且如果使用不当，还存在其他安全隐患。建议针对低体温风险人群，应在术中监测核心体温，并使用保温毯等主动保温装置，同时辅助液体加温等措施，有效防止低体温。

案例7　运用PDCA提高住院患者抗菌药物治疗前病原学送检率

同济大学附属东方医院（上海市东方医院）院感科

案例摘要

某医疗机构2022年住院患者抗菌药物治疗前病原学送检率为48.73%，未达到《“提高住院患者抗菌药物治疗前病原学送检率”专项行动指导意见》的改进目标（50%）。针对送检率偏低的问题，医院运用PDCA循环质量管理工具，通过成立专项工作小组、完善升级医院电子病历信息系统、加强抗菌药物规范使用和病原学送检专项培训、临床和药学双查房及微生物组增设夜间值班等综合干预措施后，住院患者抗菌药物治疗前病原学送检率由48.73%提高至98.76%。

应用实践

一、计划阶段（plan，P）

1. 主题选定　基线调查结果显示（图3-7-1），某医疗机构2022年住院患者抗菌药物治疗前

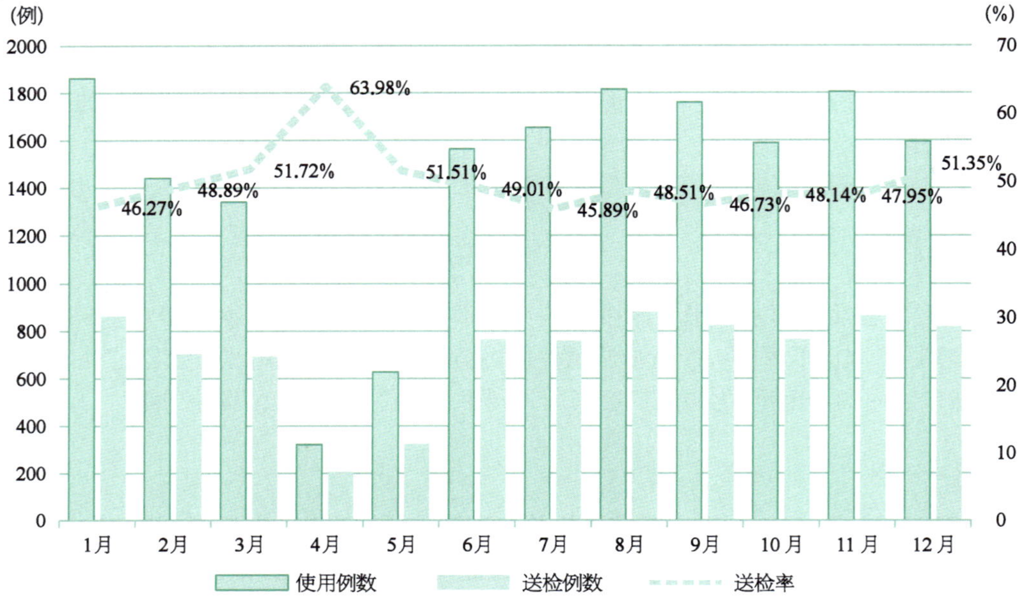

图3-7-1 2022年住院患者抗菌药物治疗前病原学送检率

病原学送检率为48.73%，尚未达到《“提高住院患者抗菌药物治疗前病原学送检率”专项行动指导意见》的改进目标（50%）。

2. 改进依据

（1）《医院感染管理质量控制指标（2015年版）》将抗菌药物治疗前病原学送检率确定为质量控制指标之一。

（2）《国家卫生健康委办公厅关于印发2021年国家医疗质量安全改进目标的通知》（国卫办医函〔2021〕76号）中“目标四”要求：提高住院患者抗菌药物治疗前病原学送检率。

（3）《关于印发“提高住院患者抗菌药物治疗前病原学送检率”专项行动指导意见的函》（国卫医研函〔2021〕198号）（以下简称“规率行动”）在改进目标中要求：接受抗菌药物治疗的住院患者，抗菌药物使用前病原学送检率不低于50%。

3. 监测指标　住院患者抗菌药物治疗前病原学送检率。

4. 指标定义　住院患者抗菌药物治疗前病原学送检率 = 使用抗菌药物治疗的住院患者使用抗菌药物前病原学送检例数/同期使用抗菌药物治疗的住院患者总例数 × 100%。

5. 目标值　住院患者抗菌药物治疗前病原学送检率维持在80%及以上。

6. 现况值　2022年住院患者抗菌药物治疗前病原学送检率为48.73%。

7. 预期延伸效益　制订标准操作规程1个、发表论文1篇。

8. 原因分析　运用鱼骨图（图3-7-2）进行原因分析，找到6个主要原因，分别为：无信息化智能提醒监控、制度落实不到位、用药前送检意识薄弱、缺乏精准合理用药理念、夜间执行医嘱不规范、未将指标纳入临床绩效考核。

9. 真因验证　通过前期对临床科室医疗秘书进行抗菌药物治疗前病原学送检相关知识问卷

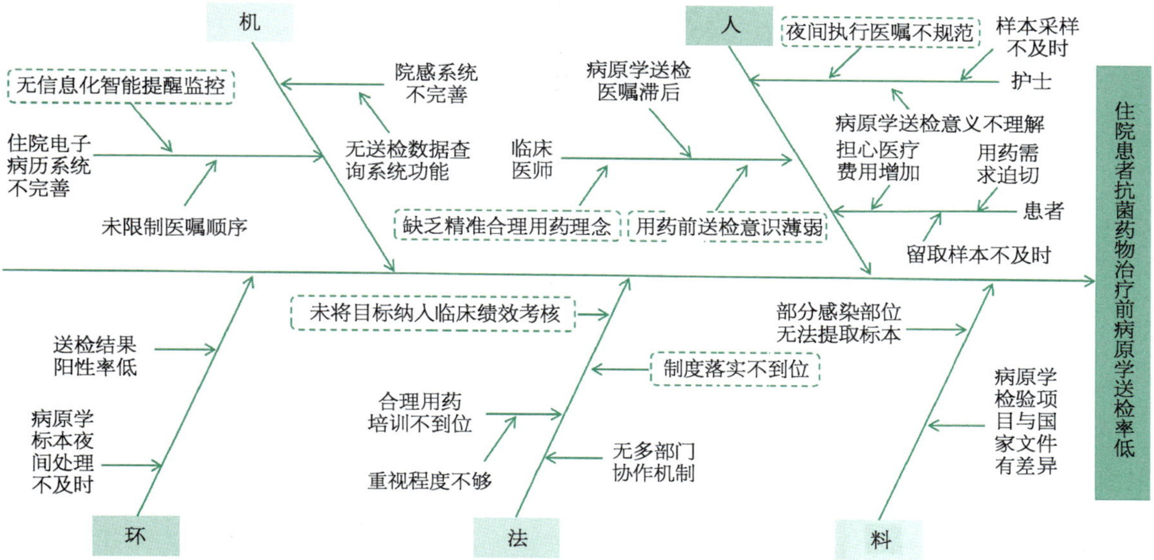

图3-7-2 住院患者抗菌药物治疗前病原学送检率低的原因分析鱼骨图

评估调查，结合调查结果绘制柏拉图（图3-7-3），按照80/20法则，找到住院患者抗菌药物治疗前病原学送检率低的真正原因，将主要问题列入首先解决的计划。

10. 对策计划 针对根本原因，运用5W1H表格（表3-7-1）制订实施计划与对策。

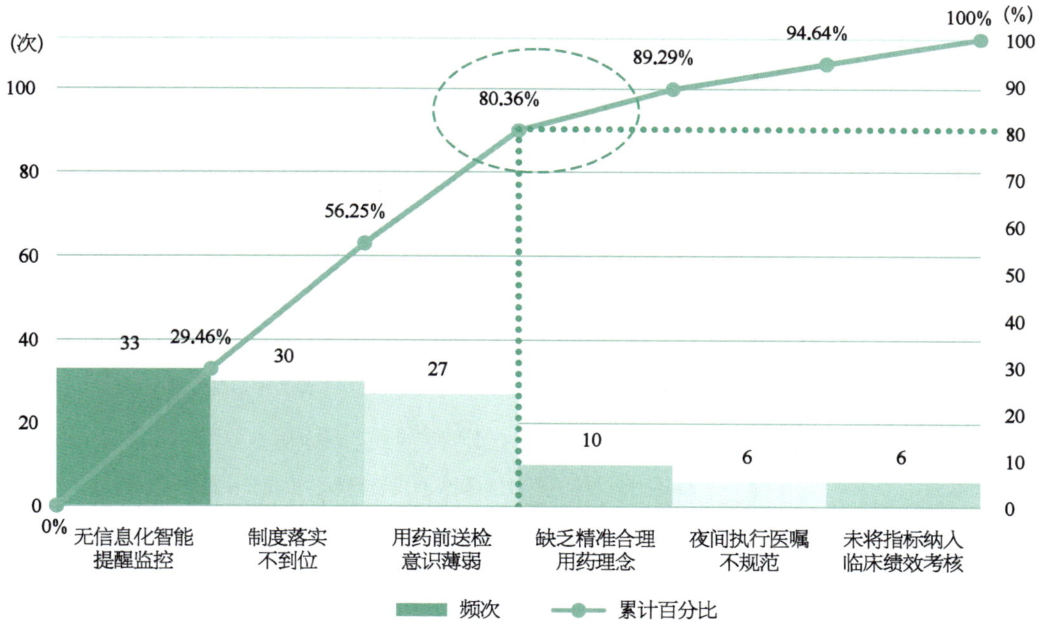

图3-7-3 住院患者抗菌药物治疗前病原学送检率低的真因验证柏拉图

表 3-7-1 5W1H 实施计划表

何因（why）	何事（what）	何法（how）	何时（when）	何地（where）	何人（who）
无信息化智能提醒监控	电子病历系统功能满足管理需求	增加抗菌药物使用目的必选选项	2022年12月	信息科	吴**
		增加治疗性抗菌药物送检提醒	2022年12月	信息科	吴**
		完善送检数据查询统计功能	2023年1月	信息科	吴**
制度落实不到位	抗菌药物临床应用和管理制度执行率达到100%	成立多部门协作专项工作小组	2022年11月	感控部门	朱**
		开展抗菌药物应用和管理制度培训	2022年12月	药学部 临床科室	翟**
		开展临床药学查房，指导合理用药	2023年1月	药学部 临床科室	翟**
用药前送检意识薄弱	主动送检意识提升	对临床医师开展病原学送检专项培训	2023年1月	医务部	刘*
夜间执行医嘱不规范	及时采样并送检	微生物室24小时值班	2023年1月	检验科	郭*

二、实施阶段（do，D）

1. 成立专项工作小组　感控部门负责牵头成立由感控部门、医务部、信息科、药学部和检验科组成的专项工作小组，明确各部门职责，细化医院抗菌药物管理相关工作制度，建立各部门协同推进专项工作制度（表3-7-2）。

表 3-7-2 专项工作小组各部门职责

科　室	职　　责
感控部门	牵头落实改进行动、合理设定目标策略、持续监测定期反馈
医务部	组织临床开展培训、强化病原送检意识、综合协调相关部门
信息科	提供信息系统支持、数据采集综合分析、加强医嘱信息管理
药学部	确定药物类型目录、定期维护药品属性、指导临床合理用药
检验科	确定病原学检验项目、定期发布更新病原学检测及耐药预警信息

2. 完善电子病历信息系统功能

（1）信息科全程提供信息技术支持，根据感控部门和医务部等部门提出的信息化需求，在住院电子病历系统的医嘱录入模块中增加抗菌药物使用目的必选项，即预防性使用和治疗性使用。

（2）临床医生开具抗菌药物医嘱并选择“治疗”作为使用目的后，信息系统会自动搜索并判断5天内是否有病原学送检记录，如果没有相应的病原学送检记录，则会弹出提示框告知“治疗使用抗菌药物需要5天内有病原学送检记录，请至［检验申请–抗菌药物治疗前病原学送检］中开具相应检验”，否则将无法进行后续开具抗菌药物医嘱流程。同时在检验申请模块中单独设置“抗菌药物治疗前病原学送检”的申请单类别。

（3）通过HIS系统获取抗菌药物使用医嘱、抗菌药物使用目的、抗菌药物级别、抗菌药物使用时间、是否送检和送检率等数据。

3. 加强抗菌药物应用和管理制度培训

（1）医院感染管理委员会每半年召开会议，反馈各临床科室住院患者抗菌药物治疗前病原学送检率，同时由药学部主任进行抗菌药物应用和管理制度培训。

（2）药学部制订并执行临床药师每日药学查房制度。临床药师必须在指定培训基地医院参加专科或通过科临床药师岗位培训，考核成绩合格并获得培训合格证书。临床药师根据培训的药学专业对接相应的临床科室，深入临床，走进病房，与临床医师共同开展药学查房，结合患者病情和用药情况，指导临床医师根据送检结果合理选择使用抗菌药物，调整并制订患者个性化用药方案，促进合理用药。

4. 开展病原学送检专项培训　医务部通过医疗质量月度例会对全院临床科室医疗秘书进行病原学送检专项培训，要求临床科室内部组织二次培训，做到人人知晓、人人重视，以提升临床医师的送检意识，并针对未能送检的特殊病例进行沟通与处理。

5. 微生物室增设夜间值班　检验科的临床微生物与分子诊断组从2023年1月起每月进行常规排班，执行24小时值班模式，组内成员轮流夜班，方便临床科室夜间开具检验医嘱，及时采样送检，获取检验结果。

6. 加强医院感染督查并纳入临床绩效考核　感控部门实行对重点科室每月全覆盖，普通科室每季度全覆盖的现场督查反馈模式，随机抽查住院患者抗菌药物治疗前病原学送检项目、医嘱开具时间、采样执行时间和抗菌药物使用时间等，同时将住院患者抗菌药物治疗前病原学送检率纳入医院医疗质量绩效考核的医院感染考核项目。

三、检查阶段（check，C）

通过实施一系列综合干预措施，住院患者抗菌药物治疗前病原学送检率由2022年的48.73%提高至2023年10月的98.76%（图3–7–4）。

四、处理阶段（Action，A）

PDCA项目实施过程中，通过一系列的干预措施，从2023年3月开始，住院患者抗菌药物治疗前病原学送检率得到明显提高，并远远超过80%的预期目标值，对指导临床抗菌药物合理应用，减少细菌耐药性具有积极正面的作用。医院依托信息化手段构建合理高效的抗菌药物治疗前病原学送检系统，并在电子病历系统中完善了住院患者抗菌药物治疗前病原学送检流程（图3–7–5）。

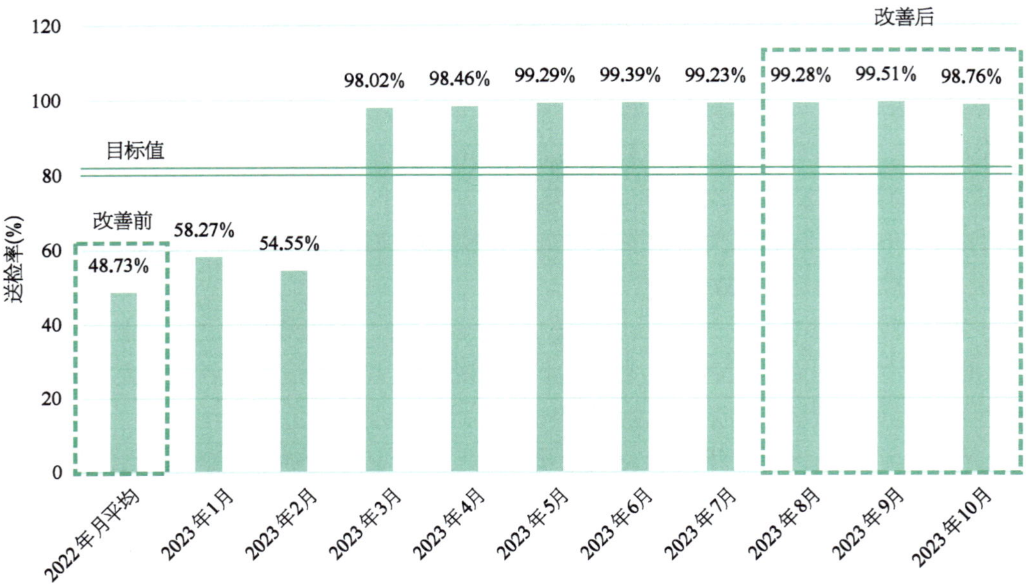

图3-7-4 住院患者抗菌药物治疗前病原学送检率改善前后对比

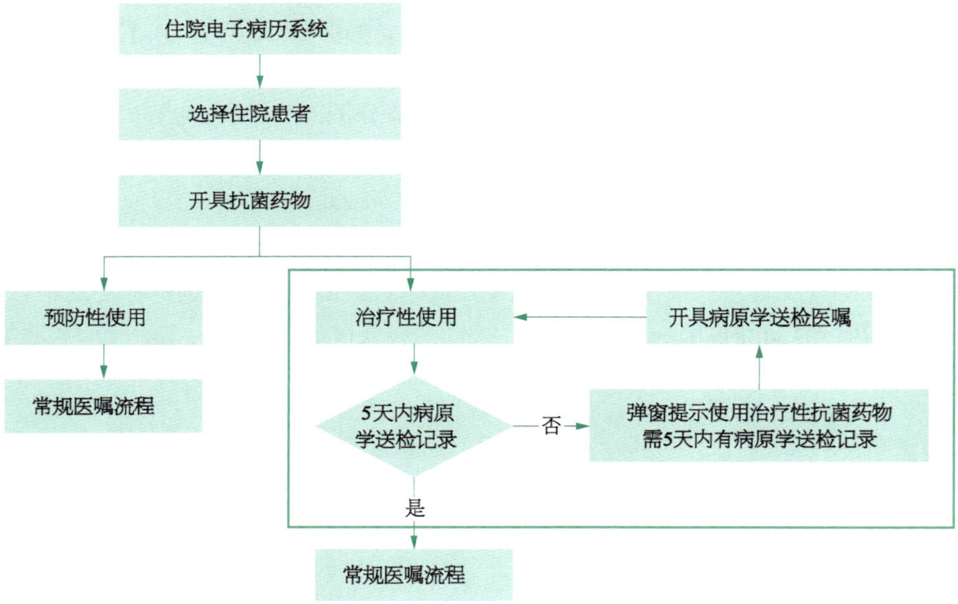

图3-7-5 住院电子病历系统开具抗菌药物医嘱流程

案例分析

一、亮点特色

1. 升级改造电子病历系统 通过升级改造电子病历系统，将抗菌药物管理前置并优化至住院电子病历系统的医嘱录入模块，临床医生从开具抗菌药物医嘱开始即进入智能监控管理状态，结合自动弹窗提示和限制后续医嘱流程，提高住院患者抗菌药物治疗前病原学送检率。

2. 执行每日药学查房制度　药学部制订并执行临床药师每日药学查房制度，临床药师根据培训的药学专业对接相应的临床科室，参加临床科室查房、会诊、病例讨论和疑难危重患者的医疗救治，对患者进行药学监护、用药指导分析和药物评价工作，协助临床医师根据病原学送检结果遴选使用抗菌药物，间接提升临床医师主动送检意识，并对患者药物治疗的安全、有效、合理、经济进行全程服务。

二、改进建议

- 本案例“P阶段”的原因分析，采取了什么方法？是头脑风暴法还是现场调查法？应写明来由。另外，通过柏拉图验证得知导致病原学送检率低的真因为3个，但实施对策时针对的真因又包括“夜间执行医嘱不规范”，为什么将此原因纳入改进重点，并未说明。
- 信息系统改进策略中的“5天内病原学检测”，是医院为了方便统一管理做出的策略。实际应按照国家的要求，抗菌药物使用前14天内进行的病原学检查都可纳入监测范围。
- 本案例分子抓取依据的是“病原学送检医嘱”，即根据开具医嘱的时机来抓取分子。实际应用中，最好应按照实际采集标本的时机来抓取分子。信息系统需要进一步的升级和细化，如优化护理PDA系统等。
- “A”阶段，内容可再扩展。本案例形成了多个成熟的工作模式，如检验科固定排班、感控部门和药学的专业培训模式，均可作为总结，而不是只有信息系统流程的改进。
- 本案例运用工程控制的原理，采用信息技术对治疗性使用抗菌药物前的病原学送检进行了环节控制，使送检率快速提高，但也应注意患者病情需求和临床医生的治疗意愿，客观实际地设定改进目标，避免为了送检而送检，造成不必要、不合理地检验，给患者和医疗资源带来另一方面的负担，以保证改进效果可持续。

案例8　运用PDCA提高住院患者抗菌药物治疗前病原学送检率

赤峰学院附属医院感染管理科

案例摘要

某医疗机构2022年抗菌药物治疗前病原学送检率为42.7%，未达到国家相关质量控制要求的送检率目标值（不低于50%）。为此，医院成立持续质量改进（CQI）小组，通过建立抗菌药物管理相关体系、开展多学科联合培训、完善信息化监测功能等集束化干预措施，运用PDCA管理工具进行持续改进。在实施PDCA改进后，治疗性抗菌药物、限制使用级用药、特殊级用药治疗前病原学送检率均得到提高（42.7% *vs.* 72.8%、51.6% *vs.* 61.2%、95.5% *vs.* 96.4%）。17个临床科室抗菌药物治疗前病原学送检率和指向性病原学送检率较干预前均有明显提高。

应用实践

一、计划阶段(plan,P)

1. 主题选定

(1) 2022年3月21日,国家卫生健康委员会医院管理研究所公布第一批《"提高住院患者抗菌药物治疗前病原学送检率"专项行动指导意见》哨点医院名单及相应要求,该医疗机构作为哨点医院需逐渐落实哨点医院工作要求。

(2) 基线数据:2022年该医疗机构住院患者抗菌药物治疗前病原学送检率为42.7%,未达到国家专项行动改进目标。

(3) 哨点医院数据填报工作:截至2022年12月底,该医疗机构仍未完成国家医院感染管理医疗质量控制中心哨点医院数据填报工作。

基于以上原因,2023年将提高住院患者抗菌药物治疗前病原学送检率作为PDCA项目进行持续改进。

2. 成立CQI小组 CQI小组共有9名成员,包括感控部门成员2人、检验科2人、临床药学1人、信息工程部1人、医务部1人及护理部1人。制订详细的职责与分工,由感控部门牵头负责专项工作的推进。

3. 计划拟定 CQI小组拟定详细的项目计划(项目计划甘特图,可参考第一章第二节、第四节,下同)。

4. 现状调查 回顾性分析2022年7～12月住院患者抗菌药物治疗前病原学送检数据,结果显示送检率为42.6%～52.9%,7～11月连续5个月的送检率无明显变化,且低于国家要求的改进目标(50%)。12月抗菌药物治疗前病原学送检率高于国家改进目标值,考虑与新型冠状病毒感染开始实行"乙类乙管"政策有关(图3-8-1)。

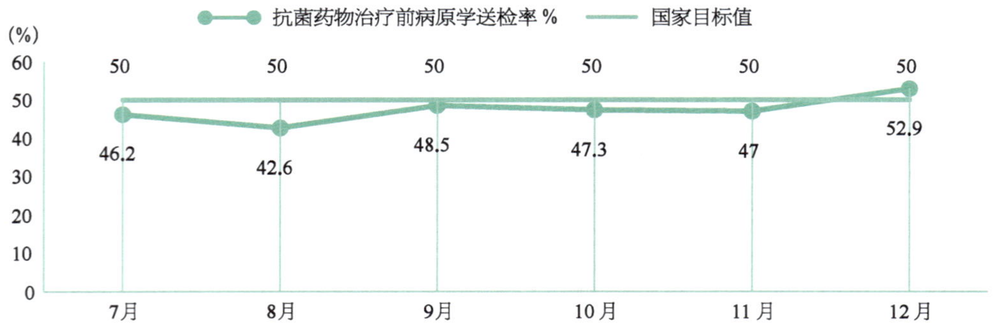

图3-8-1 2022年7～12月住院患者抗菌药物治疗前病原学送检率

5. 目标设定 依据2022年抗菌药物治疗前病原学送检基线数据,CQI小组讨论后设定目标:至2023年6月,全院住院患者抗菌药物治疗前病原学送检率超过60%。

6. 原因分析 CQI成员从"人、机、环、法"4个环节分析抗菌药物治疗前病原学送检不达标的各项原因,并绘制鱼骨图(图3-8-2)。

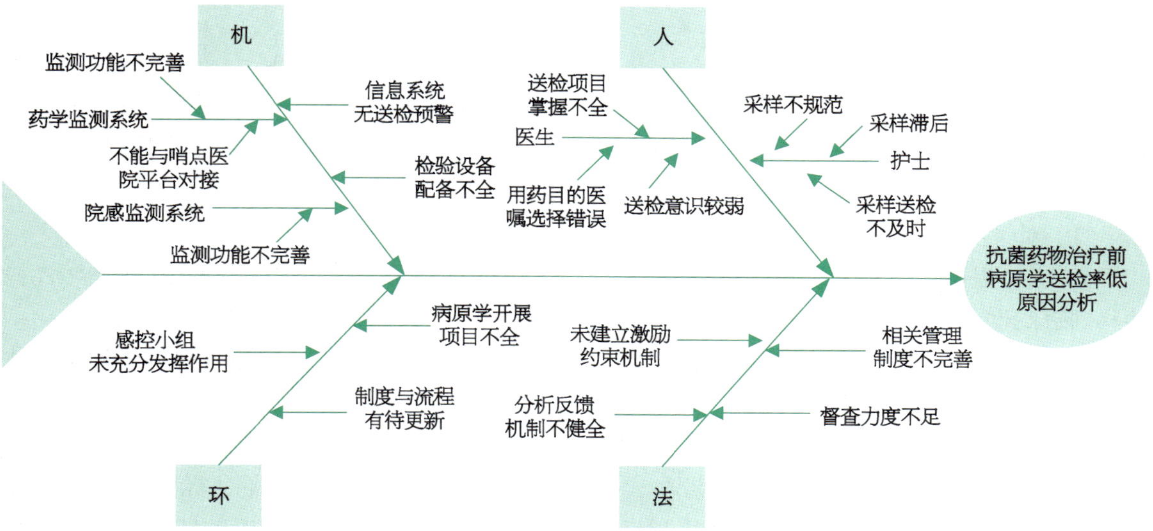

图3-8-2 **抗菌药物治疗前病原学送检不达标原因分析**

7\. 确定真因 根据鱼骨图分析结果，CQI小组采用头脑风暴法、问卷调查、现场走访方式收集数据并进行验证，通过对收集数据的综合性分析，采用投票法确认要因，根据80/20法则，最终确定“医生对送检项目掌握不全、医生送检意识弱、监测系统功能不完善”为真因（编者注：柏拉图略）。

8\. 对策拟定 针对上述真因，运用5W1H方法拟定对策（表3-8-1）。

表3-8-1 **对策拟定**

何事（what）	何因（why）	何法（how）	何时（when）	何地（where）	何人（who）
医生对送检项目掌握不全	“规率”送检专项培训工作未有效落实	• 成立提高抗菌药物治疗前病原学送检率专项工作小组 • 梳理送检项目的意义及目的，将常见病原学送检目录和国家“规率”送检专项工作的相关要求反馈至全院临床科室 • 制订专项行动绩效考核指标，纳入绩效管理 • 健全监测、分析、反馈机制	2023年4月	多功能厅 临床科室	检验科 感控部门
医生送检意识弱	常见微生物送检阳性率低—“恶性循环”	• 开展送检继续教育专项培训工作 • 检验科走进临床科室“一对一”培训、答疑解惑 • 开展多学科联合培训 • 制作“科学送检　精准诊治”宣教单 • 医生工作站设置送检提醒	2023年4月开始	多功能厅 临床科室	于*、 罗**、 王*、 杨**
监测系统功能不完善	原有监测系统对抗菌药物治疗前病原学送检的维护不到位	• 根据监测问题随时联系工程师维护监测系统 • 开发哨点医院数据上报功能 • 优化监测功能：提取治疗用药前未送检的病例明细，核实统计功能进行查缺补漏	2023年4月开始	感控部门	孙**、 于*、 李**

二、实施阶段（do，D）

1. 建立抗菌药物管理相关管理体系　目前抗菌药物管理工作由临床药学部门主管，缺乏多部门协作、未设置住院患者抗菌药物治疗前病原学送检率质量控制指标。针对以上情况，制订以下实施对策。

（1）对策实施

1）成立提高住院患者抗菌药治疗前病原学送检率专项行动工作小组，由感控部门牵头，检验科、临床药学、医务科、护理部等多部门协作推动专项工作，并制订专项行动实施方案。

2）建立住院患者抗菌药物治疗前病原学送检率质量控制指标，纳入科主任目标管理责任状和感染控制日常绩效考核。

3）健全监测、分析与反馈机制。① 监测：由感控部门实施监测抗菌药物治疗前病原学送检率，每月汇总、分析全院各科室送检情况。② 分析：重点分析每月送检率不达标的科室。③ 反馈：每月通过办公自动化系统将监测结果反馈至全院临床科室，每季度向医院感染管理委员会汇报专项行动工作进度及效果。针对送检率不达标的科室，每月由感控专职人员“一对一”反馈至科主任，必要时联合医务科约谈科主任。

（2）对策效果：多部门协作顺畅，分工明确。

2. 开展多学科联合培训、宣教，规范医务人员行为

（1）对策实施

1）针对医务人员对国家新要求的病原学检验项目不知晓、对“规率”行动认知不足、送检意愿不强等问题，采取以下对策，以达到增强医务人员送检意识的目的。

2）感控部门与检验科协作，共同制定院级《常见病原学检验项目目录》并下发临床科室，由感染控制医生负责培训并传达至全科人员，作为当月指定医院感染培训内容纳入月质量控制绩效考核。

3）感控部门同检验科联合组织全院感染控制医生参加专项培训，主要推行血培养及其他无菌组织、体液标本的送检，解读“规率”送检专项工作相关文件及数据提取等相关事项。

4）检验科与临床药学在落实全院培训的基础上，依据季度送检、耐药菌、抗菌药物使用强度等质量控制指标筛选需要干预的科室，深入科室做“一对一”专科培训。

5）借助网络公共资源制作“科学送检，精准诊治”宣教单，规范标本采集与送检质量。

（2）对策效果：医务人员逐渐增强送检意识。

3. 完善信息化监测功能　目前临床药学监测系统监测功能单一，监测数据不能用于分析各科室送检情况，且不能与国家抗菌药物治疗前病原送检哨点医院平台对接；医院感染监测系统提取“标本送检时间”作为抗菌药物治疗前病原学送检率的“分子”，部分病例因标本送检时间滞后而无法抓取，导致“分子”数据的缺失等情况；科主任对未规范送检的病例无法责任到人。针对以上问题，采取了以下对策。

（1）对策实施

1）工程师将院级《常见病原学检验项目目录》嵌入医院感染监测系统，以准确获取住院患者病原学送检的相关数据。

2）优化医院感染监测系统功能：明确抗菌药物治疗前病原学送检率“分子”“分母”时间节点的判定，将“分子”抓取时间节点由“标本送检时间”更改为“标本采集时间”。

3）充分利用信息化手段校对监测数据：通过医院感染系统调取抗菌药物治疗前病原学未送检清单，反馈至临床，督促临床科室对送检结果进行自查，反馈错误病例并责任到主管医生（表3-8-2）。通过上传国家哨点医院数据结果与院内监测数据进行对比，查找数据统计结果不一致的原因，使监测数据更准确。

表3-8-2 主管医生对治疗用药前未送检病例自查反馈清单

科室	住院号	住院次数	主管医生	入院时间	反馈情况	备注
A科	1203150	2	孙*	2023年5月17日	5.20医嘱一般细菌培养（11：17送检耳道分泌物），5月20日14：08治疗用药	治疗用药前已送检
C科	1023698	2	薛**	2023年4月17日	4月17日19：56磷霉素钠治疗用药，4月18日7：35送检尿培养，治疗用药迟于送检，5月1日9：01治疗用药磷霉素钠	未送检
					……	

4）信息工程部给予技术支持，医生工作站设置送检提醒弹窗，临床医生开具“治疗用药”的医嘱时自动弹出“治疗用药前请进行病原学送检”提醒消息，以增强临床医生送检依从性。

（2）对策效果：监测数据不断得到校正，抗菌药物治疗前病原学送检率逐渐提高。

三、检查阶段（check，C）

1. 抗菌药物治疗前病原学送检率　自5月开始，抗菌药物治疗前病原学送检率较前明显升高，且达到60%送检率的目标值，9～12月送检率均超过80%；从6月开始，抗菌药物治疗前指向性病原学送检率较前明显升高，最高值达到70%。该结果提示5月感控部门对送检不达标科室的科主任“一对一”反馈效果较好，专项行动小组工作推动有效（图3-8-3）。

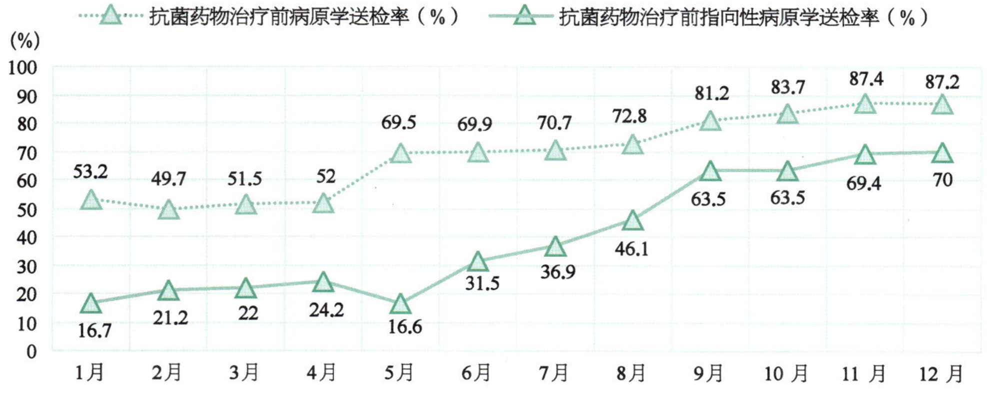

图3-8-3 干预前及干预中抗菌药物治疗前病原学送检率趋势图

2. 住院患者使用不同级别抗菌药物治疗前病原学送检率　改进后，2023年抗菌药物治疗前病原学送检率为72.8%（达到目标值），限制使用级抗菌药物治疗前病原学送检率为61.2%，特殊使用级抗菌药物治疗前病原学送检率为95.4%，同2022年相比，送检率均有提高（表3-8-3）。

表3-8-3　住院患者使用不同级别抗菌药物治疗前病原学送检情况

监测指标	改进前（2022年）			改进后（2023年）			χ^2	P
	同期住院患者治疗用药例数	治疗前送检例数	治疗前病原学送检率（%）	同期住院患者治疗用药例数	治疗前送检例数	治疗前病原学送检率（%）		
抗菌药物治疗前病原学送检率	18 837	8 121	43.1	28 652	20 869	72.8	4 222.619	< 0.000
限制使用级抗菌药物治疗前病原学送检率	10 783	5 568	51.6	13 064	8 000	61.2	221.993	< 0.001
特殊使用级抗菌药物治疗前病原学送检率	291	278	95.5	591	570	96.4	0.440	0.507

3. 不同科室抗菌药物治疗前病原学送检率　干预后，重症医学科、急诊科、血液肿瘤放疗科、内分泌风湿免疫科、呼吸内科、消化内科、心血管内科、神经内科、神经外科、乳腺外科、普外科、骨外科、心胸外科、五官科、泌尿外科、妇产科及儿科住院患者，在使用治疗性抗菌药物前病原学送检率（包括指向性病原学送检率）较改进前（2022年）明显提高，差异均具有统计学意义（$P < 0.05$）（表3-8-4、表3-8-5）。

表3-8-4　干预前后不同科室抗菌药物治疗前病原学送检率

科　室	改进前（2022年）			改进后（2023年）			χ^2	P
	同期住院患者治疗用药例数	治疗前送检例数	治疗前病原学送检率（%）	同期住院患者治疗用药例数	治疗前送检例数	治疗前病原学送检率（%）		
重症医学科	810	724	89.4	998	957	95.9	29.005	< 0.001
急诊科	200	151	75.5	710	652	91.8	40.11	< 0.001
儿科	3 552	1 110	31.3	7 424	6 250	84.2	3 047.6	< 0.000

注：其他科室送检情况略。

表3-8-5 不同科室抗菌药物治疗前指向性病原学送检率

科室	改进前（2022年）			改进后（2023年）			χ^2	P
	同期住院患者治疗用药例数	治疗前指向性送检例数	治疗前指向性病原学送检率（%）	同期住院患者治疗用药例数	治疗前指向性送检例数	治疗前指向性病原学送检率（%）		
重症医学科	810	592	73.1	998	819	82.1	20.029	< 0.001
儿科	3 552	215	6.1	7 424	3 750	50.5	2 058.021	< 0.000

注：其他科室送检情况略。

四、处理阶段（action，A）

1. 推进标准化工程流程 对本轮PDCA项目进行梳理，形成抗菌药物治疗前病原学送检率标准化推进工作流程（图3-8-4）。

2. 落实国家政策 进一步落实国家卫生健康委员会医院管理研究所印发的《关于进一步推进“提高住院患者抗菌药物治疗前病原学送检率”专项行动的函》（国卫医研函〔2023〕126号）

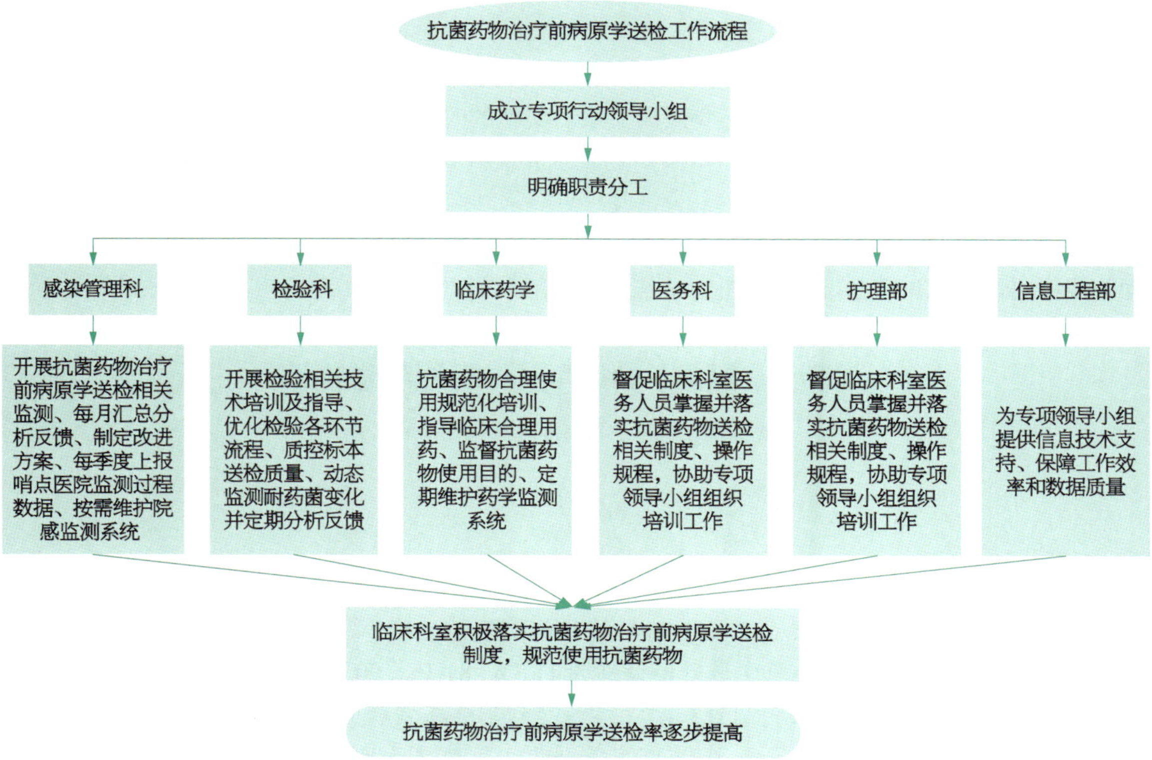

图3-8-4 抗菌药物治疗前病原学送检率标准化推进工作流程

文件要求，依据文件中的专项核查提示表对抗菌药物治疗前病原学送检工作进行自查，更进一步明确了责任科室和具体工作要求，发现部分科室痰标本合格率较低，将其纳入下一个PDCA循环并制订相应计划。

案例分析

一、项目推进的重点与难点

- 在推进抗菌药物治疗前病原学送检工作的过程中，信息化技术和检验设备及技术起到至关重要的作用。
- 本项目重点在于对监测系统进行了优化与完善，包括监测数据时间节点的判定、调取治疗用药未送检病例的明细、与国家哨点医院监测平台数据的对接及监测数据的校对等。
- 难点在于部分科室过度追求病原学送检率数据的提高，而忽视病原学送检本身的内涵质量。

二、不足之处

- 由于个别临床科室未统一PDA的使用，本项目统计抗菌药物治疗前病原学送检率的“分母”来源于治疗用药的医嘱开具时间，如果按医嘱的实际执行时间来抓取“分母”数据，抗菌药物治疗前病原学送检率数据将会更精准。
- 个别科室痰标本合格率较低，痰标本送检质量控制环节需进一步完善。

三、改进建议

- 项目实施计划中的5W1H，还应该加上项目实施的时间表，明确时间节点，或者甘特图。
- 在D阶段，第一个对策“建立抗菌药物管理相关管理体系”中，实施的对策内容与对策效果并不完全一致。
- 在A阶段，形成工作流程是一个方面，“常见病原学送检目录”及培训的模式，都能成为处理阶段中可以总结的内容，最好能进行适当扩充，给读者以参考。

案例9 运用PDCA提高病原学送检率

宁波市医疗中心李惠利医院医院感染管理科

案例摘要

2020年，某医疗机构住院患者抗菌药物治疗前病原学送检率、医院感染诊断相关病原学送检率、联合使用重点药物前病原学送检率分别为41.3%、81.1%、90.2%。针对以上指标均未达国家要求，医院运用PDCA循环法，通过采取多学科协作下临床宣教、强化病原学送检培训、借力绩效考核工具、优化信息化设置等措施，不断完善并优化抗菌药物治疗前病原学送检相关流程，抗菌药物治疗前病原学送检相关指标逐步达到国家质量控制要求。

应用实践

一、计划阶段(plan,P)

1. 明确主题　利用实时医院感染监测系统统计2020年全院住院患者抗菌药物治疗前病原学送检率,结果显示:住院患者使用抗菌药物治疗前病原学送检率、医院感染诊断相关病原学送检率、联合使用重点药物前病原学送检率分别为41.3%、81.1%、90.2%,未达到国家相关质量控制指标(分别为50%、90%和100%)。

基于以上监测结果及全球严峻的细菌耐药形势、公立医院绩效考核中对抗菌药物使用强度的要求等背景,将"应用PDCA循环法提高抗菌药物治疗前病原学送检率"确定为持续质量改进项目。

2. 成立抗菌药物治疗前病原学送检提升小组　组员由感控部门、医务部、药学部、信息科等多个部门工作人员组成,包括4名主治医师、1名主任护师、1名副主任护师、2名主管护师,小组成员通过投票方式选取1名组长。

3. 原因分析　小组成员采用头脑风暴方法,探讨抗菌药物治疗前病原学送检的主要影响因素。

(1)医院层面:受医保结算等因素影响,部分患者长期多次反复出入院、院区(医院包括两个院区)之间转诊患者和外院转入患者,系统对以上人群抓取数据存在漏洞。

(2)制度层面:病原学送检制度未及时更新;涉及病原学送检管理的相关部门职责不清,部门间缺乏协作;术中病原学送检流程中诸多环节无明确规定,包括术中医嘱无法开具,术中医嘱开具后谁来执行,以及标本如何收集、转运等。

(3)人员层面:临床医生缺乏主动病原学送检意识;合理使用抗菌药物知识欠缺;过度依赖经验性治疗,诊疗流程欠规范;病原学送检医嘱开具不及时;部分医生不知道联合用药前需要病原学送检;部分患者入院时已明确诊断,直接用药;不熟悉病原学送检相关指标。

(4)监督管理层面:未将病原学送检相关指标纳入绩效管理体系;病原学送检相关数据未及时向临床反馈;宣教形式相对单一;病原学送检培训开展数量相对不足。

(5)软件系统层面:医院感染监测软件未将部分病原学送检指标纳入;患者门急诊病原学送检信息抓不到;无法抓取出院再入院患者相关信息;未实时更新抓取HIS中名称改变的病原学医嘱,部分病原学送检医嘱及抗菌药物使用医嘱抓取不准确;HIS中部分作废抗菌药物医嘱仍在向医院感染监测端推送等。

4. 要因确认　提取系统中未进行病原学送检病例232份,对影响使用抗菌药物治疗前病原学送检的要因进行调查确认。根据调查结果绘制柏拉图,并根据80/20法则确定影响使用抗菌药物治疗前病原学送检的主要因素为:积极送检意识差、缺乏绩效奖惩机制、部门间协作欠缺、病原学送检培训不到位等(图3-9-1)。

5. 拟定改进措施和计划

(1)确认影响抗菌药物治疗前病原学送检主要因素后,制订以下干预对策:① 开展专项培训,提高临床医生主动病原学送检意识。② 完善病原学送检管理制度,建立奖惩机制,强化监管职能。③ 多学科协作,深入临床一线,以问题为导向,服务临床。④ 规范并优化标本采集运送流

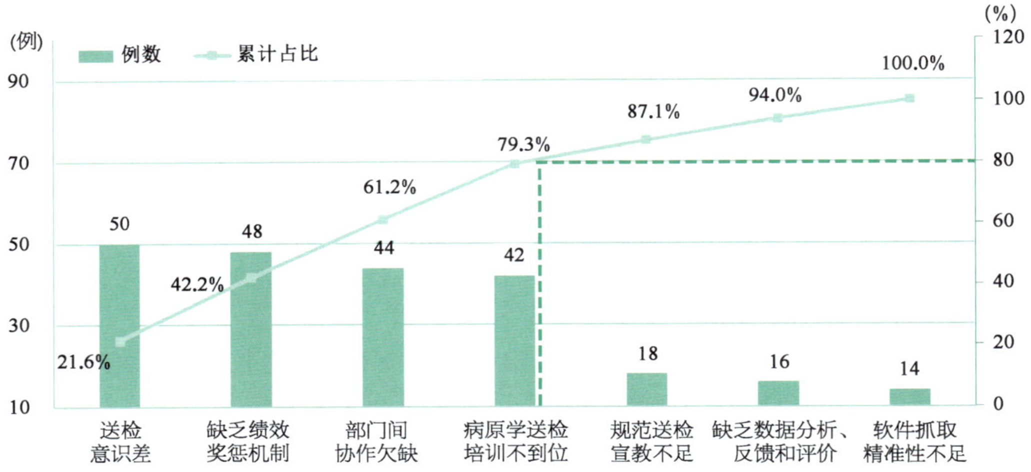

图3-9-1 住院患者抗菌药物治疗前病原学未送检要因分析

程，提高临床病原学送检可执行性。⑤ 修复临床HIS端和医院感染监测端软件程序错误，提升数据推送和抓取准确性。

（2）用甘特图列出项目进度计划：从2021年开始到2023年2月结束。

二、实施阶段（do，D）

1. 开展专项培训，提高临床医生主动病原学送检意识　针对各临床科室抗菌药物使用及病原学送检特点，感控部门联合微生物室、感染科、临床药学、信息科、医保物价科、病案统计室等部门，深入科室利用现场/质量控制员会议培训、新职工上岗培训、规培学员培训、钉钉/政钉/微信提醒、学习强院等多种形式，先后开展了病原学标本规范采集与运送、细菌耐药分析、抗菌药物医嘱路径开具管理、DRG医保支付、卫生经济学评价等专题的个性化培训和考核，并借助电脑屏保、科室宣教屏、工作群等形式进行多元化宣教，提升临床医生规范使用抗菌药物专业认知，引导临床医生规范使用抗菌药物理念和行为转变，推动抗菌药物合理使用。

2. 完善病原学送检管理制度，建立奖惩机制，强化监管职能　依据国家及省市病原学送检最新文件要求，修订完善住院患者抗菌药物治疗前病原学送检制度，规范临床抗菌药物使用行为；同时制订各科室抗菌药物病原学送检相关指标目标值，加强日常管理；将抗菌药物病原学送检相关指标纳入月度医疗质量管理，并纳入绩效考核，强化临床科室抗菌药物病原学送检管理。

3. 多学科协作，深入临床一线，以问题为导向，服务临床　由感控部门牵头，联合临床药学、微生物室、感染科组建了“1.0模式”多学科协作团队，深入临床一线，针对各科室抗菌药物使用特点、临床感染诊断特点、病原学送检和细菌耐药特点及感染控制运行指标等内容，针对性进行一对一分析、反馈，并了解临床实际工作中的困惑和问题，一科一策，开展针对性培训，提供抗菌药物病原学送检优化方案。

运行过程中，又将医务、质管办、护理、医保、病案统计、信息、绩效管理等部门纳入团队，组建“2.0模式”的多学科协作团队，将病历书写、督查、医嘱路径开具与执行、DRG医保结余支付、卫生经济学评价、医疗质量绩效扣罚等项目与抗菌药物治疗前病原学送检指标结合，共同纳入临床指导内容，丰富了多学科协作团队组成和知识构成。

同时，感控部门积极参与本医疗机构行政领导带队开展的日常行政查房，并将抗菌药物治疗前病原学送检各项指标纳入行政查房内容之中。在查房中，一方面结合各科室相关数据，分析其在抗菌药物治疗前病原学送检过程中存在的问题；另一方面协调行政职能科室、医技科室需要改进或完善的地方，通过现场精准有效沟通，给出适合各临床科室的个性化改进建议。借力行政查房，推动相关措施及时有效落地施行，提升工作效率。

4. 修复临床HIS和医院感染监测端软件程序错误，提升数据推送和抓取准确性

（1）联合HIS工程师，及时修复了将作废医嘱推送至医院感染监测端的错误；优化了医嘱端口疾病分组设置，提高临床医生开具相关病原学送检医嘱便利性；优化了手术室内电脑端病原学送检医嘱设置，提高术中病原学标本送检的依从性。

（2）联合医院感染监测端工程师修复了系统漏抓、误抓病原学送检医嘱等错误；优化了抓取多次出入院患者及抓取病原学送检医嘱时间设置，提高系统抓取数据的准确性。

5. 专人负责　抗菌药物治疗前病原学送检工作落实专人负责制。负责人借助感控实时监测系统，实时汇总分析各科室、各医疗组抗菌药物治疗前病原学送检数据，针对存在问题，通过现场、电话、微信等途径与临床相关科室及医疗组进行实时沟通，了解问题存在原因，并提出改进建议。同时，负责人在每周科务会议上，对各项指标开展情况进行汇报，提出存在问题及下一步干预措施，持续追踪，实现闭环管理。

三、检查阶段（check，C）

1. 抗菌药物治疗前病原学送检相关指标改善　统计2020—2022年抗菌药物治疗前病原学送检相关指标进行汇总分析，住院患者抗菌药物治疗前病原学送检率、医院感染诊断相关病原学送检率、联合使用重点抗菌药物前病原学送检率，分别由2020年41.3%、81.1%、90.2%升至2022年60.1%、95.1%、100.0%，达到了国家相关指标要求（编者注：柱状图略）。

2. 送检标本构成不断优化，无菌体液标本占比有较大提升　2022年病原学送检标本构成中，无菌体液标本占比由2020年44.3%升至49.2%，血培养标本占比由21.5%提升至25.1%，病原学送检标本质量有了较大改善（编者注：柱状图略）。

3. 医疗质量有了较大改善　伴随抗菌药物治疗前病原学送检相关指标提升及送检标本构成优化，医院感染发生率也由2.6%（2020年）降至1.2%（2022年）。公立医院绩效考核中重要指标，抗菌药物使用强度也从42.9 DDDs（2020年）降至38.5 DDDs（2022年），抗菌药物使用规范性和合理性不断提高。

四、处理阶段（action，A）

（1）住院患者抗菌药物治疗前病原学送检制度修订后，已在全院发布并执行。

（2）多学科协作下临床项目利用已有监测数据，定期针对性开展，深化临床抗菌药物治疗前病原学送检意识。

（3）抗菌药物病原学送检相关指标纳入月度医疗质量管理体系。

案例分析

一、体会建议

抗菌药物治疗前病原学送检管理过程中，需要通过优化软件设置提高临床开具病原学送检医嘱的便利性和软件抓取数据的准确性。在信息化设置中，有以下几点注意事项：医嘱开具项目设置中，需要以服务临床、便利临床为宗旨，依据临床使用习惯，依据不同科室、不同使用场景进行便利化设置，提高临床使用依从性；其次，在开具抗菌药物治疗性医嘱时，可进行强制性病原学送检医嘱开具设置提醒，从源头控制，但可能对临床及时诊疗造成一定影响，需综合考虑后谨慎执行；最后，医院感染监测端数据抓取需确保准确性，要求专职人员需定期做好数据抓取核对，如抗菌药物分级分类管理信息、抗菌药物医嘱开具及执行时间、病原学送检标本名称、开具和执行时间、使用前14天标本送检时间、医保结算出入院患者等。

二、项目不足

不合格的标本往往导致不正确的检验结果，进而可能误导临床医生用药，在一定程度上增加细菌耐药的发生风险，因此，在提高病原学标本送检率的同时，也要保证送检标本的质量。本项目实施中，无菌体液标本占比虽已由2020年44.3%提升至2022年49.2%，全血标本占比由21.5%升至25.1%，但临床送检标本中，痰标本占比仍较高，需在下一步的持续质量改进中进一步优化。

三、亮点特色

本项目实施过程中，由感控部门牵头，联合临床药学、微生物室、感染科等部门组建了1.0模式向2.0模式演变的多学科协作团队，特别是纳入了医保、病案统计等部门，极大地丰富了多学科协作团队组成和知识构成。通过多部门联动，发挥各自专业优势，打破部门间壁垒，优化整合资源，提升多学科协作团队工作效率，实现行政管理与临床科室共赢，该举措具有很好的推广价值。

四、改进建议

在P阶段，提出的改进措施包括"规范并优化标本采集运送流程，提高临床病原学送检可执行性"，但在D阶段，并未对该措施如何实施进行描述。

案例10 运用FOCUS-PDCA提高内镜生物学监测合格率

江苏大学附属武进医院（常州市武进人民医院）内境中心

案例摘要

2023年1月某医疗机构内镜中心共对14条内镜进行了消毒效果监测，其中4条内镜细菌菌落数超标，合格率仅71.4%。本省消化专业委员会在2021年制定的消化内镜专科监测指标中，要求消毒内镜生物学监测合格率须达到95%。为了达到省级标准要求，内镜中心在感控部门的支持下成立质量管理改进小组，采用FOCUS-PDCA管理工具进行改善。通过头脑风暴，找到注水孔未手工冲洗、灌流过程中灌流器脱落、初洗不规范三项改善重点。通过现场查检，找到操作质量标准不完善、手工冲洗工具连接繁琐，耗时费力、清洗消毒设备附件维护保养不到位、培训及督查不到位四条真因。在实施改造副送水管路、专人定时对清洗消毒设备、附件进行维护、修订内镜清洗消毒质量标准及开展针对性的培训和督查考核等一系列措施后，内镜生物学监测合格率达到目标值。

应用实践

一、寻找问题阶段(find，F)

软式内镜(如胃镜、肠镜)结构复杂，清洗消毒比较困难，容易发生清洗、消毒不彻底等问题，增加感染风险。2023年1月，某医疗机构内镜中心对14条消化内镜进行了消毒效果监测，其中4条细菌菌落数超过合格标准，合格率仅71.4%(表3-10-1)，同期对使用消毒液、纯水、清洗工作站物表等进行采样，其采样结果均合格。

表3-10-1　2023年1月内镜监测结果

	初　洗	消　毒	消毒剂	监测条数	不合格数量	检出细菌
第一次	手工	手工	邻苯二甲醛	11	2	
		机械	过氧乙酸	1	0	铜绿假单胞菌
第二次	手工	机械	过氧乙酸	2	2	
合　计				14	4	

二、组织阶段(organize，O)

1. 项目改进　针对本次监测结果，内镜中心成立质量管理改进小组进行改进。

2. 案例拟达到目标及依据　该省消化内镜专业委员会会议提出建立消化内镜专科监测指标，要求消毒内镜生物学监测季合格率须达到95%(本次项目改进以此为目标值)。

三、澄清阶段(clarify，C)

1. 现状把握　内镜中心在2023年2月20日至24日对内镜清洗消毒工作进行查检，共查检100条内镜清洗消毒，其中带侧注水孔内镜52条，查检中发现的问题见图3-10-1。根据柏拉图确定改善重点：① 注水孔未手工冲洗。② 灌流过程中灌流器脱落。③ 初洗未刷洗至清洁。

2. 内外部条件

(1) 内部条件：清洗消毒人员相对固定，均经过软式内镜清洗消毒操作培训并考核合格。

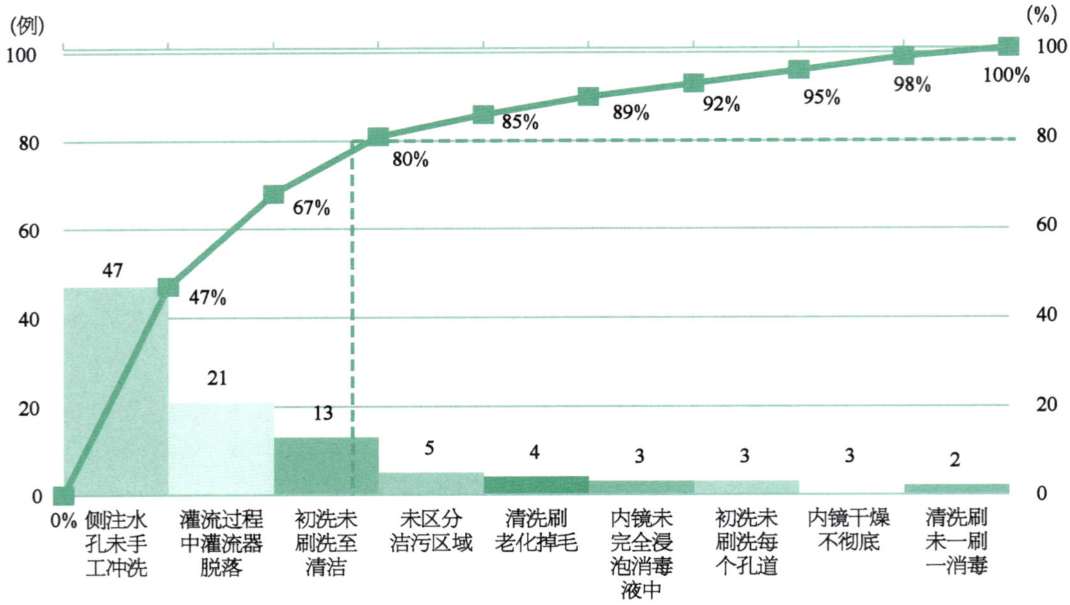

图3-10-1 改善前柏拉图

（2）外部条件：根据《软式内镜清洗消毒技术规范》(WS 507—2016）进行清洗消毒工作，科内每天对内镜清洗消毒流程执行正确率进行质量监测。

四、理解阶段（understand，U）

质量管理改进小组成员通过头脑风暴，从人员、科室管理、清洗工具、器械特点几个方面分析导致内镜清洗消毒不到位的可能性因素，绘制鱼骨图并确定了要因（图3-10-2、图3-10-3、图3-10-4）。

1. 确认要因　① 操作质量标准不完善。② 培训、督查不到位。③ 清洗消毒设备附件维护保养不到位。④ 护士床边预处理未吸引到位。⑤ 手工冲洗工具连接繁琐，耗时费力。⑥ 工作量大，工作节奏快，未注重质量。

2. 现场查检　3月20日～24日，现场检查内镜生物学监测合格率低的原因，共检查50例内镜操作。对查验项目进行记录与汇总，并建立柏拉图（图3-10-5），进行真因验证。

3. 确认真因　① 操作质量标准不完善。② 手工冲洗工具连接繁琐，耗时费力。③ 清洗消毒设备附件维护保养不到位。④ 培训、督查不到位。

五、选择（select，S）

对策拟定、对策障碍及对策得失分析。

六、计划（plan，P）

将主要对策组合成3个改善方案，拟定项目实施计划表。

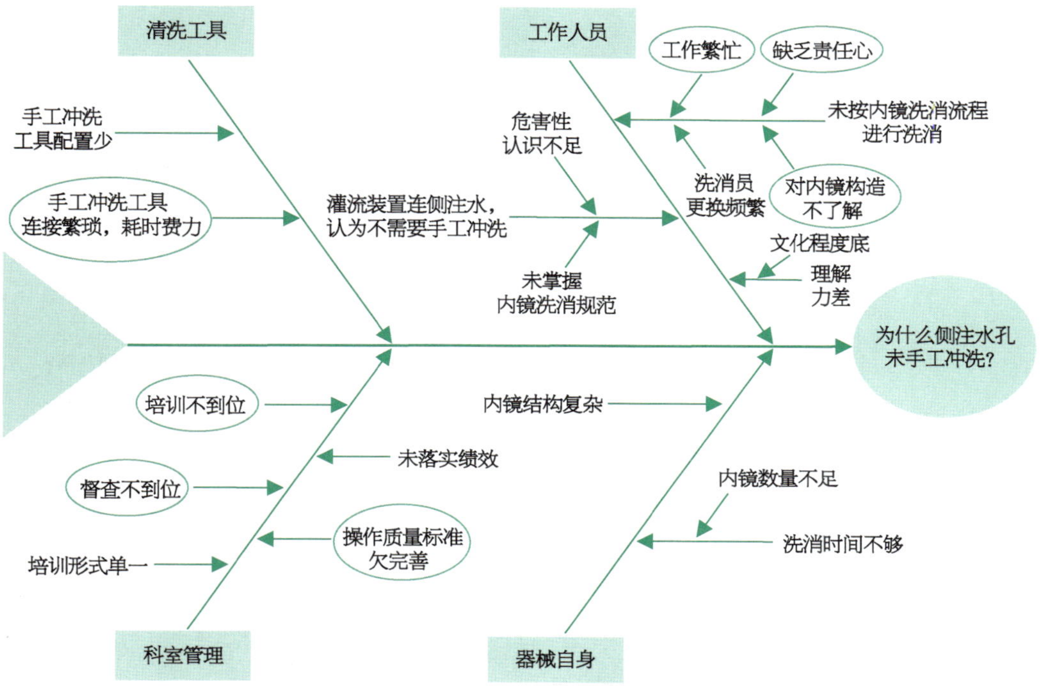

图3-10-2　侧注水孔未手工冲洗原因分析鱼骨图

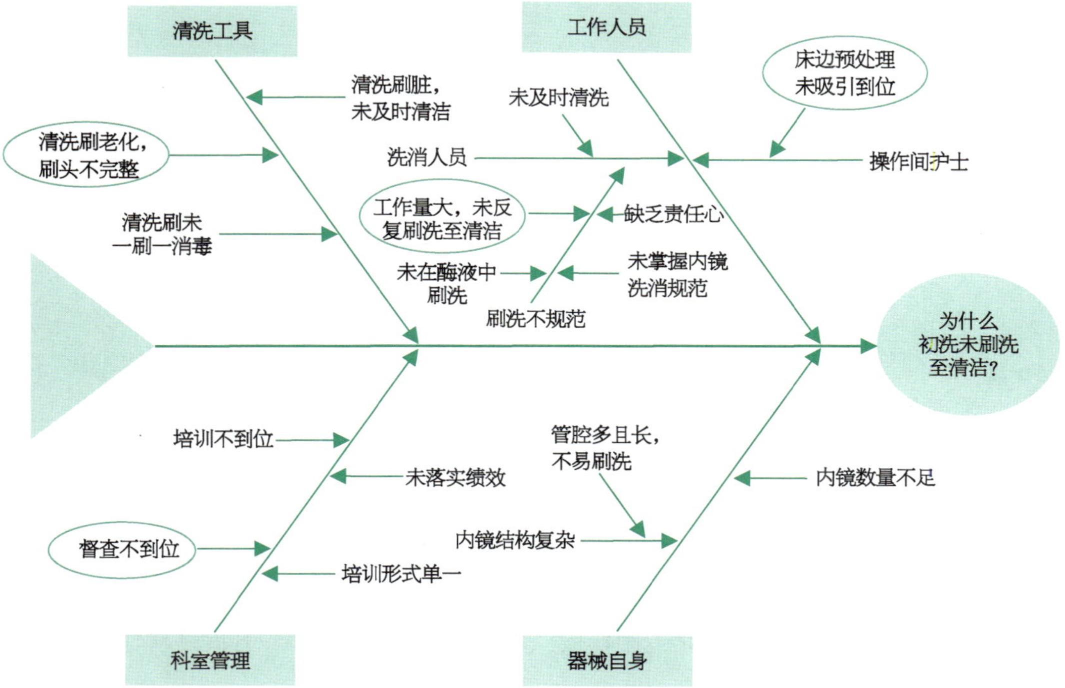

图3-10-3　初洗未刷洗至清洁原因分析鱼骨图

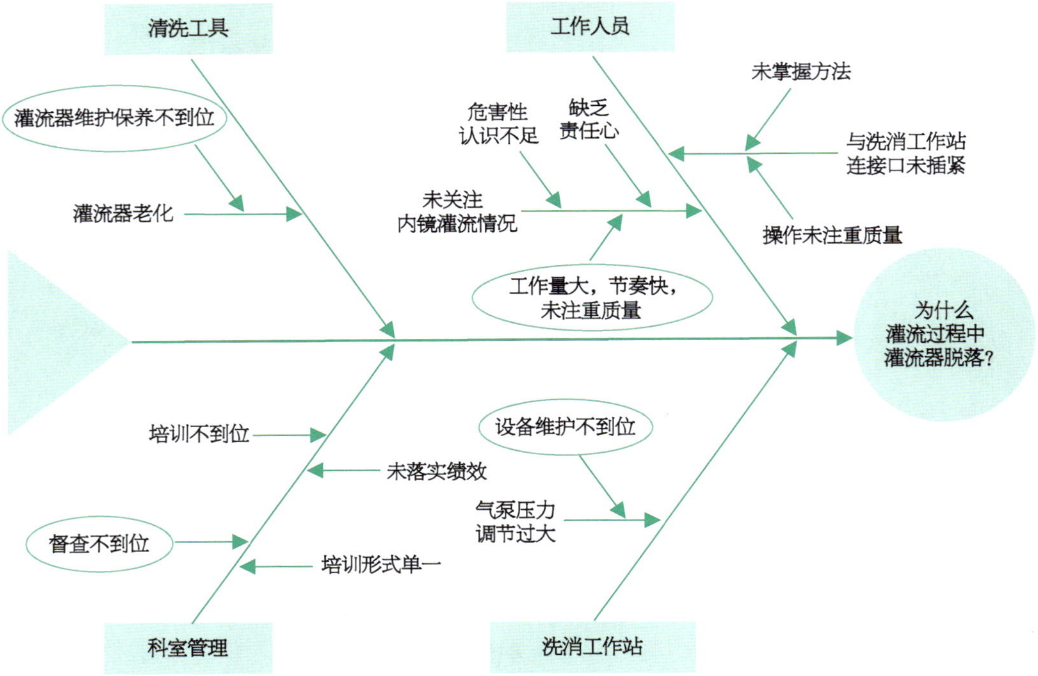

图 3-10-4 灌流过程中灌流器脱落原因分析鱼骨图

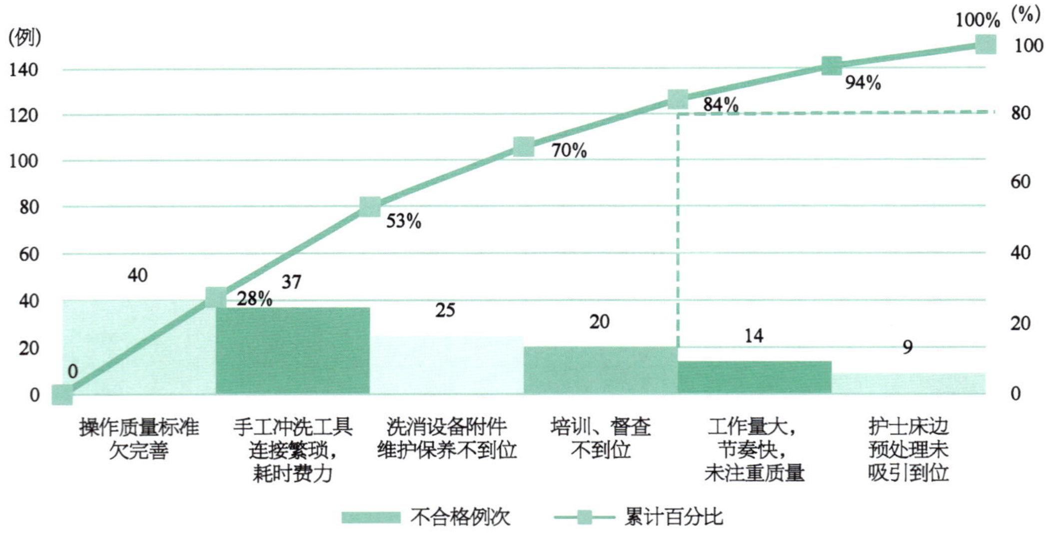

图 3-10-5 内镜生物学监测不合格的真因验证柏拉图

（1）修订内镜清洗消毒质量标准，制作侧注水内镜清洗消毒视频，开展针对性培训，进行督查考核。

（2）改造输液延长管替代冲洗管。

(3) 专人定时对清洗消毒设备、附件进行维护。

七、实施(do,D)

1. 对策一　修订内镜清洗消毒质量标准,制作侧注水内镜清洗消毒视频,开展针对性的培训,进行督查考核。

(1) 真因:带侧孔内镜初洗流程欠完善,培训、督查不到位。

(2) 实施办法:① 修订内镜清洗消毒质量标准。② 拍摄规范化的侧注水孔清洗消毒视频。③ 修订内镜清洗消毒流程,执行正确率质量检测指标考核表,并纳入标准考核。④ 组织理论、实践操作培训。⑤ 科室及查检小组定期、不定期现场查检,做好质量控制。

2. 对策二　改造输液延长管替代冲洗管。

(1) 真因:手工冲洗工具连接繁琐,耗时费力。

(2) 实施办法:① 改造输液延长管,与侧注水孔大小吻合,拧上接口就能冲,冲完取下,更换灌流装置,节时省力。② 节约成本:输液延长管3.2元/根。

3. 对策三　专人定时维护清洗消毒设备、附件。

(1) 真因:清洗消毒设备附件维护保养不到位。

(2) 实施办法:① 设备科工作人员每周检查维护清洗消毒工作站压力泵。② 检查灌流装置,更新老化的配置。③ 固定清洗消毒人员每周检查灌流装置,发现老化、破损及时更换。

八、检查(check,C)

1. 合格率　内镜生物学检测合格率由改善前(1月)71.43%提升至改善后(3～7月)96.8%(表3-10-2)。

表3-10-2　2023年内镜生物学监测改善情况

月　份	改善前	2月	改善后				
	1月		3月	4月	5月	6月	7月
监测数量(条)	14	11	5	2	7	13	4
合格数量(条)	10	10	5	2	7	12	4
合格率(%)	71.43	90.91	100	100	100	92.31	100

2. 清洗消毒情况　清洗消毒人员掌握并执行了侧注水内镜的清洗消毒流程,清洗消毒较前更为规范,侧水孔手工未冲洗例(次)由改善前的47例降至3例,初洗未刷洗至清洁例(次)由改善前的13例减少至1例。6月26日至6月30日督查内镜清洗消毒100例,其中带侧注水孔内镜55根(图3-10-6)。

3. 灌洗情况　清洗消毒工作站气泵压力维持在正常范围,灌流器清洗消毒过程中脱落减少。灌流过程中灌流器脱落发生例(次)由改善前的21例降至5例。

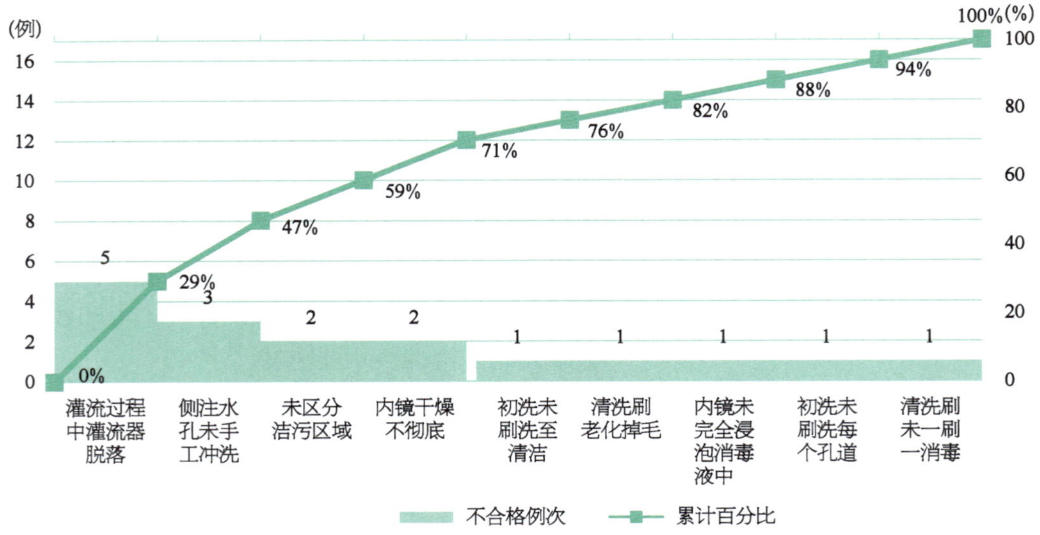

图3-10-6 改善后柏拉图

九、处理阶段(action,A)

(1) 修订了软式内镜清洗消毒质量标准。

(2) 将内镜侧注水孔清洗方法的视频与原内镜清洗消毒视频结合,作为操作培训标准视频。

(3) 改造副送水管路:使用改造的输液延长管替代内镜配套冲洗管。改造后方便拧上、取下连接口,不用旋转,节约时间,步骤简单,且可节约成本(输液延长管:3.2元/根;内镜配套冲洗管:600元/根),第二季度使用8根共节约了4 774.4元。另外,还申请了副送水管路的专利(图3-10-7)。

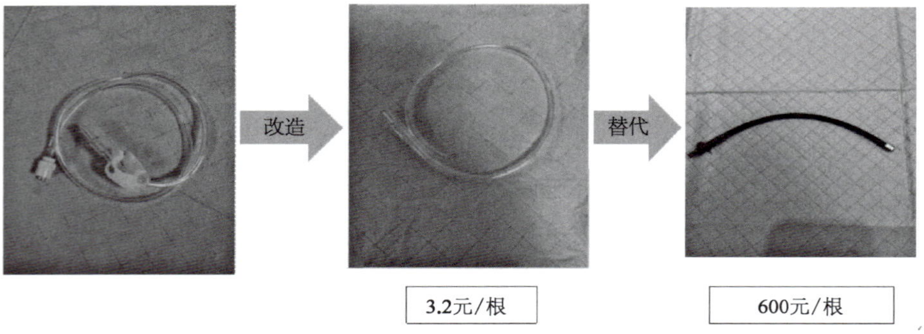

图3-10-7 副送水管路改造前后实物

案例分析

一、亮点特色

- 通过本案例,验证了侧注水孔手工初洗的重要性,再次证明自动灌流不能替代手工初洗。

- 规范了清洗消毒工作站气泵及灌流器的性能维护。
- 改造副送水管路，提高了工作效率，节约了成本，值得推广。

二、改进建议

- 在真因验证方面需考虑内镜清洗消毒全流程、全环节可能存在的风险因素，现场查验需将内镜预处理考虑其中。
- 对专项督查存在的问题需列入内镜质量控制表中，定期质量控制，确保改善结果的持续性。
- 软式内镜结构复杂，设备精密，发现问题后可主动与厂家联系，倾听厂家的建议，能更利于快速找到问题和解决对策。

案例11 运用PDCA提高消化内镜清洗消毒关键环节依从性

武汉大学人民医院（湖北省人民医院）内镜中心

案例摘要

某医疗机构内镜中心在日常质量控制中发现，内镜清洗消毒基本流程合格，但床旁预处理、测漏、管腔刷洗和副送水管清洗消毒4个方面的依从性低。为提升内镜关键环节规范执行率，内镜中心成立了质量改进小组，运用PDCA法查找原因，并采取了一系列措施进行改进，包括使用一次性床旁预处理袋改进预处理程序、设置专职测漏人员、研发软式内镜管道自动清洗装置辅助人工管腔刷洗、改良全管道灌流管等。项目实施1年后，床旁预处理、测漏、管腔刷洗和副送水管清洗消毒依从性均达到90%以上，内镜消毒合格率和副送水管道消毒合格率均达95%以上，较改善前关键环节依从性和消毒合格率显著提高（均$P < 0.05$）；同时，内镜维修费用较改善前节约39%，效果显著。

应用实践

一、计划阶段（plan，P）

1. 问题描述　某医疗机构内镜中心对2018年质量控制资料进行汇总分析时发现：内镜清洗消毒流程基本合格，但关键环节的依从性较低（图3-11-1），内镜消毒合格率不高（图3-11-2），副送水管消毒合格率较低（图3-11-2），存在较大医院感染风险。

基于前期发现的问题，选定质量改进主题为：运用PDCA提高消化内镜清洗消毒关键环节依从性。

2. 问题分析及要因确定

（1）根据调查资料就内镜清洗消毒关键环节依从性较低的原因进行解析，绘制鱼骨图（图3-11-3）。

（2）结合鱼骨图挑选的主要影响因素，根据质量控制数据，绘制柏拉图，确认要因为：床旁预

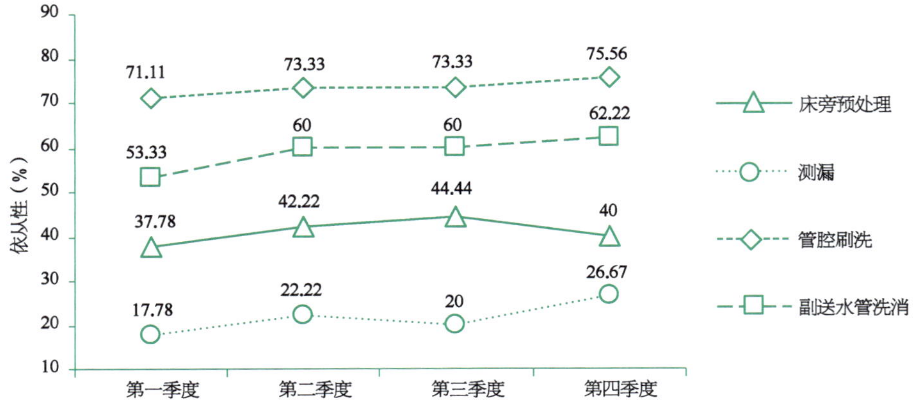

图 3-11-1　2018 年内镜清洗消毒关键环节依从性变化趋势

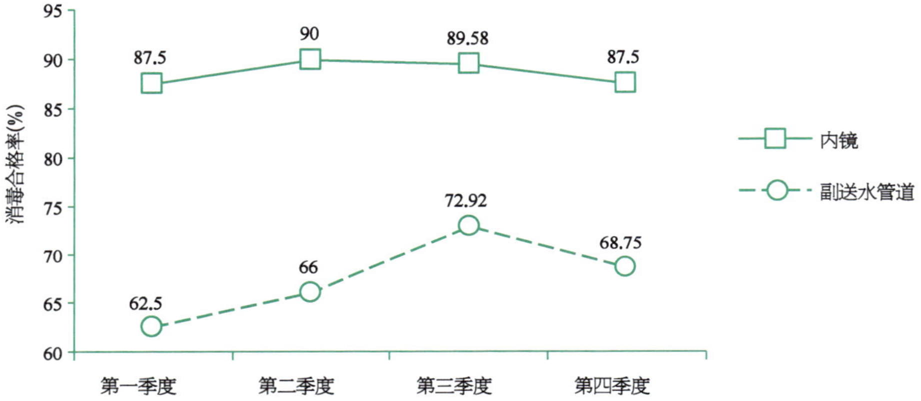

图 3-11-2　2018 年内镜消毒合格率变化趋势

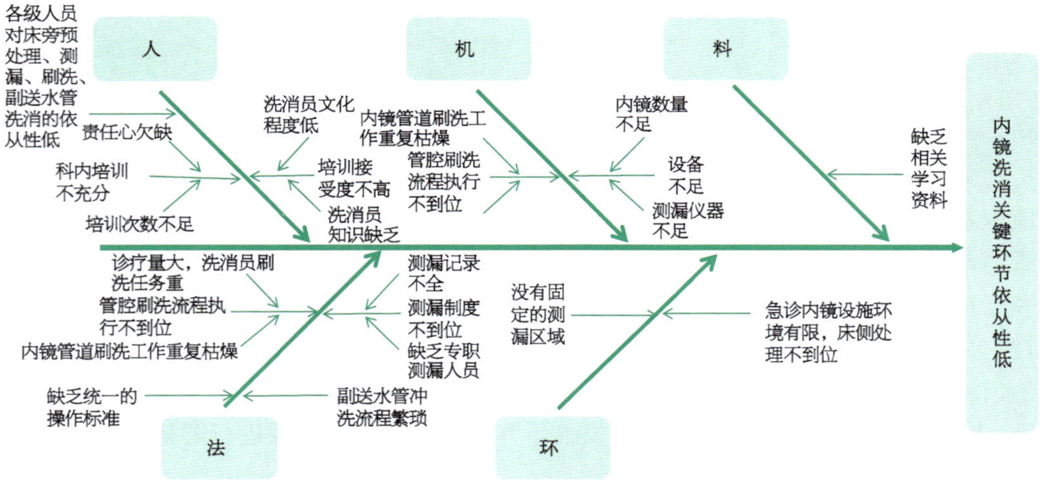

图 3-11-3　内镜清洗消毒关键环节依从性低原因分析鱼骨图

处理依从性低、测漏依从性低、管腔刷洗依从性低、副送水管刷洗依从性低。

3. 拟定改进计划　科室成立清洗消毒管理小组，拟定活动计划，并按计划完成质量改善内容。

4. 目标设定　经质量控制小组讨论，决定至2019年第四季度软式内镜清洗消毒关键环节依从性提高至90%，消毒合格率提高至95%，2019年维修费用较2018年降低约20%。

5. 拟定对策　为了达到设定目标，采用5W1H方法拟定策略（表3-11-1）。

表3-11-1　提高消化内镜清洗消毒关键环节依从性的策略（5W1H）

项　目	内　　容			
何因（why）	• 床旁预处理依从性低	• 测漏依从性低	• 管腔刷洗依从性低	• 副送水管道清洗消毒依从性低
何事（what）	• 采用一次性床旁预处理袋	• 设置专职测漏人员 • 采用信息化的追溯系统记录测漏信息	• 加强培训 • 采用机器辅助技术进行自动刷洗	• 改良灌流管
何地（where）	• 消化内镜中心	• 消化内镜中心、信息中心、设备科	• 消化内镜中心、** 大学生物科学技术研究院	• 消化内镜中心
何人（who）	• 护士长、清洗消毒管理小组人员、感控专职人员	• 护士长、清洗消毒管理小组人员、感控专职人员	• 护士长、清洗消毒管理小组人员	• 护士长、清洗消毒管理小组人员、感控专职人员
何时（when）	2019年3～12月，每月	2019年3～12月，每月	2019年3～12月，每月	2019年3～12月，每月
何法（how）	• 内镜进行床旁预处理时，采用一次性预处理袋，一镜一用 • 2019年3～12月，每月科室质量控制，感控部门督导 • 每季度清洗消毒管理小组人工汇总质量控制数据并反馈护士长	• 2019年3月设置专职测漏人员 • 2019年3月向医院设备科申请增购一台测漏仪，满足当前测漏工作的需要，降低内镜维修费用 • 2019年3～12月借助医院信息科，引进信息化测漏追溯系统，实时监测和记录内镜测漏信息 • 2019年7～12月，每月科室质量控制，感控部门督导 • 每季度清洗消毒管理小组人工汇总质量控制数据并反馈护士长	• 强化内镜腔道刷洗重点培训 • 多学科合作：发挥创新精神，设计软式内镜自动刷洗装置，通过生科院平台进行专利转化，实现产品落地，辅助人工进行内镜腔道刷洗，提高腔道刷洗依从性 • 2019年3～12月，每月科室考核，感控部门督导 • 每季度清洗消毒管理小组人工汇总质量控制数据并反馈护士长	• 改良灌流管 • 2019年3～12月，每月科室质量控制，感控部门督导 • 每季度清洗消毒管理小组人工汇总质量控制数据并反馈护士长

二、实施阶段（do，D）

科室成立清洗消毒管理小组，护士长为责任人，定期对科室内镜清洗消毒关键环节进行质量控制并反馈。

1. 床旁预处理改进

（1）原因剖析：《软式内镜清洗消毒技术规范》（WS 507—2016）要求使用后的内镜需在装

有清洗液的容器进行床旁预处理，但未对床旁预处理清洗液吸引时间和量做出具体要求，护士操作时难以量化。此外，科室在质量控制中发现，含清洗剂容器未做到一镜一用一抛弃，存在交叉感染风险。

（2）改进措施：采用一次性床旁预处理袋。内镜诊疗结束后，每条内镜使用一个预处理袋进行床旁预处理，做到"一镜一袋，一用一抛弃"，保证足够的清洗剂冲洗内镜管腔，清洗剂量统一，达到同质化管理。使用后的预处理袋按照感染性医疗废物处置，避免交叉感染。

2. 测漏改进

（1）原因剖析

1）清洗消毒员分工不明，清洗消毒工作繁忙时容易漏掉测漏。

2）科室只有1台测漏仪，不能满足每天至少测漏1次的频率要求。

3）人工记录测漏信息，经常出现记录不全或漏记等情况。

（2）改进措施

1）设置专职测漏人员：增加1台测漏设备，安排相对固定的测漏人员，负责每日科室所有内镜的测漏工作，正确执行测漏流程。明确不同内镜测漏频次，即检查型内镜：每日测漏一次；治疗型内镜：每次使用后测漏。如没有发现漏点，进行后续的清洗消毒流程；如发现漏点，拍摄视频发送至科室群报备，内镜悬挂于镜房，通知工程师维修，做到及时准确发现漏点，避免人为损害内镜，减少内镜维修费用。

2）采用信息化的测漏追溯系统：对每条内镜的测漏情况实时录像并上传视频，自动生成测漏记录表，每日打印测漏记录表并存档。

3. 管腔刷洗改进

（1）原因剖析：临床工作中，内镜管腔刷洗操作重复、枯燥、耗时耗力，加之清洗消毒员数量配备不足，内镜周转快，且缺乏有效监督，容易出现刷洗不到位或漏刷等情况，导致内镜管道清洗不干净，管道内残留的生物膜未被完全清除，增加医院感染的风险。

（2）改进措施：团队自主研发软式内镜管道自动清洗装置（图3-11-4），辅助清洗消毒员进行内镜腔道刷洗。该清洗装置与单纯人工刷洗相比，具有以下优点：① 辅助单纯人工刷洗，提高内镜清洗和消毒质量。② 清洗消毒员可同时刷洗多根内镜，提高工作效率。③ 根据内镜污染状况，可设置刷洗次数3～9次，间隔时间1～9秒，保证刷洗质量。④ 保护内镜吸引底座，降低设备损坏率，同时避免消毒员手部损伤。

为了验证该清洗装置的有效性，清洗消毒管理小组进行了2项临床研究，实验数据表明软式内镜管道清洗装置优于人工刷洗，可显著提高内镜的消毒质量。

4. 灌流管改进

（1）原因剖析：随着内镜诊疗技术的发展，带副送水内镜越来越多，也使内镜结构更为复杂，且副送水管道存在液体倒灌现象，对内镜清洗消毒提出更为严峻挑战。在对副送水管道进行清洗消毒时，在每个清洗消毒步骤都必须外接注射器反复多次进行手工注气注液，增加了清洗消毒员的工作量和清洗消毒人员暴露于危险化学物品中的风险，导致清洗消毒员的依从性不高。

（2）改进措施：科室清洗消毒管理小组改良了灌流管，在原来的基础上增加一个副送水管道，进行内镜清洗消毒时，在管道灌流环节，可同时自动冲洗副送水管道（图3-11-5）。

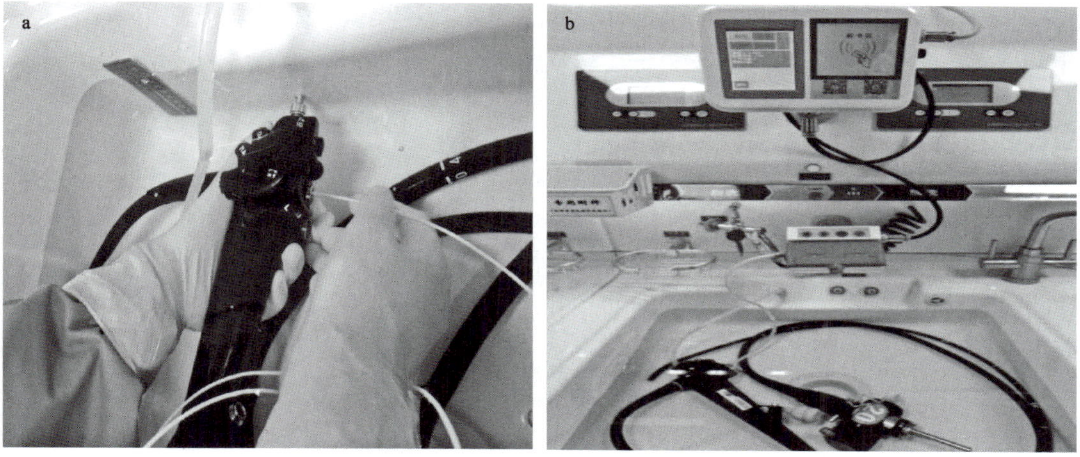

图3-11-4　传统手工刷洗与软式内镜管道自动清洗装置图片。
a. 传统手工刷洗图；b. 软式内镜管道自动清洗装置

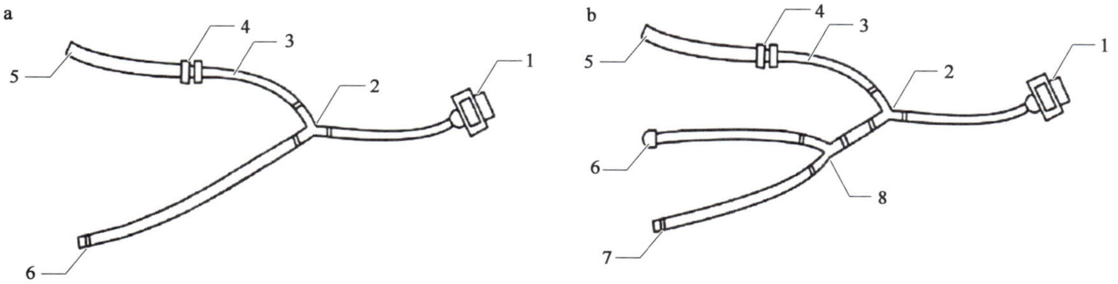

1：水槽端快速接头；2：主三通接头；3：硅胶软管；4：转换接头；5：吸引接口；6：送气送水接口

1：水槽端快速接头；2：主三通接头；3：硅胶软管；4：转换接头；5：吸引接口；6：送气送水接口；7：副送水接口；8：副三通接口

图3-11-5　普通灌流管与改良后的全管道灌流管。
a. 改良前的普通灌流管；b. 改良后的全管道灌流管

5. 阶段性考核指标

（1）2019年第二季度、第四季度内镜清洗消毒关键环节依从性分别提高至80%、90%，消毒合格率分别提高至92%、95%。

（2）2019年维修费用较2018年降低约20%。

三、检查阶段（check，C）

1. 内镜清洗消毒关键环节依从性　床旁预处理、侧漏、管腔刷洗、副送水管道清洗消毒依从性逐步提升，2019年第四季度内镜清洗消毒关键环节依从性均达到90%以上（表3-11-2），较2018年第四季度显著提高（均$P < 0.05$）。

2. 内镜消毒合格率　2019年第四季度内镜消毒合格率达到95%以上（图3-11-6），较2018年第四季度显著提高（$\chi^2 = 3.852$，$P = 0.050$）。

3. 副送水管道消毒合格率　2019年第四季度副送水管道消毒合格率达到95%以上（图3-11-7），较2018年第四季度显著提高（$\chi^2 = 17.778$，$P < 0.001$）。

表3-11-2 改善前后内镜清洗消毒关键环节依从性比较

指 标	改善前		改善后		χ^2	P
	2018年第四季度	2019年第二季度	2019年第三季度	2019年第四季度		
床旁预处理	40.00%	88.89%	91.11%	95.56%	31.798	< 0.001
测漏	26.67%	84.44%	91.11%	93.33%	41.667	< 0.001
管腔刷洗	75.67%	86.67%	97.78%	100.00%	12.532	< 0.001
副送水管道清洗消毒	62.22%	86.67%	95.56%	100.00%	20.959	< 0.001

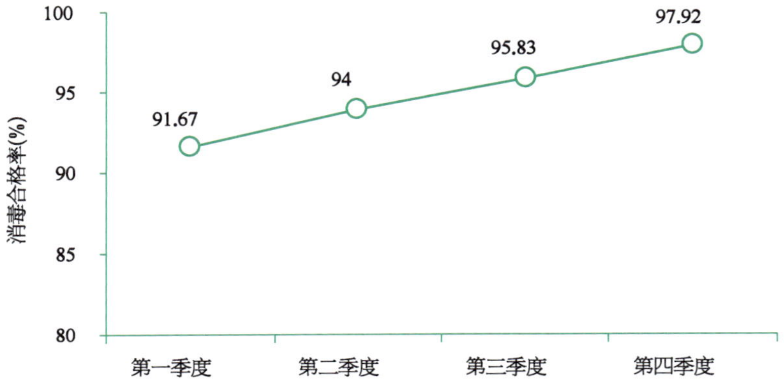

图3-11-6 2019年内镜消毒合格率变化趋势

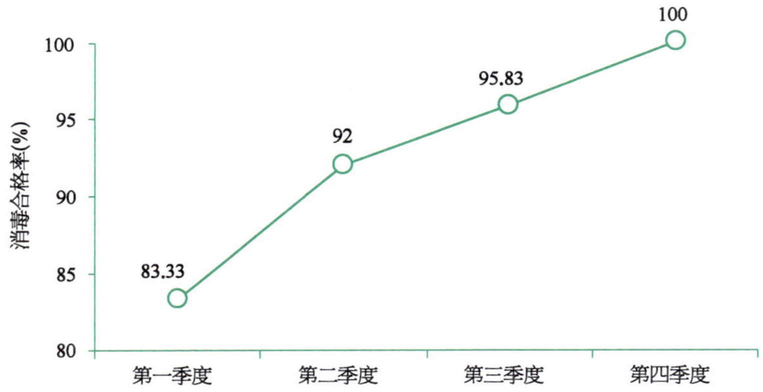

图3-11-7 2019年副送水管道消毒合格率变化趋势

4. 内镜维修费用 2018年科室内镜维修费用为90万元，2019年显著下降（仅为55万元），内镜维修成本下降约38.89%。

四、处理阶段（action，A）

1. 标准化 对本次PDCA项目进行梳理，形成了内镜清洗消毒一系列标准化制度和流程，包括床旁预处理袋使用方法、测漏制度、软式内镜管道自动清洗装置操作及使用方法SOP。

2. 改良灌流管　研发软式内镜管道自动清洗装置并申请了专利。

案例分析

一、亮点特色

- 在内镜清洗消毒操作中，关注细节至关重要。本案例项目组在关注内镜消毒效果这一结果指标的同时，重点改进了床旁预处理、侧漏、管腔刷洗、副送水管道清洗消毒等关键环节。同时，采取了一系列切实可行的措施确保关键环节执行到位，如在内镜测漏环节设置专人专岗，以保证测漏工作真正落地。
- 项目组面对内镜清洗消毒关键环节依从性低的问题，不仅从人员层面寻找原因和改进，还开拓思维、创新方法，通过引入机械化、自动化和智能化的理念，改良全管道灌流管、研发软式内镜管道自动清洗装置用于内镜清洗消毒工作，不仅大大减轻了清洗消毒人员工作负担，更大幅度提高了内镜消毒质量，这些理念和举措具有很好地推广和借鉴性。
- 项目组在监测内镜清洗消毒质量时，不仅关注了内镜本身的清洗消毒效果，还对副送水管道的消毒合格情况进行了监测。这种更广泛的监测范围，使监测效果更具可靠性。我国《软式内镜清洗消毒技术规范》(2016年版)仅要求监测内镜的清洗质量，尚未设计副送水管道的监测。然而，国外部分指南和机构已推荐对副送水管道的消毒效果进行监测。例如，世界胃肠病学组织和国际内镜再处理指南等均强调了对内镜相关管道的微生物学监测的重要性。因此，本案例的这一举措具有前瞻性，值得推广。

二、改进建议

- 通过院科二级质量控制发现，重症监护室或手术室等部门在急诊情况下进行内镜诊疗操作时，容易忽视床旁预处理操作，其依从性较低。
- 下一步将重点关注急诊旁床预处理，加强保湿内镜工作：① 急诊诊疗结束后，立即使用便携式、一次性预处理袋进行内镜预处理。② 向内镜管道内注入保湿型、内镜医用清洗剂，保持管腔湿润，避免血液、体液等干涸；将急诊内镜预处理纳入科室质量控制重点，加强督导，持续改进。

案例12　运用PDCA推进医疗废物规范化管理及暂存处信息化建设

山西省人民医院医院感染管理科

案例摘要

某医疗机构新院区开始运行后，感控部门在对医疗废物管理进行督导检查中发现了诸多问题，包括分类和包装方式不正确，存在医疗废物溢撒和职业暴露风险；医疗废物暂存处空气、物表消毒执行依从性差、监管力度不够；暂存处工作人员离开后未对暂存处大门上锁，存在医疗废物流失风险等。为解决以上问题，感控部门应用PDCA管理工具，对新院区全院医疗废物的分类收集、转运、暂存管理等方面存在的问题查找原因，进行分析，制订计划，按照计划逐步落实各项改进措施，并随时进行效果查看，最终有效解决了医疗废物在收集、转运及储存中的各项问题，尤其是在医疗废物暂存处使用了信息化系统进行医疗废物信息追溯、辅助管理工作，使得医疗废物暂存处的管理更加科学、严谨。同时，医疗废物暂存处信息化应用的实践写入地方标准，具有实用性和可推广性。

应用实践

一、计划阶段（plan，P）

1. 查找问题　10月9日～10月11日，感控部门对全院临床科室医疗废物分类收集、储存、转运进行督导检查，共检查12个临床科室，检查内容包括：① 查看科室是否制订医疗废物管理制度、流程。② 每科室提问2名护理人员对医疗废物分类收集、处置流程等知识的掌握情况。③ 查看处置室、治疗室医疗废物分类是否规范。④ 查看医疗废物扎口方式、标识张贴和信息记录是否规范、完整。⑤ 查看防护用品配备情况。⑥ 查看交接登记是否完整、规范。⑦ 查看医疗废物暂存处环境清洁消毒措施执行情况及其他管理情况。检查结果见图3-12-1。

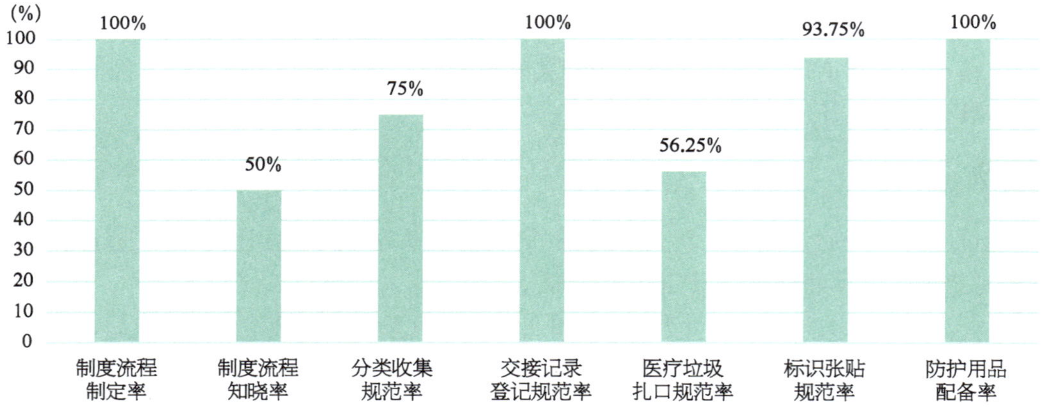

图3-12-1　科室医疗废物管理督导检查措施规范率

2. 原因分析

（1）人员方面

1）新院区50%以上职工为新入职人员，虽然经过了岗前培训，但由于缺少实践经验，部分人员对医疗废物分类处置等环节的具体实施方法掌握不到位。

2）医疗废物暂存处工作人员对空气及物表消毒方法、流程不熟悉，规范执行率较低。

（2）管理方面

1）新院区运行前，各科室的制度流程已经整理并打印成册，但工作人员对制度流程的具体内容学习不到位，不能熟练掌握。

2）对医疗废物暂存处监督管理力度不够，未做到实时监测。

（3）设施设备

1）部分科室未领取专用医疗废物封口捆扎绳。

2）医疗废物暂存处负责人未按照暂存处体积配备足量的紫外线灯，物表清洁消毒用品配备不齐全。

3）暂存处医疗废物收集转运桶数量配备不足。

3. 确定主因　应用风险优先指数（RPN）对所有原因进行打分，RPN ≥ 18分为主因，包括（表3-12-1）：① 培训不到位，工作人员对医疗废物分类处置实践经验不足。② 对医疗废物监督力度不够。

表3-12-1　医疗废物管理风险评估表

风险因素		风险发生可能（P）			如果发生，潜在严重性（S）			如发生风险，医院应怎样做好准备（D）			风险优先系数RPN	风险水平
		高	中	低	高	中	低	高	中	低		
		3	2	1	3	2	1	3	2	1		
监督管理	制度流程不完善			1	3				2		6	低
	医疗废物管理的监督力度不够	3				2		3			18	高
	工作人员对制度流程不熟悉		2		3				2		12	中
人员因素	医务人员缺少实践经验，培训不到位	3			3				2		18	高
	医疗废物暂存处保洁人员对工作流程不熟悉	3				2			2		12	中
	医疗废物暂存处工作人员执行环境消毒依从性差	3				2			2		12	中
设施设备	部分科室未领取医疗废物捆扎绳		2			2				1	4	低
	物表清洁及消毒用物配备不齐全		2			2				1	4	低
	暂存处医疗废物桶配备数量不足		2			2			2		8	低

注：RPN ≥ 18分，高风险；9分 ≤ RPN < 18分，中风险；RPN < 9分，低风险。

4. 制订计划

(1) 分级分层强化培训,加强督导检查和现场指导,提高工作人员实践操作能力。

(2) 引进信息化技术,实现对医疗废物全程监管。

(3) 制订措施实施计划进度表(表3-12-2)。

表3-12-2 措施实施计划进度表

措施	完成进度		
	10月	11月	12月
强化培训,现场指导、督导检查	• 组织成立医疗废物管理小组,进行分层分级培训 • 深入科室现场指导、演示规范的医疗废物处置技能 • 对保洁人员进行专题培训。	• 第一轮督导检查,评价整改效果,对再次发现的问题及时纠错	• 第二轮督导检查,评价信息化监管系统应用情况,巩固前期整改成果 • 组织保洁人员进行医疗废物泄漏应急处置演练
实施信息化监管	• 引进信息化监管技术。	• 设备调试、试运行	• 规范运行,评估系统使用效果

二、行动阶段(do,D)

1. 分级、分层强化培训,加强督导检查和现场指导,提高工作人员实践操作能力

(1) 由感控部门牵头,从每个科室抽调一名人员,组建院级医疗废物管理小组。对小组成员进行专题培训,再由小组成员对本科室其他医务人员进行分层培训。

(2) 感控部门、后勤保障部门、保洁管理部门等多部门对保洁人员个人防护、职业暴露处置及医疗废物暂存处管理要求进行专题培训。

(3) 组织保洁人员开展医疗废物泄漏应急处置演练。

(4) 深入所有产生医疗废物的科室进行现场指导。发现问题现场讲解及演示,如输液瓶如何分类处理、医疗废物包装袋如何封口等。

(5) 进行第一轮督导检查,对各科室前期存在问题整改效果进行评估。

2. 引进信息化技术,实现对医疗废物全流程监管

(1) 现场考察:后勤部门、感控部门、保洁管理人员、信息技术人员对医疗废物处置中存在的问题及需要监督的环节进行现场考核并讨论,确定主要监督管理的项目应包括:① 医疗废物产生科室、数量及重量。② 医疗废物封口方式。③ 医疗废物暂存冰柜温度。④ 暂存处紫外线灯及灭蝇灯自动开启时间、时长及运行状况。⑤ 暂存处环境清洁、消毒情况。⑥ 暂存处火警。⑦ 门禁系统监控。⑧ 医疗废物清运等情况。所有环节能够实时查看及具备异常情况报警功能。

(2) 在暂存处安装医疗废物信息化监控系统。配置的信息系统能实现对医疗垃圾转运全过程监管,包括:① 周转箱、垃圾袋配置唯一标识卡,标识卡固定在周转箱上方,存入医疗废物时扫码记录存入数量、重量,每次清运时扫码记录清运量。② 管理人员配置身份识别卡片,用于信息化操作、监督、开启暂存处门禁装置。③ 暂存处配置门禁装置、场景传感器、电子秤、冰柜监测等装置,配置控制系统控制紫外灯和消毒装置实现自动化。如门禁装置通过识别身份卡片许可

入内；电子秤配有感应器、摄像头、显示屏、扫码仪，通过识别身份卡片完成称重、存储、清运等功能，可以通过识别身份卡片、二维码及拍摄功能自动记录全过程并上传信息；场景传感器可检测人员进入，温度、烟雾、医疗废物存放及封扎情况、医疗废物清运情况、环境清洁消毒等，摄像头拍摄上传信息，信息储存7日。同时设定感应阈值，出现异常情况进行现场及手机电脑端报警等；冰柜监测装置实时监测病理性废物冰箱温度，温度异常进行报警。

（3）安装、调试信息系统的同时，对保洁人员、临床医务人员、后勤部门和感控部门管理人员进行信息化应用技术培训，确保人人掌握使用方法和注意事项。

（4）信息系统试运行阶段，技术人员深入医疗废物产生科室及暂存处进行技术指导，现场调研信息系统应用情况，解决科室应用中的疑问。

（5）感控部门、后勤部门通过信息系统每日监督查看医疗废物管理情况，评价信息系统应用效果，优化信息系统功能。

三、检查阶段（check，C）

1. 医疗废物全流程处置情况　感控部门第二轮医疗废物管理督导检查，检查21个科室，每科室随机提问3人，各项措施规范执行率较整改前明显提高，医务人员对医疗废物管理制度、流程知晓率达100%，与整改前相比，结果具有统计学意义（表3-12-3）。

表3-12-3　整改前后措施知晓率和规范率统计

调查问题	整改前（观察时间10月9日～10月11日）			整改后（观察时间12月1日～12月8日）			χ^2	P
	检查人数/件数	规范人数/件数	知晓率/规范率（%）	检查人数/件数	规范人数/件数	知晓率/规范率（%）		
制度流程知晓情况	24	12	50	63	63	100	36.54	< 0.01
分类收集情况	8	6	75	40	38	95	34.21	< 0.01
包装袋封口情况	32	18	56.25	48	48	100	25.45	< 0.01
标识张贴规范情况	32	30	93.75	48	48	100	6.18	< 0.05

2. 医疗废物暂存处管理情况　信息系统启用后，职能部门每日通过手机端查看暂存处各项措施落实情况，发现问题立即反馈并要求整改。运行2周后，各项措施执行率及规范率均达到100%（图3-12-2）。

四、处理阶段（action，A）

1. 标准化

（1）邀请全省各级医疗机构感控部门专家来院参观医疗废物暂存处信息化监管系统应用情

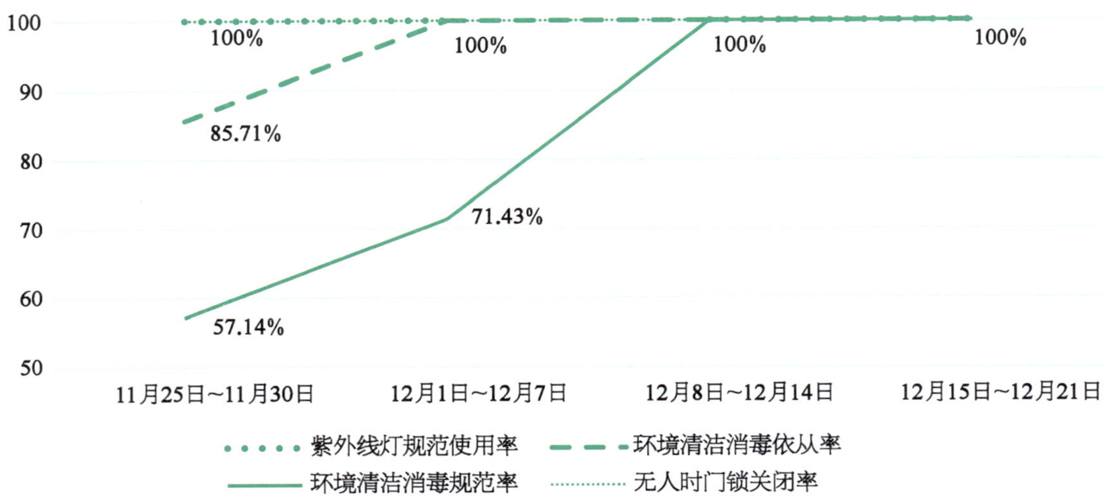

图3-12-2 改善前后各项防控措施执行情况变化趋势

况,并结合各自医院的管理经验提出优化意见。

(2) 将信息化监管系统应用中的经验及专家提出的意见进行整合,纳入地方标准《医疗废物暂存间物联网信息化应用管理规范》中。

2. 待解决问题

(1) 医疗废物交接时的称重工作在转运回暂存处后进行,未实现在产生科室交接时称重。下一步将对此环节进行进一步优化,力争实现在产生科室交接时称重并直接录入信息系统,真正实现全流程无缝对接。

(2) 信息化监管系统在实践中应用时间尚短,观察期限仅2个月,后续还有待持续观察和评估应用效果。

案例分析

亮点特色

- 在培训环节,改变传统的集体培训、讲座形式的培训模式,而是采取入科进行现场一对一指导、演示等方式,提高了培训效果。同时,为了巩固培训效果,针对性地开展监督检查,且将检查结果与考核挂钩,提升了医务人员措施执行规范性。

- 信息化系统应用已经成为医院感染管理的重要工具之一,目前信息化手段在医疗废物管理方面的应用仍处在起步阶段,特别是暂存处信息化监管系统的应用在国内较为少见。本案例通过暂存处信息化监管系统应用实践,展示了信息化在医疗废物全流程监管中的作用及对医院感染防控工作同质化管理的重要意义,值得同行借鉴。

案例13 运用PDCA提高社区健康服务中心感染控制建设与管理效能

深圳市南山区医疗集团总部感染管理科

案例摘要

2020年起，深圳市某社区健康服务中心（以下简称“社康中心”）由医院托管模式转变为由专门事业单位统一管理。接管时发现社康中心医院感染管理工作存在制度流程不健全、感染控制工作未全面开展、感染控制措施落实不到位等问题。为规范社康中心医院感染管理，管理部门运用PDCA循环法进行现状调查，梳理社康中心需开展的感染防控工作项目台账并制订台账管理标准，制作同质化的医院感染防控制度、操作流程及教学视频，进行同质化的知识及技能培训考核，建立同质化的医院感染质量控制评分标准，开展同质化医院感染监测。通过1年的台账联合同质化管理，81家社康中心的医院感染管理工作全面开展，合计开展台账管理26项，其中19项工作实施前后对比，差异具有统计学意义（均$P < 0.05$）；10个医院感染相关质量模块的考核评分均有所提高，其中组织管理、培训考核、应急演练、手卫生管理、消毒管理、职业暴露处理、医疗废物管理等7个项目实施前后比较，差异具有统计学意义（均$P < 0.05$）；6项医院感染理论和实践技能考核实施前后比较，差异具有统计学意义（$P < 0.05$）；手卫生依从率、职业防护和职业暴露处置等工作也有了显著改善。

应用实践

一、计划阶段（plan，P）

1. 现状调查及存在问题原因分析　深圳市某区81家社康中心之前由区属5家医院托管，2020年起转变为由区卫生健康委员会成立专门事业单位统一管理，接管时发现社康中心在医院感染防控方面存在以下问题。

（1）社康中心归属不同医院托管，不同医院托管的社康中心使用的医院感染管理制度、流程、医院感染防控操作技术规程、检查标准等存在差异，不利于统一管理。

（2）医院制订的管理制度、流程等未结合社康中心的实际情况进行修改，在实际操作中难以执行，如感染性职业暴露处置中涉及检验及预防用药、医院感染暴发处置流程等。

（3）长期以来，医院感控专职人员的精力主要放在了医院的医院感染管理工作，对社康中心医院感染防控工作缺少监管，导致社康中心工作人员感染防控意识普遍较为薄弱。

（4）社康中心感控小组缺少专业的培训与指导，存在主观上想做好本社康中心感染管理工作但实践中不知道如何规范开展工作的情形。

（5）社康中心负责人对感染控制工作认知不正确，认为感染控制工作属于护理工作。

（6）社康中心统一管理后，未建立完善的医院感染管理组织架构，未能在社康中心负责人领导下规范开展感染控制相关工作。

（7）81家社康中心地域分布较广，接管单位短时间内难以实现深入到所有社康中心指导感染控制工作的开展。

2. 计划

（1）建立完善感染控制管理三级组织架构，成立专职感染控制管理部门，指导感染控制工作开展。

（2）推行社康中心感染管理工作台账管理。81家社康中心的主要业务包括：全科医学、中医诊疗、康复、口腔诊疗、计划免疫、公共卫生、家庭病床等，无住院病房。不同社康中心开展的诊疗服务范围差异小，感染控制工作涉及的内容大同小异。台账是指在作业过程中由作业人员直接记录的数据，后来引申为工作过程中的各种资料规范记录，在多个领域均有涉及。因此，提出了台账管理方法，通过建立台账明确开展的工作内容，相关工作完成后做好记录。

（3）在建立台账的基础上推行同质化管理。同质化管理是将岗位职责与个人能力相结合，采用相同的管理模式及管理内容，逐渐缩小服务特性差距的一种管理模式。各社康中心虽然建立了台账，明确了需要做什么，但各项工作如何开展又成了各社康中心面临的问题。针对此问题采取同质化管理措施，通过同质化管理指导社康中心各项感染控制工作的开展。

二、实施阶段（do，D）

1. 完善感染控制管理三级组织架构，成立专职感染控制管理部门　81家社康中心由区卫生健康委员会成立医疗集团总部统一管理，在此基础上建立医疗集团总部感染管理委员会（简称“感染管理委员会”）、医疗集团总部感控部门（简称“感控部门”）、社康中心感控小组（简称“感控小组”）的三级组织架构。

感染管理委员会由分管领导（担任主任委员）、感控部门、医务部、护理部、药事管理部门、设备管理部门、后勤管理部、信息部门负责人、部分社康中心主任和护士长组成，负责医疗集团总部感染管理的规划与指导，为决策部门。感控部门由3名感控专职人员组成，负责81家社康中心感染管理防控工作的监督、指导与落实。各社康中心成立感控小组，明确社康中心负责人为感染控制管理的第一责任人，由社康中心主任（担任组长）、护士长（担任副组长）、1名感染控制医生、1名感染控制护士等兼职医院感染人员组成，负责本社康中心感染控制工作开展。

2. 建立社康中心医院感染管理台账　2021年10月，对81家社康中心医院感染管理现状进行调查，再结合国内现行的医院感染管理相关法律、规范、指南要求及国内外相关文献，建立社康中心感染管理工作项目台账26项，其中年度台账7项、半年2项、季度4项、月5项、周1项、日4项、随时3项，并明确工作完成的标准要求、责任人或部门，完成相关工作后负责人在相应条目签名确认，做好记录。

3. 推进社康中心同质化管理

（1）医院感染管理制度流程同质化。2021年10月，邀请经验丰富的医院感染管理专家指导社康中心医院感染管理工作的开展。制订感染控制相关制度25项、操作考核评分标准10项、操作流程图13项、操作视频10个，并建立感染控制专栏，在手机或电脑随时可以查阅相关资料，使社康中心各项医院感染管理工作的开展有章可循，实现管理制度的同质化。

（2）搭建同质化的医院感染管理培训体系。

1）针对已制订的感染控制制度及流程，由感控专职人员统一制订感染管理培训教材。根据国家相关规范制订医院感染相关知识及技能操作考评标准。

2）定期组织全员开展相关知识培训及考核，包括手卫生、消毒技术、隔离技术、职业暴露、医院感染暴发、医疗废物管理等10个课时专题培训。培训注重实操性，将涉及的医院感染防控操作技能贯穿到培训中，通过技能示范、动手操作、情景演练或拍视频教学提升医务人员实操技能。

3）培训前后，每个社康中心随机抽考1～2人相关知识或技能操作，以此评价培训效果，做到全员参加培训并考核达标。

（3）开展同质化感染控制相关监测。

1）手卫生依从率监测：由专职人员组织开展手卫生依从率调查方法培训，每季度开展手卫生依从率调查，每个社康中心每次至少观察20个指征。

2）医院感染病例监测：因社康中心无住院病床，尚无法开展住院患者医院感染病例监测。因此，医院感染病例监测主要关注是否发生季节性及区域性流行传染病相关感染。

3）感染性病原体职业暴露监测：专人负责职业暴露处理，委托第三方检验公司进行病原体检测，以便发生职业暴露时暴露者、暴露源得到及时检测，为后续的风险评估提供依据。固定片区药房储备职业暴露预防用药，确保每例上报的职业暴露得到及时处理，最大限度避免医务人员因职业暴露而发生感染。

（4）开展同质化的感染管理考核工作。

1）为避免以往由于考核标准不清晰，考核流于形式，导致考核对提高医院感染管理质量起不到有效促进作用的问题，专职人员建立了多维度考核体系，并将考核结果与绩效挂钩。

2）建立医院感染质量控制标准，包括组织管理、培训考核、应急演练、手卫生、消毒管理、标准预防及隔离技术、无菌技术、职业暴露处理、医疗废物管理、医院感染监测10个模块，每个模块10分，总分100分。建立质量控制标准后，于2021年10月～2022年10月，感控部门组织区内医院感染专家对81家社康中心医院感染质量控制进行现场评价，评价结果以《感控简报》的形式发布于感染控制专栏并反馈至各社康中心，社康中心对存在问题进行整改。

三、检查阶段（check，C）

1. 各社康中心感控小组

（1）兼职感控员定期要对本社康中心的消毒灭菌、个人防护、医疗废物等工作进行检查，建立问题清单并完成整改。

（2）每月进行全面的质量检查，运用PDCA管理工具持续改进。

（3）每季度对重点问题、突出问题进行专项整改。

（4）对上级检查中发现的问题限期整改。

2. 医疗集团总部感控部门 医疗集团总部感控部门采取定期和不定期、全覆盖和重点抽查相结合的方式对社康中心开展医院感染质量控制检查，存在问题纳入集团总部质量考评，与绩效挂钩。具体包括以下几个方面。

（1）每月对医院感染管理制度进行专项培训和考核，参与培训人员名单及考核结果进行通报。

（2）每月组织区域社康中心对本社区的社康中心进行督导检查，检查结果进行评分排名。

（3）专职人员每周至少2天到各社康中心进行现场督导检查，检查结果通过《感控简报》进行通报。

（4）感控部门每季度组织全覆盖的督导检查，发现问题进行现场书面反馈，社康中心主任确认签名，限期整改，并通过中层会议及《感控简报》进行通报。

四、处理阶段（action，A）

经过1年的PDCA循环管理，推行台账联合同质化管理措施后，81家社康中心的医院感染管理水平和能力明显提升。

1. 医院感染管理工作开展情况　对26项工作的开展情况按照“未开展、不合格、合格、良好”4个等级进行评价。“不合格”指虽然开展但是未完全落实具体工作，存在工作纰漏。“合格”指按要求落实工作项目，但未能及时完成。“良好”既按要求开展项目工作，同时也按规定时间及时完成。PDCA实施前后对比，26项工作中19项工作完成率升高，差异具有统计学意义（均 $P<0.05$）（表3-13-1）。

表3-13-1　实施前后81家社康中心医院感染管理工作开展情况对比

频率	工　作　项　目	标　准　要　求	χ^2	P
年度	1.1 感控小组年度计划	当年12月20日完成	48.571	< 0.001
	1.2 感控小组年度总结	次年1月10日前完成	62.561	< 0.001
	1.3 血液体液溅洒处理演练	一季度3月28日前完成	54.400	< 0.001
	1.4 医疗废物流失泄漏应急演练	一季度3月28日前完成	67.035	< 0.001
	1.5 医院感染暴发演练	二季度6月30日前完成	120.065	< 0.001
	1.6 突发传染病应急处置演练	三季度9月30日前完成	0.175	0.981
	1.7 感染性病原体职业暴露处理演练	四季度12月30日前完成	105.062	< 0.001
半年	2.1 紫外线灯强度监测	1月31日、7月31日前完成，必要时增加频次	1.006	0.8
	2.2 环境卫生学监测（不含口腔诊室）	5月、11月完成	0.848	0.838
季度	3.1 召开社康中心感控小组会议	每季度第一个月20日前完成	120.435	< 0.001
	3.2 社康中心感染管理风险评估	每季度第一个月20日前完成	91.207	< 0.001
	3.3 空气消毒机的维护保养	按支持保障部安排每季度第三个月25日前完成	1.629	0.653
	3.4 环境卫生学监测（含口腔诊室）	每季度第二个月25日前完成	0.091	0.902
月份	4.1 社康中心感染管理工作会议记录	每月7日前，有特殊情况随时召开	117.413	< 0.001

（续 表）

频率	工作项目	标准要求	χ^2	P
月份	4.2 社康中心医院感染知识培训（2月至少一次）	每月7日前	60.175	< 0.001
	4.3 社康中心手卫生依从率及正确率监测	每月14日前	99.628	< 0.001
	4.4 社康中心清洁消毒质量监测	每月21日前	77.659	< 0.001
	4.5 社康中心自查并对存在问题采取整改措施，持续改进	每月30日前，对当月每日自查存在问题、全面自查存在问题持续改进	98.324	< 0.001
每周	5.1 紫外线灯擦拭	每周四前完成	0.207	0.977
每日	6.1 医疗废物交接登记	至少每两天交接一次	18.153	< 0.001
	6.2 紫外线灯、空气消毒机消毒登记	根据消毒时间如实登记	55.905	< 0.001
	6.3 消毒剂更换、社康中心环境、物表清洁登记	完成工作后登记	19.894	< 0.001
	6.4 每日疫情督导	每天完成工作后登记，对问题持续改进	30.893	< 0.001
必要时	7.1 职业暴露处理	局部处理后上报感控部门进一步处理	99.832	< 0.001
	7.2 医院感染监测	发现后按流程上报	4.791	0.091
	7.3 上级检查反馈问题	规定时间完成整改，并保存记录	20.168	< 0.001

注：81家社康中心中35家有口腔诊室，46家未开诊口腔诊疗。

2. 医院感染质量控制评分情况　按照10个模块考核标准对81家社康中心医院感染质量进行综合考评，10个模块考核评分均有所提高，其中培训考核、应急演练等7个模块评分显著提高，差异有统计学意义（表3-13-2）。

表3-13-2　实施前后81家社康中心医院感染质量控制评分结果比较（$\bar{X} \pm S$，分）

项目	实施前	实施后	t	P
1. 组织管理	8.78 ± 0.99	9.63 ± 0.58	−6.696	< 0.001
2. 培训考核	7.62 ± 1.34	9.38 ± 0.69	−10.529	< 0.001
3. 应急演练	6.6 ± 1.09	9.48 ± 0.70	−19.998	< 0.001
4. 手卫生管理	8.57 ± 0.71	9.32 ± 0.32	−8.580	< 0.001
5. 消毒管理	8.59 ± 1.38	9.38 ± 0.60	−4.732	< 0.001
6. 标准预防、隔离技术（含多重耐药菌）	9.58 ± 0.52	9.79 ± 0.44	−2.771	0.006
7. 无菌技术	9.54 ± 0.55	9.75 ± 0.49	−2.557	0.011

（续 表）

项 目	实施前	实施后	t	P
8. 职业暴露处理	8.91 ± 0.55	9.45 ± 0.43	−6.885	< 0.001
9. 医疗废物管理	8.89 ± 0.66	9.38 ± 0.43	−5.584	< 0.001
10. 医院感染监测	9.73 ± 0.39	9.78 ± 0.43	−0.869	0.386

3. 医院感染知识及技能操作考核结果　81家社康中心医务人员感染控制知识及技能操作考核结果实施前后比较，差异具有统计学意义（$P < 0.05$）（表3-13-3）。手卫生依从率73.38%提升至87.82%；2022年1～12月81家社康中心发生22例感染性病原体职业暴露，均得到及时、规范处理，按要求完成检测及预防用药，未发生1例因职业暴露导致医务人员感染事件。

表3-13-3　实施前后医院感染知识及相关技能操作考核结果比较（$\bar{X} \pm S$，分）

考核项目	考核人数	实施前	实施后	t	P
洗手	162	90.43 ± 2.93	96.90 ± 2.33	−21.963	< 0.001
消毒剂配置	162	89.00 ± 3.46	94.36 ± 3.02	−14.857	< 0.001
医院感染暴发处理	162	86.09 ± 6.28	95.13 ± 4.63	−14.741	< 0.001
二级防护用品穿脱	81	90.84 ± 2.15	94.05 ± 1.73	−10.456	< 0.001
职业暴露处理	81	87.87 ± 5.27	94.99 ± 3.33	−10.279	< 0.001
医疗废物包装袋封口	162	87.42 ± 4.57	95.01 ± 3.03	−17.634	< 0.001

4. 存在不足　经过1年的PDCA循环管理，提高了社康中心的医院感染管理质量，各项感染控制措施得到了落实。实践证明，想要全面、客观了解各社康中心工作开展情况，需要深入各社康中心进行检查。但由于81家社康中心地理位置较为分散，需要花费较多人力。目前由于人力有限，全面监控效果仍存在不足，下一步将开发适用于社康中心的医院感染质量监控信息化系统，以实现全动态、全过程、全方位管理。

案例分析

一、亮点特色

- 我国基层医院占比高，而目前基层医院的医院感染管理工作仍存在较多不足，严重影响医院感染防控效果。本案例运用PDCA循环法，通过工作台账联合同质化管理措施逐步规范了81家社康中心医院感染防控工作，推进各项工作有序开展。效果评价显示，各社康中心能够将措施落到实处，提高了社康中心医院感染防控质量，值得推广和借鉴。
- 建立工作台账有利于推进社康中心感染管理工作的开展。本案例中81家社康中心由区卫生健康委员会直管，成立医疗集团总部专门管理机构，内设感控部门，有3名感控专职人员。感控部门根据相关规范及社康中心医院感染管理现状评估，建立起需开展的工作台账，明确工作项目、工作标准、责任人等要求，各社康中心兼职感控员通过查阅台账可随时了解各项工作计划进行进度，以此督促工作落实。

• 同质化管理能提升社康中心医院感染管理质量。基层感染控制主要存在的共性问题是医院感染控制管理规章制度不健全，或有制度但未结合实际去制定，存在“照搬拿来”却未“消化吸收”的现象，未能根据最新的标准规范并结合本机构实际情况及时进行修订和完善，可操作性差。本案例推行同质化制度流程、质量考核标准，建立了培训考核、应急演练等10个社康中心同质化质量控制考评项目，开展感控部门和社康中心两级督导，通过不断地督导、反馈，社康中心感染控制工作更加规范化，感染控制质量不断提升。

二、改进建议

PDCA循环中，检查阶段（C阶段）是第三步，其主要任务是评估执行结果，检查计划实施的效果。在这个过程中，需要对执行阶段的数据和结果进行收集和分析，以判断目标是否实现。处理阶段（A阶段）是最后一步，其主要任务是总结经验、巩固成果，并对存在的问题进行改进。本案例C、A阶段的内容与上述步骤并不一致，将C阶段的评估检查内容放在了A阶段。

参考文献

[1] Hwa L K , Hyoung C N , Jin J S , et al. Effect of central line bundle compliance on central line-associated bloodstream infections[J]. Yonsei Medical Journal, 2018, 59(3): 376.

[2] 李中瑞，李静，郑蕊，等. 重症监护病房血管内导管相关血流感染调查[J]. 中华医院感染学杂志，2019，5：658-660.

[3] 戴凡，吴传芳，谭创，等. 血管导管相关血流感染预防与控制最佳证据实施现状调查[J]. 中国感染控制杂志，2022，8：774-780.

[4] Zhong Y Y, Zhou L M, Liu X L, et al. Incidence, risk factors, and attributable mortality of catheter-related bloodstream infections in the intensive care unit after suspected catheters infection: a retrospective 10-year cohort study[J]. Infect Dis Ther, 2021, 10(2): 985-999.

[5] 蒋翠婷，张晓玲，钟冬梅，等. 重症患者血管导管相关感染危险因素的Meta分析[J]. 中国护理管理，2022，22(4)：552-558.

[6] 国家卫生健康委员会.2022年国家医疗服务与质量安全报告[R]. 北京：科学技术文献出版社，2023：421-422.

[7] 全国耐药监测网.2020年全国细菌耐药监测报告[J]. 中华检验医学杂志，2022，45(2)：15.

[8] 佟青，张一兵，白璐. 医院感染多系统网络信息化交互性管理的实践与实效[J]. 中华医院感染学杂志，2013，23(23)：3.

[9] 狄振鹏. 管理规范靠台账：好台账胜过好助手[M]. 北京：机械工业出版社，2013：1-3.

[10] 韦翠花，蔡真真，李玉娟. 同质化管理在老年慢性疼痛护理中的应用[J]. 中华现代护理杂志，2018，24(27)：3310-3313.

[11] Lemiech-Mirowska E, Kiersnowska Z, Michalkiewicz M, et al. Nosocomial infections as one of the most important problems of healthcare system[J]. Ann Agric Environ Med, 2021, 28(3): 361-366.

[12] Yan Z, Zhou Y, Du M, et al. Prospective investigation of carbapenem-resistant Klebsiella pneumonia transmission among the staff, environment and patients in five major intensive care units, Beijing[J]. J Hosp Infect, 2019, 101(2): 150-157.

[13] Cano A, Gutiérrez-Gutiérrez B, Machuca I, et al. Risks of infection and mortality among patients colonized with klebsiella pneumoniae carbapenemase-producing K. pneumoniae: validation of scores and proposal for management[J]. Clin Infect Dis, 2018, 66(8): 1204-1210.

[14] Omar I, Shirazy M, Omar M, et al. Controlling nosocomial infection in adult intensive treatment unit: a quality improvement project[J]. Int J Risk Saf Med, 2020, 31(4): 267-273.

[15] 中华人民共和国国家卫生和计划生育委员会. 软式内镜清洗消毒技术规范WS 507—2016[S]. 北京：中国标准出版社，

2016.
[16] 骆孜，商任铎，黄兴民，等. 软式内镜管道自动清洗装置对消化内镜消毒质量的影响[J]. 中国感染控制杂志，2023，22(8)：913-918.
[17] Shang R D, Liu J, Luo Z, et al. Effect of an automated flexible endoscope channel brushing system on improving reprocessing quality: a randomized controlled study[J]. Endoscopy, 2023, 55(7): 636-642.
[18] 刘军，王缃兰，吴云星，等. 改良全管道灌流器对副送水内镜消毒效果的影响[J]. 中国感染控制杂志，2021，20(12)：1109-1113.

第四章
品管圈在感染防控中的应用案例

案例1 运用品管圈基于“1＋3＋N”模式构建中心静脉导管相关血流感染防控管理体系

浙江中医药大学附属第一医院(浙江省中医院)血液内科

案例摘要

2020年1～12月，某医疗机构中心静脉导管相关血流感染(CLABSI)发生率为0.41‰。为降低CLABSI发生率，医院组成品管圈(QCC)小组，运用课题达成型品管圈，构建了新的感染防控管理模式。QCC小组通过回顾性调查发现，急性生理与慢性健康评分(APACHE)Ⅱ评分系统在CLABSI感染预测中具有重要的指导意义。为帮助医护人员快速筛选出CLABSI的高危人群，识别危险因素，QCC小组对医护人员进行APACHE Ⅱ评分的培训，并将评分系统嵌入信息化平台，以做到对CLABSI风险的及时评估和全程监测，通过开展静脉治疗知信行模式培训和“1＋3＋N”模式协同策略实施，全院CLABSI发生率从0.41‰降至0.16‰。

应用实践

一、主题选定

1. 选题背景

(1) 2021年国家医疗质量安全改进目标之一：降低血管内导管相关血流感染发生率。

(2) CLABSI是造成患者死亡的主要原因之一。有研究显示，每例CLABSI造成的超额医疗负担高达56 000美元(约4万元)，导致住院时间增加3周，并导致14%～40%的归因死亡率。

(3) 该医疗机构2020年1～12月共发生13例CLABSI，CLABSI发生率为0.41‰。

2. 课题提出　为了更好地构建CLABSI防控管理体系，减少CLABSI发生率，QCC小组提出了3个方案来推进课题的实施，从课题的方案原理、条件影响力展开分析，通过有效性、可行性、时间性、经济性和自主性5个方面进行加权评估，得分最高的项目为最后的实施方案。通过评分，确定本次活动为基于“1＋3＋N”模式构建CLABSI防控管理体系(表4-1-1)。通过QC-STORY适用判定为课题达成型品管圈。

"1 + 3 + N"模式是一种基于数字化技术的管理方法，可以通过数字化平台将各个部门和外部合作伙伴的数据进行整合和管理，从而实现信息的共享和协同。该模式在不同的业务领域和应用场景中，可根据实际需求实现个性化定制和服务创新。基于此，该团队构建了"1 + 3 + N"模式管理体系，即1个信息化数据平台、3个重点管理部门（护理部、医院感控部门、医务部）、N个科室（血液科、血透室等）运用。

表4-1-1 备选课题及方案原理

备选课题	基于"1 + 3 + N"模式构建CLABSI防控管理体系	CLABSI早期预警评分系统构建	基于多学科构建CLABSI信息化闭环管理系统
方案原理	构建"1 + 3 + N"管理模式应用于临床CLABSI防控，做到CLABSI高危患者早发现、早干预、早治疗。通过信息化平台建设，做到CLABSI实时监控，多部门协同分析数据，多维度的干预	将APACHE Ⅱ评分嵌入信息化护理平台，并自动导入生命体征及检验结果，达到预警值时，则提醒医护人员进行评估、监测并及时采取干预措施	在APACHE Ⅱ评分信息化基础上，构建五位一体模式，多部门协同分析数据，进行多维度的干预

3. 主题定义

（1）CLABSI：指患者在留置中心静脉导管（包括CVC、PICC和输液港）期间或拔出导管48小时内发生的原发性，且与其他部位存在的感染无关的血流感染。

（2）APACHE Ⅱ评分系统：包括急性生理评分、年龄评分及慢性健康评分。

4. 指标计算　CLABSI发生率 = 同期CLABSI新发病例次数/同期内患者中心静脉插管总日数 × 1 000‰。

二、活动计划拟定

详见表4-1-2。

三、课题明确化

1. 现状调查　详见表4-1-3。

2. 现状水平　对2019年10月～2021年3月期间血液科、ICU的PICC和CVC带管患者进行回顾性调查，结果显示：感染组的APACHE Ⅱ评分均值为（21.45 ± 6.37）分，未感染组的APACHE Ⅱ评分均值为（14.37 ± 3.79）分。APACHE Ⅱ评分越高，CLABSI风险越大，且感染组APACHE Ⅱ评分均值 > 15分，与文献研究结果一致。由此得出APACHE Ⅱ评分对CLABSI的预防有指导意义。

四、目标设定

1. 目标值　计算公式如下。

目标值 = 现况值−（现状值 × 改善重点 × 圈能力）

= 0.41‰−（0.41‰ × 75.19% × 78.49% ）

≈ 0.17‰

2. 改善重点　遵循三现原则，通过核查表进行现场检查，通过柏拉图分析，根据80/20法则，确定改善重点为75.19%。

表 4-1-2 活动计划

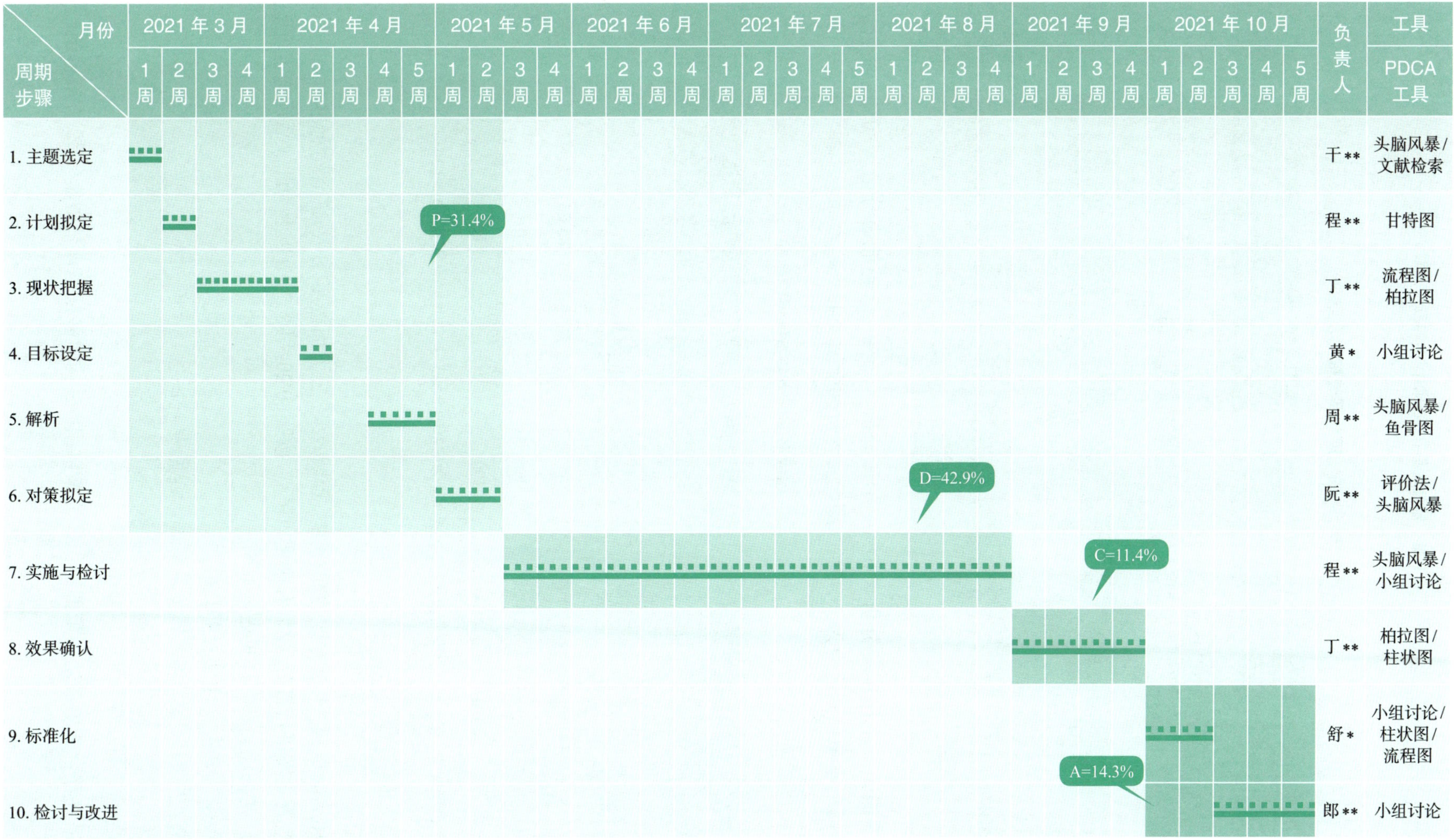

注：▪▪▪▪▪▪代表计划；——代表执行。

表 4-1-3 现状调查情况及结果

把握项目	调查时间	调查对象及目的	调查地点	调查方法	调查团队	调查结果
APACHE Ⅱ评分信息化	2021年3月15日～2021年3月22日	有无APACHE Ⅱ评分信息化编程经验	信息科	现场查看、询问	QCC小组成员	信息科准备将APACHE Ⅱ评分嵌入护理平台
多学科协同管理	2021年3月15日～2021年3月22日	医护人员、感控部门人员	感控部门	现场检查	QCC小组成员	置管与维护管理监督不足
构建闭环管理系统	2021年3月15日～2021年3月22日	感控专职人员、临床医护人员	医务科	面谈	QCC小组成员	医护人员认可闭环管理系统能够减少CLABSI发生率

圈能力 = 工作年资分析 × 40% + 学历分值 × 30% + 改善能力分值 × 30% + 品管经验值。通过计算，本项目圈能力为78.49%。圈能力评价标准见表4-1-4。

表 4-1-4 圈成员圈能力各指标评价标准

工作年资	能力值	学历	能力值	主题改善能力	能力值	品管圈经验	能力值
0～5	60～70	中专	20	1	20	1	5
6～10	71～80	大专	40	2	40	2	10
11～15	81～90	本科	60	3	60	3	15
16～20	91～100	硕士	80	4	80	4	20
> 20	100	博士	100	5	100	5	20

注：品管圈经验值：有参加品管圈活动经验1次者在能力值基础上加5分，以此类推，最高不超过20分。

五、方案与对策拟定

10名圈员从“上级方针、圈的优势、预期效果”三方面按照“3-2-1”评分标准对每条拟定攻坚点和改善方案进行打分，挖掘和确定攻坚点，按照80/20法则，72分以上为此次活动选定攻坚点。

1. 挖掘攻坚点 详见表4-1-5。

2. 方案拟定 详见表4-1-6。

3. 障碍和副作用评定及方策整合 详见表4-1-7。

六、最适方策探究

最终整合四项最适方策群组：① 方策群组一：构建多模态评估方案。② 方策群组二：知信

表 4-1-5 挖掘攻坚点

调查项目		现状水准	期望水准	期望差值	拟定攻坚点	评价项目				选定攻坚点
						上级方针	圈的优势	预期效果	总分	
APACHE Ⅱ评分信息化	准确性	53%	95%	42%	加强培训,解读评分表,提高评分准确性	28	24	24	76	☆
					当患者发生病情变化时重新评估	14	20	14	48	
	及时性	48%	95%	47%	自动导入生命体征	22	20	30	72	☆
					落实评分时机,随机抽查反馈	24	18	12	54	
	评分耗时	10分钟	5分钟	5分钟	加强培训,提高评分熟练程度	28	24	26	78	☆
置管过程规范性		78.81%	95%	16.19%	加强置管人员培训与考核,考核合格授予资质后方可进行操作	12	20	18	50	
					修订CVC置管穿刺核查表,定期抽查	24	20	28	72	☆
导管维护规范性		85%	95%	10%	针对不同能级的护士制定培训课程并进行培训与考核	12	20	18	50	
					修订CVC维护核查表,定期抽查	24	20	28	72	☆
手卫生依从率		78%	85%	7%	提高手卫生意识	24	28	26	78	☆
闭环管理完善性		18%	50%	32%	制订闭环流程	24	24	28	76	☆

表4-1-6 拟定改善方案

管理项目	攻坚点	改善方案	评价项目				选定攻坚点
			上级方针	圈的优势	预期效果	总分	
APACHE Ⅱ评分准确性	加强培训，解读评分表，提高评分准确性	医生负责评分表解读，静疗组负责组织护士进行质量核查	28	26	28	76	☆
APACHE Ⅱ评分及时性	制定APACHE Ⅱ评分系统	APACHE Ⅱ评分系统自动导入生命体征，直接勾选评分内容	28	24	30	82	☆
APACHE Ⅱ评分耗时	提高评分熟练程度	进行培训，检验结果自动导入APACHE Ⅱ评分系统，节省评分时间	24	20	26	70	
置管过程规范性	加强培训与考核，修订CVC、PICC置管穿刺核查表	学习《导管相关感染防控最佳护理实践专家共识》和省质量控制中心制定的标准，规范置管流程	24	26	28	78	☆
	落实最大无菌屏障	使用无菌大单，确保置管操作最大化无菌屏障措施落实到位	20	22	20	62	
导管维护规范性	加强培训与考核，修订CVC、PICC维护穿刺核查表	建立培训与考核制度，细化操作流程，拍摄标准化的导管维护操作视频，定期抽查维护质量	24	28	22	74	☆
	明确导管维护中的感染防控要点	多部门协同制作防控要点，落实防控重点	22	28	22	72	☆
	规范多重耐药菌患者置管维护管理	多重耐药菌感染/定植患者选用一次性维护包，避免感染传播	28	24	26	78	☆
手卫生依从率	提高手卫生意识	加强医护人员手卫生培训	24	26	28	78	☆
监管力度	提高督查力度，制订闭环流程	成立导管督查小组，制订闭环流程	26	28	24	78	☆

表 4-1-7 障碍和副作用评定及方策整合

备选方案	障碍评定	副作用评定	消除障碍	评定	方策群组
加强培训，解读评分表，提高评分准确性	APACHE Ⅱ评分主要用于ICU，普通病房部分检验项目不完善，无法评分	评分判断不统一	多学科进行沟通与协调，根据科室实际情况对评分内容进行调整，科主任统一培训和解读判定标准	☆	Ⅰ
APACHE Ⅱ评分系统	APACHE Ⅱ评分系统自动导入生命体征，直接勾选评分内容	数据不能自动识别	评分表系统导入五天的生命体征可供选择，护士可自行勾选导入	☆	
检验结果自动导入APACHE Ⅱ评分表	APACHE Ⅱ评分主要用于ICU，普通病房相对检验检查不完善，导致部分参数识别困难	数据不能自动识别	评分系统导入患者入院以来的所有检验结果，护士可查询并自动勾选导入	☆	
护士当面或电话告知医生	触发预警值时，需要护士通知医生，医护联系不紧密	医生参与度低	与HIS系统和医生医嘱系统联网，当预警触发时，医生站会出现提示	☆	
明确预警值的意义，落实相关干预措施	护士未及时进行干预	护士执行力度不够	感控部门、静疗组联合制作干预措施卡片，随身携带，方便护士落实	☆	Ⅳ
建立培训与考核制度，细化操作流程，制订CVC、PICC穿刺核查表	护士未及时进行干预	培训形式单一，自主性学习差	感控部门、静疗组进行沟通后，拍摄标准视频，利用线上线下相结合方式，对医护人员采用知信行模式进行培训	☆	Ⅱ
加强医护人员手卫生培训	无人提醒，工作忙忘记手卫生	手卫生意识薄弱	运用智能手卫生干预系统，采取奖励制度	☆	Ⅲ
多部门协同制定防控要点，落实防控重点	职责分工不明确	部门之间沟通少	感染控制组与科室主任、护士长沟通协商，落实防控工作要点	☆	Ⅲ
制定闭环流程，落实措施	部门之间沟通少	部门之间配合度不佳	感控部门负责制定流程，组织多学科人员参加	☆	Ⅳ

行模式培训。③ 方策群组三："1 + 3 + N" 模式协同策略实施。④ 方策群组四：构建闭环管理。

七、最适方策实施与检讨

1. 方策一 构建多模态评估方案。

（1）现状描述：评估标准不统一、静脉通路选择单一。

（2）方策内容及方策实施：主要包括以下四方面。

1）5月19日，信息科完善APACHE Ⅱ评分系统，APACHE Ⅱ评分达到预警值时，通知提醒医生和护士关注。

2）对医护人员分类开展APACHE Ⅱ评分培训和考核，科主任对医生进行培训，护士长对护士进行培训，5月20日完成。

3）5月22日，静脉专业组制定静脉分级评分表（表4-1-8）和多模态评估方案（表4-1-9）。

表4-1-8 静脉分级评分表

项目＼分值	1分	2分	3分	4分
年龄（岁）	< 40	40 ～ 55	56 ～ 65	> 65
身体情况	消瘦/正常	超重	肥胖	水肿
基础疾病（种）	无	1	2	≥3
血管充盈度	明显突起于表皮	略凸于表皮	不充盈	塌陷
血管弹性	柔软有弹性	无发硬	较硬	变硬呈条索状

表4-1-9 多模态评估方案

静 脉	APACHE Ⅱ评分	药物性质	治疗时间	静脉通路
静脉1～2级	APACHE Ⅱ评分 < 15分	非刺激性药物	30天内	留置针、中线导管、mini中线导管
	APACHE Ⅱ评分 > 15分			
静脉3级	APACHE Ⅱ评分 < 15分	pH < 5或pH > 9	1～3个月	PICC、CVC、输液港
	APACHE Ⅱ评分 > 15分			首选隧道法PICC置管
静脉4级	APACHE Ⅱ评分 < 15分	强刺激性药物、发泡剂	3个月以上	PICC、输液港
	APACHE Ⅱ评分 > 15分			首选隧道法PICC置管

4）责任护士在患者中心静脉置管前需完成置管评估、APACHE Ⅱ评分、静脉分级评估，根据治疗方案、评估结果为患者制订最佳静脉通路和置管方式选择方案。

实施时间：2021年5月18日～2021年6月30日。

（3）效果确认

1）APACHE Ⅱ信息化系统使用正常，ICU、血液科评估APACHE Ⅱ共计83例（次），

APACHE Ⅱ > 15分共20例(次)。

2）根据患者制定适合静脉通路选择，mini中线导管置管成功3例，经腋静脉行双隧道法PICC置管成功10例。

3）5月30日～6月30日未发生血管导管相关血流感染。

4）对策处置：对策有效，继续实施，列为标准化。

2. 方策二　知信行模式培训。

（1）主因分析：导管维护操作不规范、防控措施执行不到位、相关知识缺乏。

（2）方策内容及方策实施：主要包括以下3个阶段。

1）知信行模式第一阶段：知。对全院护士分阶段分步骤进行静疗知识培训。

• 培训模式：全院护士通过办公系统进行线上学习；线下进行新护士岗前培训、限制性技术培训等。

• 培训内容：① 初级阶段(新入职护士岗前培训)：理论培训、临床思维培训、临床考核、PICC门诊轮训。② 中级阶段(全层培训)：工作坊、导管维护操作考核。③ 高级阶段(技术培训)：资质认证、限制性技术培训、发放资格证书。培训老师固定，保证培训内容同质化。

2）知信行模式第二阶段：信。通过CLABSI调查问卷进行数据调查，分为知识、态度、行为3个维度，共26个条目；主要内容包含CLABSI定义、CLABSI危害、发生原因、导管维护操作要点等。

3）知信行模式第三阶段：行。使用核查表、视觉系统进行现场督查。感控部门及护理部成立了核查小组，详细解读核查表，对小组成员进行培训。核查小组每周抽查10例以上中心静脉置管及维护操作，利用手机APP进行核查，同时运用视觉系统进行实时动态监测。

实施时间：2021年6月1日～2021年6月30日。

（3）效果确认：护士知信行培训考核合格率96%，纳入护士考核绩效；全院中心静脉导管维护考核221人，合格198人，合格率由改善前78%提升至改善后90%；全院中心静脉置管穿刺考核10人，合格9人，合格率由改善前的80%提高到90%。

（4）对策处置：确认为有效对策，知信行问卷纳入护理部题库。

3. 方策三　1 + 3 + N模式协同策略实施。

（1）主因分析：多学科相互之间沟通少，合作不紧密，职责分工不明确。

（2）方策内容及方策实施：主要包括以下7个方面。

1）感控部门联合护理部制订降低CLABSI发生率的干预措施。

2）感控部门梳理防控要点，静疗组制作安全输液手册及并发症处置卡片。

3）护理部、感控部门、检验科联合制作正确采集血培养视频，将视频上传至办公系统手机APP端，以方便全员学习，同时修订血培养采集操作流程及规章制度。

4）静疗组梳理全院静脉穿刺用消毒液种类，并规范不同类别消毒液待干时间。

5）对中心静脉导管评估、预约、置管、维护、拔管等进行全流程管理。

6）针对中心静脉导管带管出院患者，开展互联网 + 居家护理服务，即线上问诊(免费答疑、健康教育)、互联网(智能派单、护理服务监管)、居家护理(主要针对年老体弱或者有需求的患者进行上门维护)。

7）实施智能手卫生监测，在病床尾部、流动水洗手区等区域安装智能化区域识别器，护士佩戴智能“声光提醒”管理系统手牌，实现手卫生智能提醒、监测、总结和反馈。

实施时间：2021年7月1日～2021年8月31日。

（3）效果确认：8月1日～8月31日抽查全院中心静脉导管维护153例，148例符合，5例不符合，导管维护规范率由改善前的85%提高到96%；PICC居家维护2次。

（4）对策处置：确认为有效对策，制订了导管相关血流感染血培养采集技术操作评分表及操作视频。

4. 方策四　构建闭环管理。

（1）主因分析：未及时采取干预措施，医生漏报导管相关血流感染病例。

（2）方案内容及方策实施：主要包括以下四方面。

1）护士长和科主任负责全体医护人员的培训，明确预警值的意义与干预措施；对于疑似CLABSI病例由检验科、临床医生、感控部门三方共同判断是否为感染病例，如发生CLABSI立即上报。

2）将血培养结果纳入危急值管理，如血培养结果阳性，通过HIS系统及电话通知医护人员，主管医生上报感控部门。

3）感控部门组织多部门对每例CLABSI病例开展讨论，进行原因分析、对发现的问题进行整改。

4）实施评估—预警—监测—核查—讨论—处置—追踪的闭环管理。

实施时间：2021年8月5日～2021年9月5日。

（3）效果确认：闭环管理顺利实施；医护人员培训率达100%，培训合格率95%；实施期间多部门分别在ICU、血液科、神经外科组织病例讨论3次，其间参与人数60余人，确定CLABSI 1例。

（4）对策处置：确认为有效对策，各层级医生均能正确追踪与处置预警值。

八、效果确认

1. 有形成果　2021年3月～2021年10月，CLABSI发生率从0.41‰降至0.16‰。

2. 附加效益　案例多次参加国家、省、地区组织的持续质量改进项目竞赛并获奖。

九、标准化（表4-1-10）

表4-1-10　标准化成果一览表

制度编号	制度名称	备注
YGK-RE067 V1.0	****CVC、PICC维护核查表	修订
YGK-RE066 V1.0	****CVC、PICC穿刺核查表	修订

十、检讨与改进

该项目由多学科团队合作，按计划完成各项工作。未来团队成员将根据不同患者的特点进行分析，构建适用于不同患者的CLABSI的风险预测模型，并嵌入信息平台，建立更高效完善的信息驾驶舱，最终实现CLABSI零感染。

案例分析

一、亮点特色

本案例由护理部、感控部门及医务部三个重点部门牵头，联合多学科协作，通过信息化平台将多部门多学科紧密联系起来，形成闭环的管理系统，对全院的每例中心静脉导管患者进行全程实时监控。通过多模态评估方案选择最佳静脉通路和置管方式。针对APACHE Ⅱ评分＞15分的高危患者首选经腋静脉行双隧道法PICC置管的方式，降低CLABSI的发生率。

二、改进建议

危急值管理是对提示患者处于生命危急状态的检查、检验结果建立复核、报告、记录等管理机制，以保障患者安全的制度，一般适用于危急重症患者的救治。本案例将血培养阳性纳入危急值管理，对于达成本案例改进目标有促进作用，但有过度使用之嫌，是否将血培养结果纳入危急值管理，各级医疗机构应根据具体情况审慎评估后确定。

案例2 运用品管圈降低卒中后吞咽障碍患者吸入性肺炎的发病率

浙江中医药大学附属第三医院神经内科

案例摘要

卒中相关性肺炎是患者死亡的重要原因之一。某医疗机构神经内科2019年10～12月期间，卒中后吞咽障碍患者吸入性肺炎的发病率为15.7%。为此，科室成立CQI小组，运用问题解决型品管圈管理工具对问题进行改善。经过调查发现，进食管理不当、口腔卫生管理不合格、吞咽功能未适时评价为卒中后吞咽障碍患者发生吸入性肺炎的主要因素。通过加强医务人员相关知识培训和落实吞咽障碍患者进食方法及康复训练宣教、选用负压冲洗式口护牙刷联合自制“五味消毒饮”口腔护理液等措施提高口腔护理质量、多专业联合完善吞咽障碍临床诊疗规范、制订个体化营养干预方案等措施后，卒中吞咽障碍患者吸入性肺炎的发病率从改善前15.7%降至改善后5.1%。

应用实践

一、主题选定

项目小组前期进行了一系列头脑风暴，详尽分析目前科室医疗质量和安全管理方面迫切需要改进的问题，经过小组讨论提出了6个主题。从上级政策、可行性、迫切性、圈能力四方面对各个主题进行评分，根据评分结果最终选定“降低卒中后吞咽障碍患者吸入性肺炎的发病率”作为本次活动主题（表4-2-1）。

表4-2-1 主题选定评分表

主题评价题目	上级政策	可行性	迫切性	圈能力	总分	顺序	选定
提高医务人员手卫生依从率	4.25	3.75	3.00	4.25	15.25	2	
提高卒中患者功能锻炼依从率	2.75	3.75	2.50	2.75	11.75	6	
提高住院患者ADL评分合格率	3.25	4.00	2.75	4.25	14.25	4	
降低住院患者跌倒发生率	3.75	4.25	3.75	4.00	14.25	4	
降低卒中后吞咽障碍患者吸入性肺炎的发病率	4.75	4.25	3.50	3.75	16.25	1	★
提高住院患者入院宣教知晓率	3.50	4.00	3.50	3.50	14.50	3	

1. 选题理由

（1）吸入性肺炎死亡率高达40%～60%。

（2）临床研究表明，脑卒中后吸入性肺炎的发病率可达24%～48%。

（3）误吸又分为显性误吸和隐性误吸，其中显性误吸仅占误吸的10%，绝大部分为隐性误吸。

2. 衡量指标 卒中后吞咽障碍患者吸入性肺炎的发病率＝

$$\frac{\text{监测期间卒中后吞咽障碍患者发生吸入性肺炎的例（次）}}{\text{监测期间卒中后吞咽障碍患者总人数}}\times 100\%$$

二、活动计划表

绘制甘特图，明确10个活动内容的具体时间节点、责任人、使用管理工具等（活动计划表略，参考表3-2-2、4-1-2）。

三、现状把握

1. 目标现况 调查2019年10～12月期间卒中患者121人，其中吞咽障碍患者70人，吞咽障碍患者中发生吸入性肺炎11例（次），吸入性肺炎的发病率为15.7%。

2. 主要影响因素 所有圈员对发生吸入性肺炎的影响因素按照“5-3-1”评分标准运用投票法进行评价，绘制改善前柏拉图（图4-2-1），结果显示“进食管理不当、口腔卫生管理不合格、吞咽功能未适时评价”这3个因素为发生吸入性肺炎的主要影响因素（影响因素评价表略，可参考表3-1-2）。

四、目标设定

目标值 ＝现况值−改善值

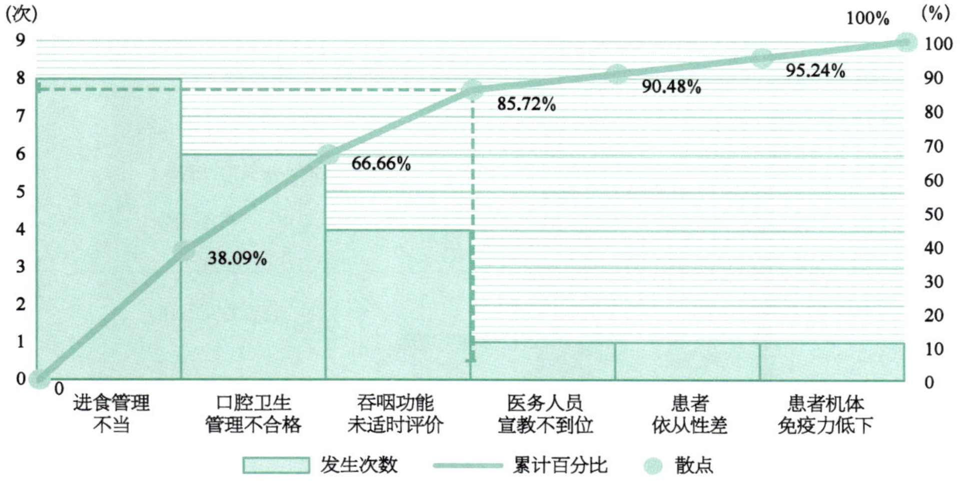

图 4-2-1 **改善前柏拉图**

= 现况值 −（现况值 × 改善重点 × 圈员能力）
= 15.7% −（15.7% × 85.72% × 75%）
= 5.6%

五、解析

对引起进食管理不当、口腔卫生管理不合格、吞咽功能未适时评价的原因逐一进行分析（图4-2-2、图4-2-3、图4-2-4）。

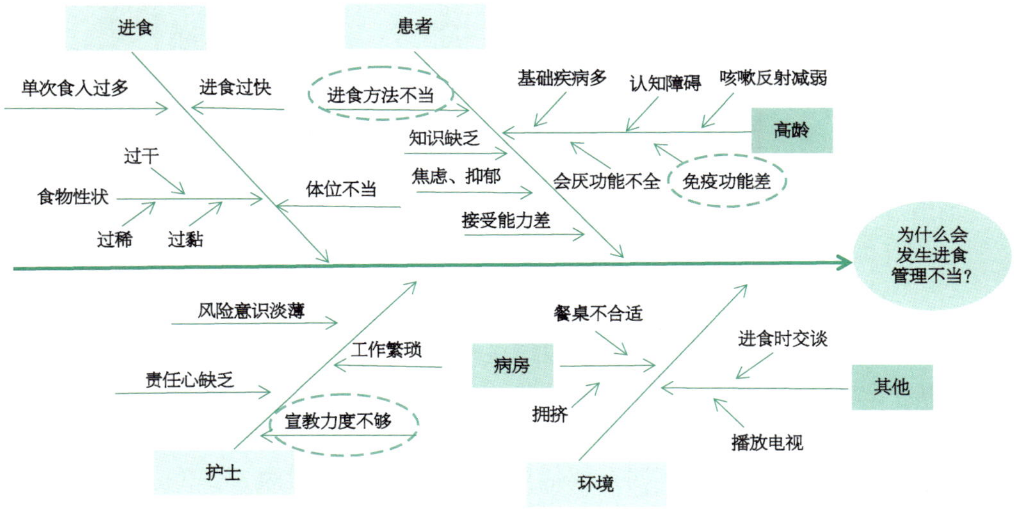

图 4-2-2 **进食管理不当原因解析**

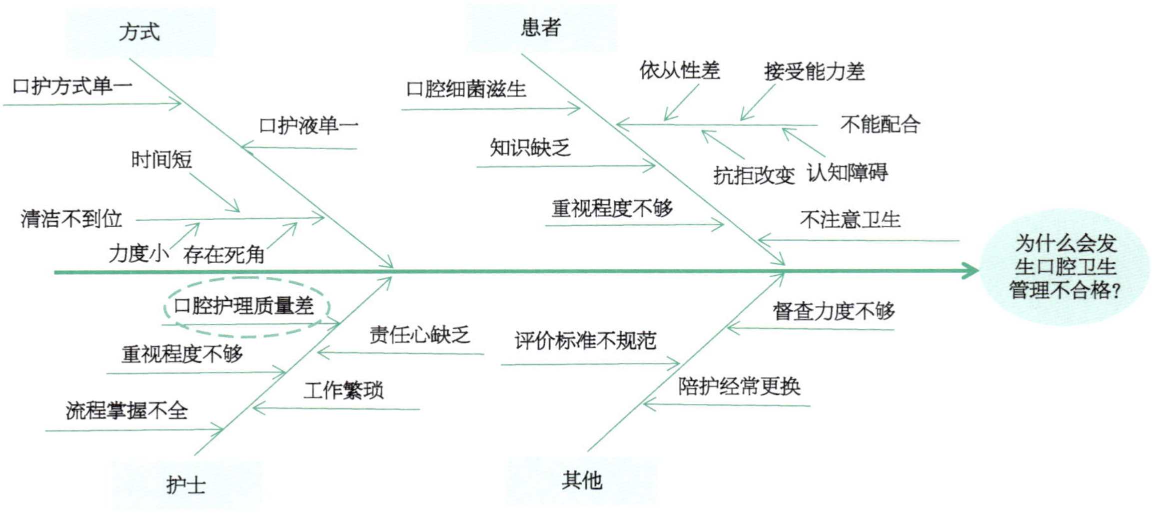

图 4-2-3　口腔卫生管理不合格原因解析

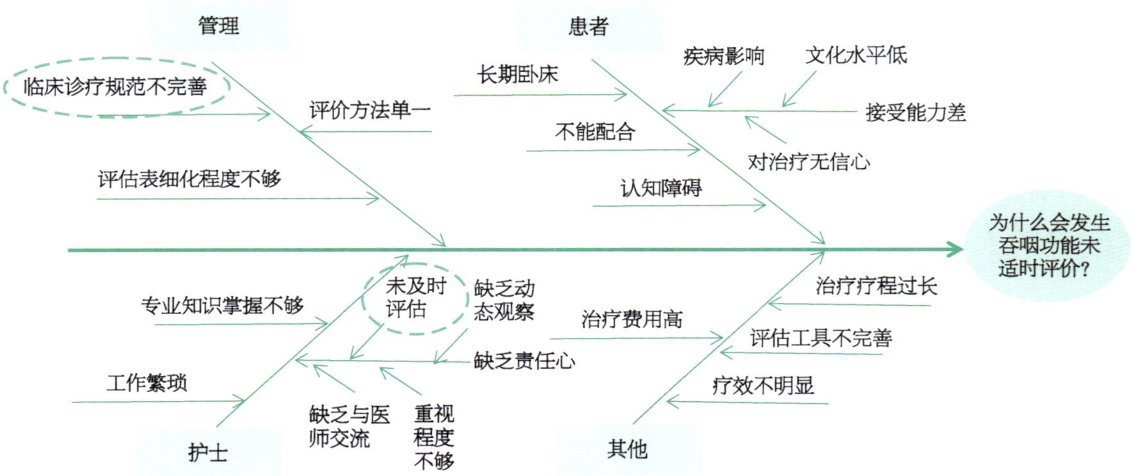

图 4-2-4　吞咽功能未适时评价原因解析

六、真因验证

2020年1月13日至2月9日，每周对10例卒中后吞咽障碍患者进行调查和评估，共调查40例患者，其中20例因为营养不良，机体免疫力差；19例为口腔护理质量差；18例为经口进食和鼻饲方法不恰当；18例为吞咽障碍临床诊疗规范不完善；15例为宣教力度不够；14例为吞咽功能未适时评价。调查结果（调查评估分析汇总表略，参考表3-2-3）显示：进食管理不当、口腔卫生管理不合格、吞咽功能未适时评价、医务人员宣教不到位为真因。

七、对策实施

1. 对策一　加强医护人员相关知识培训。

（1）主要原因：经口及鼻饲进食方法不当。

（2）实施内容：包括以下两方面。

1）制订鼻饲操作规范并对掌握情况进行考核。

2）定期组织全科医务人员进行吞咽障碍患者进食方法和食物特性相关知识培训。主要食物特性相关学习内容如下：① 容易吞咽的食物特点：密度均匀、黏性适当、不易松散；温度以偏凉食物为宜；兼顾食物的色、香、味。② 高风险食物：蔬菜和水果皮，包括豆类、豌豆、葡萄等；粗糙，纤维质地的，包括菠萝、芸豆、芹菜、莴苣；混合稠度食品，包括不能与牛奶混合的谷类物（如麦片），薄肉芡，块状羹汤；松脆食物，包括烤面包片、酥皮糕点、干饼干、薯条；坚硬食物，包括耐嚼的糖果、坚果等。

（3）对策实施：包括以下三方面。

1）负责人：龚*、胡*。

2）时间：2020年2月17日至5月17日。

3）地点：神经内科。

（4）效果确认：科室全体护士考核通过，考核成绩合格率由培训前87%提升至培训后100%。

（5）对策处置：确认该对策为有效对策；将鼻饲操作考核列为科室每年必考项目。

2. 对策二　落实吞咽障碍患者进食方法及康复训练宣教。

（1）主要原因：经口及鼻饲进食方法不当。

（2）实施内容：包括以下五方面。

1）制订吞咽障碍患者进食宣教单。

2）将吞咽障碍的康复知识上墙。

3）医护人员针对吞咽障碍患者实施一对一宣教。

4）制作吞咽障碍进食指导视频，供患者学习。

5）在常规康复训练基础上，将新技术“芳香药物疗法”融入改善吞咽功能康复训练中。

• 芳香药物疗法：通过使用经过冷冻成为0℃的药物冰棉棒刺激患者咽喉部及相关穴位，利用中药的芳香刺激神经冲动，诱发吞咽反射，促进吞咽肌的灵活性和协调性，以促进吞咽功能恢复（芳香方剂：地龙20 g、红花20 g、桃仁20 g、路路通20 g，煎成50 mL汤药；刺激部位：前腭弓、后腭弓、软腭、咽后壁、舌后部；经外奇穴：金津、玉液穴）。

（3）对策实施：负责人、地点、时间（略，地点、时间同对策一）。

（4）效果确认：吞咽障碍患者对宣教内容知晓率由68%提升至培训后88%。

（5）对策处置：列为日常工作必备流程。

3. 对策三　提高口腔护理质量。

（1）主要原因：口腔护理液单一、口腔护理时存在死角。

（2）实施内容：包括以下四方面。

1）建立口腔护理质量评估标准。

2）建立统一、科学的口腔护理操作规范和流程指引：① 通过头脑风暴法，从利益、成本、可行性分析，改进口腔护理方法为“冲洗＋擦洗法”。② 口腔护理频次由2次/日改为4～6次/日。

3）加强护士规范化操作培训与考核。

4）选用先进的口腔护理工具和护理液：包括负压冲洗式口护牙刷的应用和口腔护理液的选择。

• 负压冲洗式口护牙刷（图4-2-5）的应用：留置胃管患者因导管刺激，呼吸道分泌物增多，导致口腔微生态平衡受到破坏，牙菌斑及细菌定植会显著增加，上呼吸道分泌物、牙菌斑及定植细菌随患者吞咽动作而移行至下呼吸道并发感染。研究发现，约67%下呼吸道致病菌来源于口咽部的定植菌。负压冲洗式口护牙刷可在口腔护理时有效清洁死角，无齿间残留，保持口腔的卫生和清洁。通过物理清洁方式使口腔内细菌减少，预防口腔感染，同时进一步预防吸入性肺炎的发生。

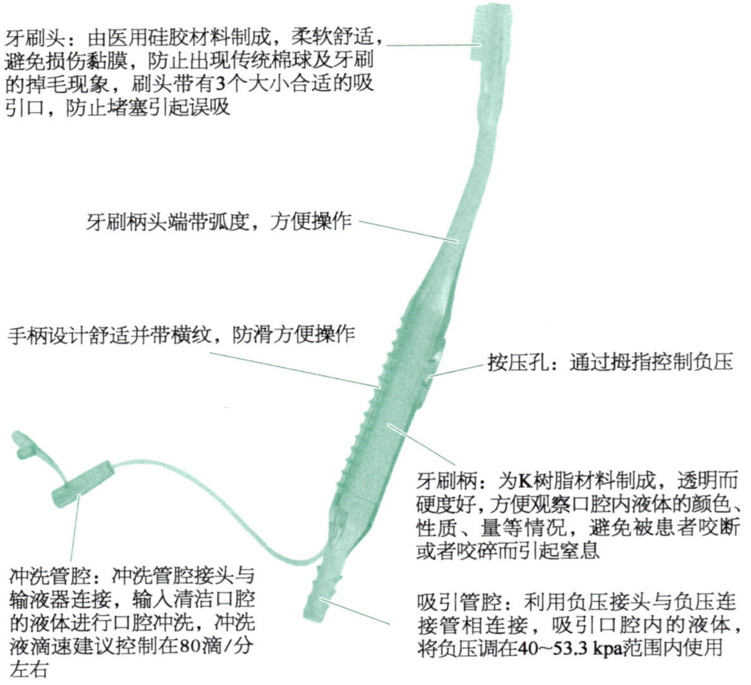

图4-2-5　负压冲洗式口护牙刷

• 口腔护理液的选择：将常规的生理盐水口腔护理液进行改进，根据《医宗金鉴》拟采用段富津主编的《方剂学》（第9版），将五味消毒饮（金银花20 g、紫花地丁15 g、蒲公英15 g、紫背天葵15 g、野菊花15 g）加水煎至250 mL作为口腔护理液，温度以38～40℃为宜，结合负压冲洗式口护牙刷进行口腔护理。

（3）对策实施：负责人、地点、时间（略；地点、时间同对策一）。

（4）效果确认：口腔护理质量规范性由改善前86%提升到改善后98%。

（5）对策处置：列为日常工作必备流程，形成标准化制度。

4. 对策四　完善吞咽障碍临床诊疗规范。

（1）主要原因：吞咽障碍临床诊疗规范不完善。

（2）实施内容：包括以下三方面。

1）制订患者病情评估表，定期由医师、治疗师完成。

2）建立医师、治疗师及护士微信群，方便随时沟通患者治疗情况，专人负责监督评估工作完成情况。

3）设立床边会诊项目及视频透视吞咽检查项目，确保评估工作有效进行。

（3）对策实施：负责人、地点、时间（略，地点、时间同对策一）。

（4）效果确认：已形成较为完善的吞咽障碍临床诊疗流程（图4-2-6）。

（5）对策处置：列为日常工作必备流程，形成标准化制度流程。

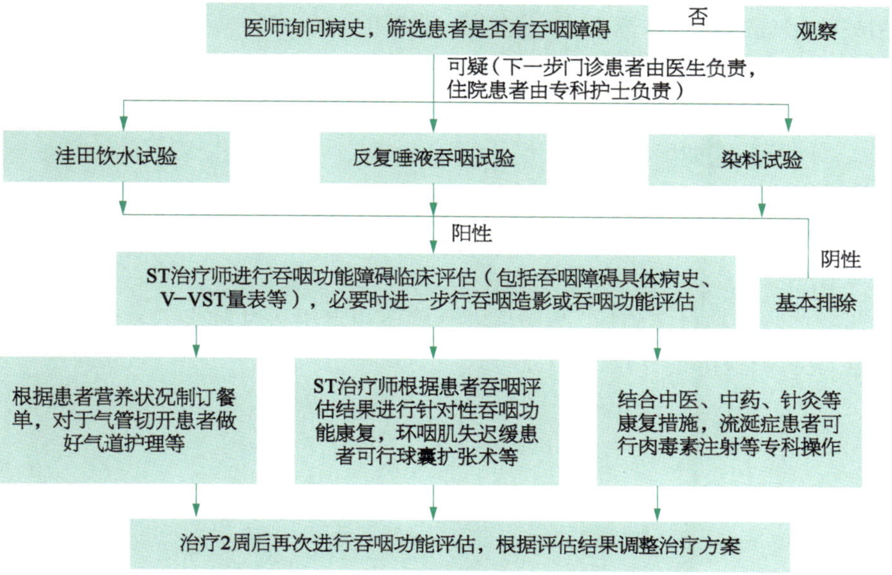

图4-2-6 吞咽障碍诊疗流程

5. 对策五 制订个体化营养干预方案。

（1）主要原因：患者营养不良，机体免疫功能差。

（2）实施内容：包括以下三方面。

1）对于轻度吞咽障碍患者，通过改善食物的性状增加进食安全性。

- 增稠剂的使用：吞咽障碍患者最容易发生误吸的是稀液体；最容易吞咽的食物是密度均匀，有适当黏性且不容易松散，通过咽部及食道时容易变形，不易残留在黏膜上的食物。吞咽障碍患者进食稀流质时易产生误吸、渗漏等，而增加食团黏度可显著增加吞咽障碍患者进食的安全性。
- 调制比例：采用某品牌增稠剂与水进行调剂。① 取0.5 g增稠剂 + 50 mL水，调和成糖浆样。② 取1.0 g增稠剂 + 50 mL水，调和成布丁样。
- 备注：使用前，科室会邀请本院吞咽专科护士进行床边指导，根据患者实际情况进行调制。

2）胃肠道动力差者，可遵医嘱应用胃动力药（如多潘立酮、莫沙比利），以促进胃排空。

3）经常误吸，且常规干预措施无效者，改用鼻空肠管，必要时行胃或肠造瘘。

（3）对策实施：负责人、地点、时间（略）。

（4）效果确认：鼻空肠管置管率7.79%；已制订个体化营养方案。

（5）对策处置：列为日常工作必备流程。

八、效果验证

调查2020年3月18日至2020年6月16日卒中患者134人，其中吞咽障碍患者77人，吞咽障碍患者中发生吸入性肺炎4人，吸入性肺炎的发病率5.1%。

1. 目标达成率　计算公式如下。

目标达成率 =（改善后−改善前）/（目标值−改善前）× 100%

=（5.1−15.7）/（5.6−15.7）× 100%

= 104.9%

2. 进步率　计算公式如下。

进步率 =（改善前−改善后）/改善前 × 100%

=（15.7−5.1）/15.7 × 100%

= 67.5%

3. 持续效果追踪　项目实施后，卒中后吞咽障碍患者吸入性肺炎的发病率较干预前明显降低且持续保持，说明措施持续有效（图4−2−7）。

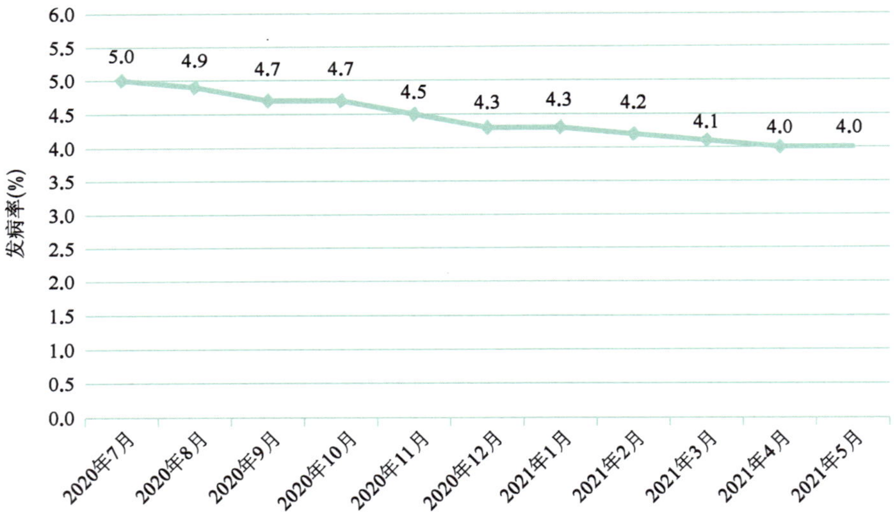

图4−2−7　卒中后吞咽障碍患者吸入性肺炎的发病率（%）

4. 持续改进　由于科室未开展徒手留置鼻肠管技术，留置鼻肠管操作需要到胃镜室进行。因此，鼻肠管留置率较低，下一步将持续改进。

5. 检讨与改进　由于圈能力不足，无法对所有问题拟定有效对策，在解析中层次展开还需要更全面（其他检讨与改进内容略）。

案例分析

一、亮点特色

本项目从多个方面完善了卒中后吞咽障碍患者规范化诊疗流程，包括早期由经过培训的医务人员进行吞咽障碍评估、进食管理等，形成了吞咽障碍患者筛查、评估工作的标准化流程。标准化的吞咽障碍患者吸入性肺炎预防工作流程一定程度上保证了吞咽的安全性和有效性，该措施对于其他不同病因引起的吞咽障碍的患者均具有适用性。同时，部分无吞咽障碍但短时间无法自主进食的患者同样适用，值得借鉴。

本次活动在口腔护理上的改进措施，对于无吞咽障碍患者的护理也具有一定借鉴意义。负压冲洗式口护牙刷及“五味消毒饮”护理液可更好地保持口腔的卫生和清洁，预防口腔感染，进而减少吸入性肺炎的发生。

二、改进建议

- 《重症监护病房医院感染预防与控制规范》要求使用具有消毒作用的口腔含漱液进行口腔护理，本案例中使用的口腔护理液为中药成分，其对口腔微生物的消毒作用有无研究文献，建议进一步阐述。
- 在“进食管理不当”原因解析的鱼骨图中（图4-2-2），存在一些需要进一步规范的地方。例如，“进食”应归类于“患者”因素中的“进食方法不当”，应作为其中的一个中骨，而不是独立于“患者”因素之外。此外，“护士”因素仅有中骨而缺乏小骨的进一步细分，建议补充具体的末端原因，以深入分析问题根源。目前的中骨部分存在较为主观的判断，建议从事件的具体方面进行更细致的分析。
- 后续的两个鱼骨图也存在类似问题。建议在绘制鱼骨图时，按照“人、机、料、法、环”或“人、事、时、地、物”等维度对原因进行分类和细分，以便更全面、系统地分析问题根本原因，从而提高鱼骨图的实用性和原因准确性。

案例3　运用品管圈降低全院导尿管相关尿路感染发病率

深圳大学第三附属医院（深圳市罗湖区人民医院）泌尿外科

案例摘要

2022年3月至4月，深圳市某医疗机构对全院留置导尿管情况进行调查，结果显示全院导尿管使用率平均值为9.57%，导尿管相关尿路感染（CAUTI）发病率平均值为4.31‰，高于同期国家护理质量数据平台同等级医院CAUTI发病率的中位数及控制线。针对这一问题，医院以循证医学为依据，运用品管圈构建“1＋1＋X”多部门协作专项工作组，研发留置导尿管信息化决策支持系统，制订并落实了基于循证构建留置导尿管替代方案、创新膀胱冲洗装置等预防导尿管逆行感染集束化措施，使CAUTI发病率降至1.10‰，缩短患者住院天数，节约了医疗资源，保障患者安全。

应用实践

一、主题选定

全体圈员用评价法进行主题评价，共12人参与选题过程；采用3段式评价法（即5分最高、3分普通、1分最低），从迫切性、重要性、圈能力、可行性4个方面进行打分，选定本期主题为降低全院CAUTI发病率（主题选定评分表略，见表4-2-1）。

二、拟定活动计划书

为确保项目有序推行，根据PDCA各阶段的时间分配原则合理预估时间，绘制甘特图（活动计划表略，参考表3-2-2、表4-1-2）。

三、现况把握

感控部门对2022年3月25日至4月6日期间全院224位留置导尿管患者进行监测，结果显示导尿管使用率为9.57%，CAUTI发病率为4.31‰。

项目小组依据《中国泌尿外科和男科疾病诊断治疗指南（2019版）》制订查检表，并对查检内容补充说明。在查检前组织成员对查检内容进行培训。对全院留置尿管平均天数前五位的科室进行查检，发现导尿管留置中存在的主要问题包括：留置时间长、导尿管维护不当、无留置尿管适应证、置管时未严格执行无菌操作、未保持尿道口及会阴部清洁、集尿袋高于膀胱水平、未及时倾倒尿液、宣教内容不全。查检结束对数据进行统计汇总，绘制柏拉图（图4-3-1），根据80/20法则确定本次活动的改善重点为：留置时间长、导尿管维护不当。

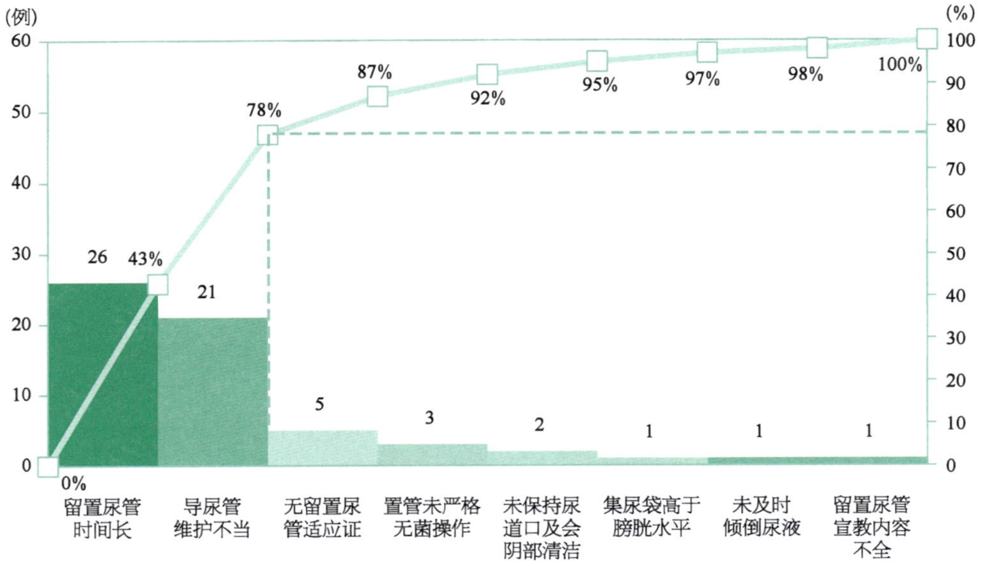

图4-3-1 改善前柏拉图

四、目标设定

通过圈能力公式计算,结合实际情况将CAUTI目标值设定为1.58‰。

目标值 = 现况值-(现况值 × 改善重点 × 圈能力)

= 4.31‰-(4.31‰ × 79% × 78%)

= 1.58‰

五、解析

1. 原因分析　小组成员通过头脑风暴,集思广益,从人员(患者、家属、医护人员)、环境、物品、方法4个方面分析留置时间长和尿管维护不当的原因(图4-3-2、图4-3-3)。

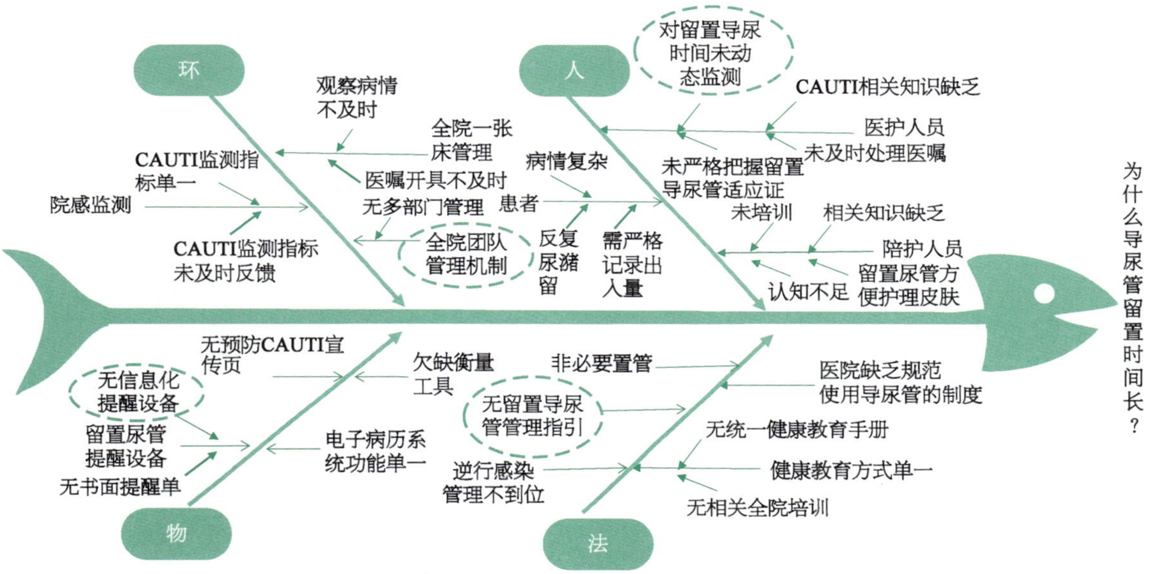

图4-3-2　患者留置尿管时间长的原因分析

2. 要因分析　全体圈员从可能性、相关性、科学性三方面根据5-3-1评价法(优5分,可3分,差1分)打分,总分180分,依据80/20法则,144分以上为要因。

(1) 从28个末端原因中圈选出患者留置尿管时间长的要因为:① 医护人员未对留置导尿管时间进行监测。② 无留置导尿管电子提醒设备。③ 缺乏导尿管管理指引。④ 缺乏全院团队管理机制(表4-3-1)。

(2) 从26个末端原因中圈选出留置尿管维护不当的要因为:① 陪护手卫生落实不到位。② 无抗反流尿袋。③ 无密闭式膀胱冲洗装置。④ 无尿管维护流程图。⑤ 导尿管逆行感染管理不到位(表4-3-2)。

3. 真因验证　组员针对所有要因设计查检表,通过现场查检确定真因为:逆行感染防控措施不到位、医院缺乏信息化提醒设备、缺乏全院团队管理机制,并将其确定为本次活动的改善重点(图4-3-4)。

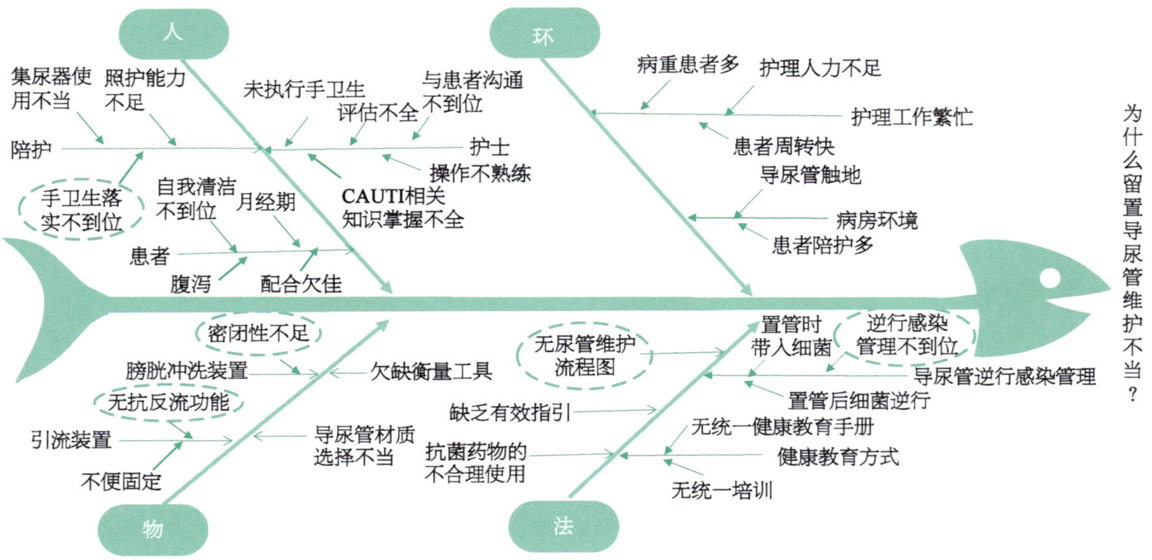

图 4-3-3 患者留置尿管维护不当的原因分析

表 4-3-1 留置尿管时间长特性要因评价表

问题	末端原因				评分				
					可行性	相关性	科学性	总分	评判
为什么留置尿管时间长	人	医护人员	1	对留置导尿管时间未动态监测	49	55	47	151	√
	物		2	无留置导尿管电子提醒设备	47	52	55	154	√
	法		3	缺乏导尿管管理指引	48	50	48	146	√
	环		4	缺乏全院团队管理机制	42	52	52	154	√

注：其他末端原因打分情况略。

表 4-3-2 留置尿管维护不当特性要因评价表

问题	末端原因				评分				
					可行性	相关性	科学性	总分	评判
为什么留置导尿管维护不当	人	陪护	1	手卫生落实不到位	46	50	48	144	√
	物		2	无抗反流尿袋	49	55	47	151	√
			3	无密闭式膀胱冲洗装置	47	52	55	154	√
	法		4	无尿管维护流程图	48	50	48	146	√
			5	导尿管逆行感染管理不到位	47	52	55	154	√

注：其他末端原因打分情况略。

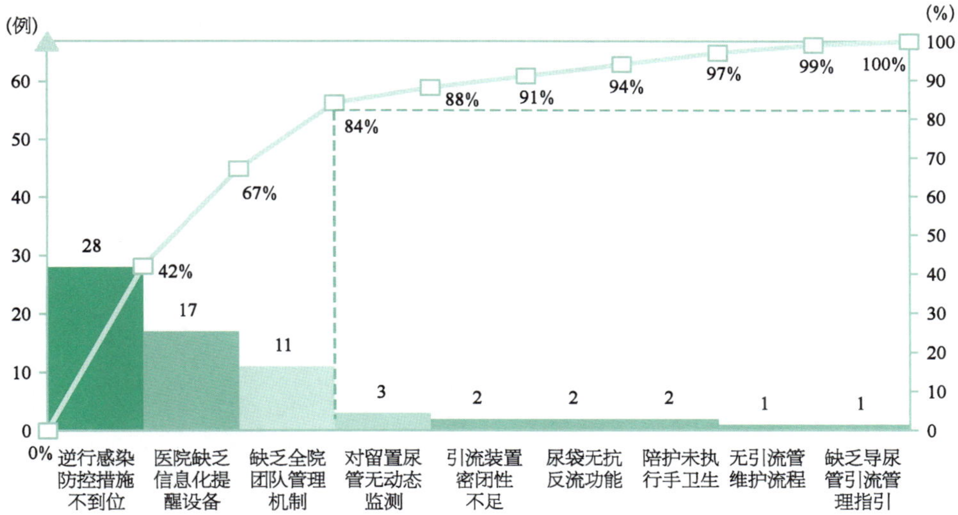

图 4-3-4 改善重点柏拉图

六、对策拟定

项目小组成员统一思想和认识，以降低CAUTI的发病率为目标，根据5W1H原则，针对危险因素提出改善对策，并将最终方案确定为：① 构建“1 + 1 + X”多部门协作专项组。② 研发留置导尿患者信息化管理系统。③ 制定预防导尿管逆行感染集束化措施。

七、对策实施

1. 构建“1 + 1 + X”多部门协作专项组

（1）实施内容：主要包括以下五方面。

1）在全院层面成立“1 + 1 + X”多部门CAUTI协同管理专项组。“1 + 1 + X”是指由1名感控部门专项负责人与1名护理部专项负责人作为小组固定成员，医务科、泌尿外科、检验科等作为小组协助人员联合共管全院CAUTI问题，共同参与CAUTI防控。成员组成及分工见图4-3-5。

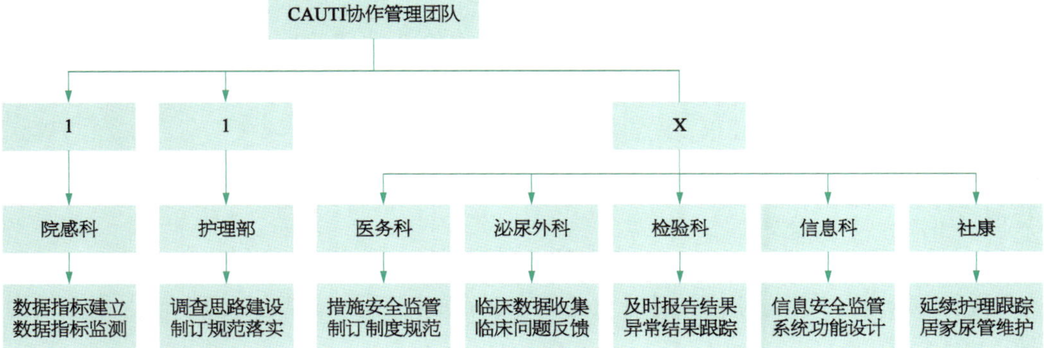

图 4-3-5 “1 + 1 + X” CAUTI团队人员组成及职责分工

2）开发CAUTI学习包，实现随时随地掌上学习，每月组织团队考核，并分析整改。

3）建立医护一体化管理体系，建立多渠道沟通联动机制，制定《留置尿管全流程管理路径》《导尿管管理培训制度》《导尿管质量控制制度》《留置导尿管SBAR出院交接单》，规范留置导尿管管理。

4）建立实时数据监测机制，团队成员根据基线调研结果制订CAUTI监测流程，构成患者-临床科室-检验科-护理部-感控部门全流程闭环管理（图4-3-6）。

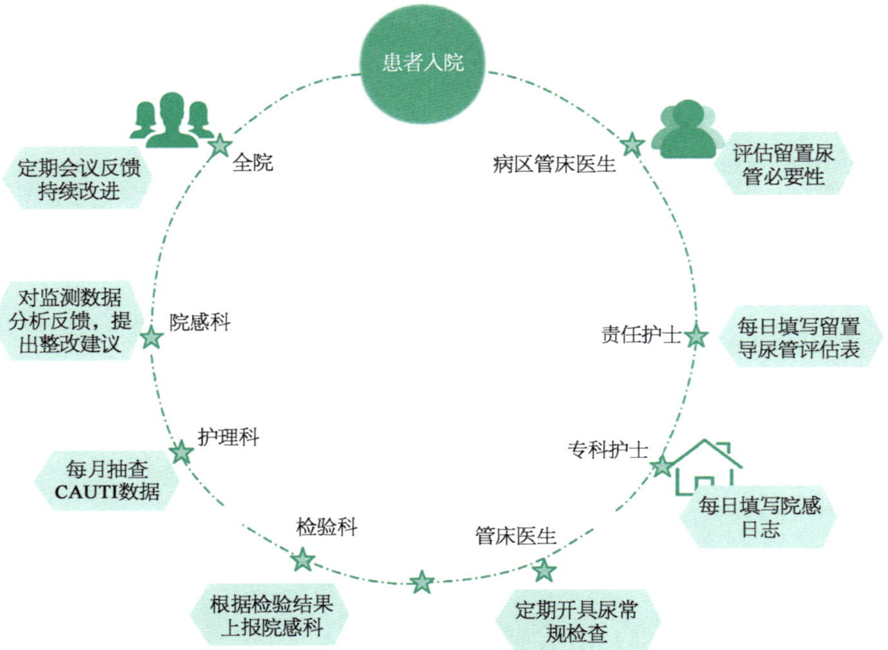

图4-3-6 患者CAUIT全流程闭环管理图

5）根据病区内导尿管使用率、CAUTI发病率、监测目的确定监测的持续时间，然后由感控专职人员前瞻性地收集监测数据，最后确定监测人群并制订监测日志，监测内容包括人口统计学指标、有无基础疾病、急性生理学指标、预后指标等。

（2）对策处置：2022年6月22日～7月7日，共查检全院留置尿管患者110人，CAUTI发病率降至3.28‰。对策有效，列入标准化，院内推广运用。

2. 研发留置导尿管患者信息管理系统

（1）实施内容：2022年7月8日至8月7日，由两名成员负责，在全院上线“留置导尿管患者信息管理系统”。

1）组建专项研发小组，由护理部、信息科、泌尿外科、感控部门、系统研发人员等组成。明确人员分工职责，制订每周例会制度，对研发过程中存在的问题及时沟通、处理，确保系统全面完成并快速上线。

2）根据文献检索步骤，运用PIPOST原则从指南网、循证数据库及原始数据库等检索留置尿管护理相关文献，并运用证据质量评价工具进行文献筛选，将导尿管管理系统内容设计为“置管评估、日常维护、拔管评估、拔管提醒、护理文书、替代方案选择”六大模块。

- 置管评估模块：医生开具留置导尿医嘱前，需评估患者留置尿管的适应证，并勾选相应的导尿管型号、置入方式等；护士审核医嘱时对适应证再次进行审核，规范置管适应证管理（图4-3-7）。

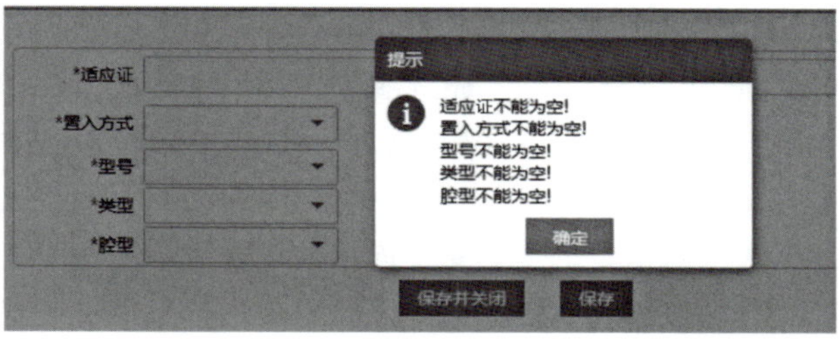

图4-3-7 留置导尿管适应证评估

- 日常维护模块：系统主界面新增一键查询留置导尿管相关信息功能，快捷查询病区留置尿管患者人数、置管日期及留置时间。设置每日留置尿管预警功能，定时弹框提醒医护人员做好维护。责任护士每日进行CAUTI防控措施评估，感染控制护士每周进行CAUTI信息核查，主要包含评估、干预策略、日常导管维护、管理和监控四大维度的措施落实情况。
- 拔管评估模块：系统植入导尿管拔除评估表，护士每日对留置尿管患者拔管指征进行评估。
- 拔管提醒模块：经评估符合拔管指征的患者，其评估结果以危急值形式自动推送至医院信息系统（HIS），使拔管评估和操作进入程序化，减少遗漏和失误。
- 护理文书模块：护士在HIS系统签字确认“拔除尿管”医嘱后，依据护理记录“问题-措施-结果（PIO）”原则，每2小时弹出提示框，提醒护理人员评估患者拔除尿管后排尿情况，自动形成结构化护理记录。
- 替代方案模块：如患者不能自主排尿，根据患者情况，提供失禁产品选择方案，系统将提醒护士对患者留置尿管替代方案的护理效果进行评价。

3）系统自动获取留置导尿管留置天数、置管型号等相关数据，实现数据有序整合和挖掘利用，有利于开展CAUTI目标性监测。

（2）对策处置：2022年7月22日至8月7日共查检92人，平均留置尿管时间由77.52小时降至51.8小时，CAUTI发病率下降至2.14‰。对策有效，列入标准化，院内推广运用。

3. 制订预防导尿管逆行感染集束化措施

（1）实施内容：2022年8月8日至9月7日由两名圈员负责，对全院留置导尿管患者实施预防导尿管逆行感染集束化措施。

1）小组成员基于循证构建留置导尿管替代方案，针对留置导尿管的适应证制订相应的替代方案，以减少非必要置管。① 改善前，急、慢性尿潴留或膀胱出口梗阻患者给予留置导尿，改善后采用膀胱造瘘、抗胆碱能药物及间歇导尿。② 针对难治性尿失禁患者，改善后建议使用尿失禁产品、尿套。③ 需要精准监测尿量、术后尿潴留的患者则给予间歇导尿，将留置导尿作为最终选择。运用膀胱扫描仪，精准评估患者膀胱容量，为替代方案提供科学依据。

2）全院使用抗反流引流袋，减少逆行性感染。

3）创新膀胱冲洗装置，该装置使用冲洗专用桶及冲洗管与导尿管连接，冲洗过程中改变以往开放式膀胱冲洗，实现完全密闭式引流。同时，增粗冲洗管径，不易堵塞，有效预防和控制尿路感染发生。

如图4-3-8所示，冲洗液固定架（4）的设置，达到了方便瓶装或者袋状输液容器存放的目的，通过滴液观测管（10）和硅胶阀门（11）的设置，达到了观测并控制滴液速度的目的，通过墨菲式滴管（8）的设置，达到了增大管道口径的目的，通过冲洗桶（9）代替冲洗袋的设置，一方面容积大、便于观测冲洗量，便于连接管道；另一方面增加了冲洗管道口径，不易堵塞，同时密闭性强，减少感染风险。墨菲式滴管切口处固定设置控水开关，便于在冲洗桶满时关闭开关，更换冲洗桶，同时保持膀胱冲洗引流系统的密闭性。

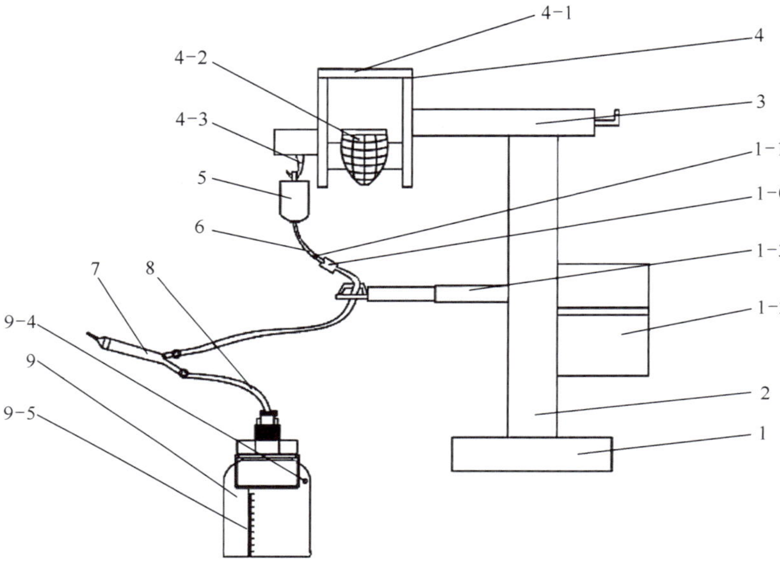

图4-3-8 改良持续膀胱冲洗装置示意图

1，底座；2，支撑杆；3，连接架；4，冲洗液固定架；4-1，固定框；4-2，瓶型固定框；4-3，挂钩；5，冲洗袋；6，输液管；7，患者尿管；8，墨菲式滴管；9，冲洗桶；9-4，透气孔；9-5，容量刻度线；1-0，滴液观测管；1-1，硅胶阀门；1-2，储物盒；1-3，输液管固定装置

4）规范引流袋排空流程。制作引流袋排空视频，明确引流袋开口处不可触及地面及容器，减少逆行感染。

5）妥善固定引流装置。改良一次性引流袋挂钩，确保患者妥善固定导尿管及集尿袋。

如图4-3-9所示，改良后的引流袋固定挂钩包括相互连接的第一弹性扣圈和第二弹性扣圈，第一弹性扣圈（1）扣着病床栏杆或者患者腰带，第二弹性扣圈（2）用于扣着引流袋的绳套，其中第一弹性扣圈（1）的直径大于第二弹性扣圈（2）的直径，便于固定。患者卧床时可以利用该挂钩将引流袋悬挂在病床上，又可以利用该挂钩将引流袋悬挂在患者的裤腰带上，避免引流袋出口触碰到地面，同时方便患者移动时携带。

6）对留置尿管患者及家属实施导尿管维护和管理教育，进行客观结构化临床技能考试（OSCE）。

（2）对策处置：2022年9月2日至9月14日共查检90人，非必要置管率由14%降至2%，CAUTI发病率降至1.66‰，对策有效，列入标准化，院内推广运用。

八、效果确认

1. 核查效果　改进措施实施后，依据核查表，对2022年8月11日至11月17日全院1 244名留置尿管患者进行核查：CAUTI发病率由改善前4.31‰降至1.10‰，目标达成率109%，进步率74.9%。

2. 经济效益　该项目为留置导尿管患者节约住院费用68元/人，全院每年留置尿管人数7 122人，共节约费用约484 296元，显著降低患者经济负担，节约医疗资源消耗。

3. 附加效益　本项目获得两项新型专利，一项国家软件著作权，市级课题立项、获批院级新技术一项等荣誉。

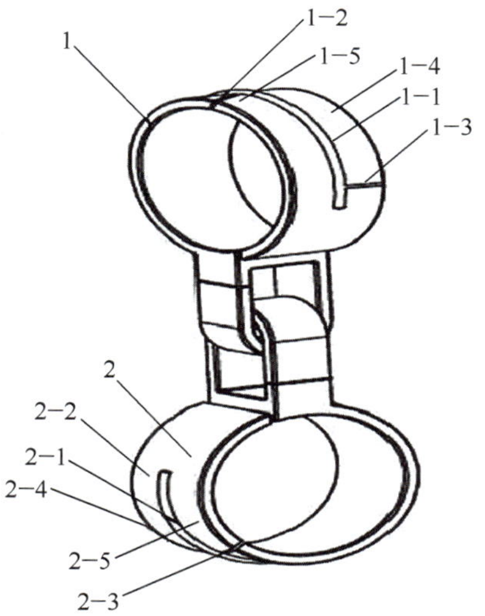

图4-3-9　改良引流袋挂钩示意图

1，第一弹性扣圈；1-2，第一缺口；1-3，第二缺口；1-4，第一弹性分离部；1-5，第二弹性分离部；2，第二弹性扣圈；2-1第二弧形通槽；2-2，第三缺口；2-3，第四缺口；2-4，第三弹性分离部；2-5，第四弹性分离部

九、标准化

形成了3项标准化流程，用于持续推进和规范全院CAUTI预防与控制工作（图4-3-10、图4-3-11、图4-3-12）。

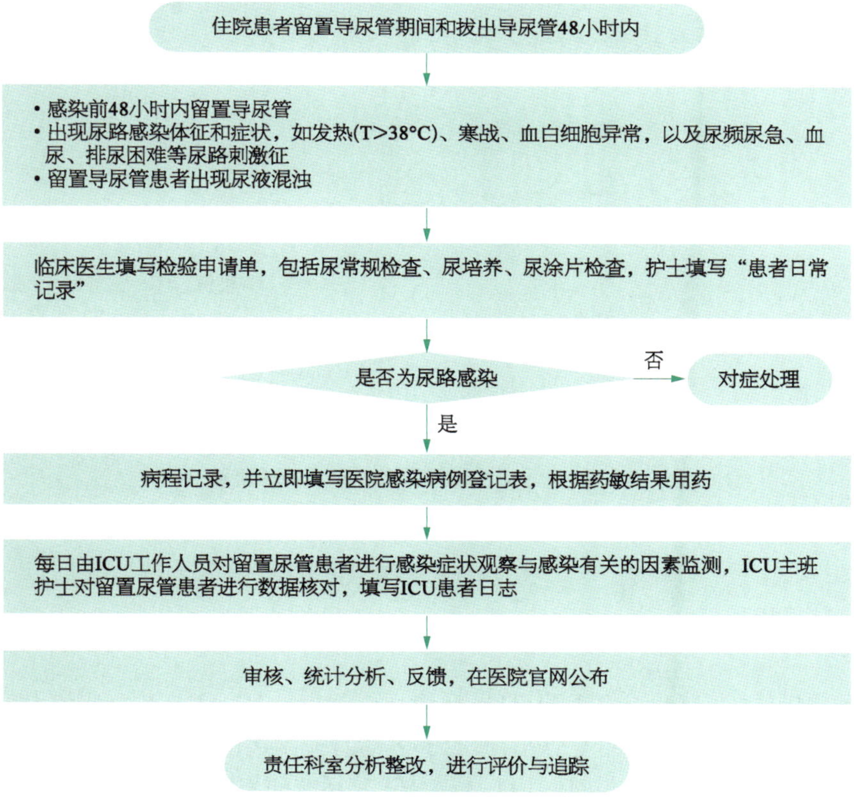

图4-3-10　导尿管相关尿路感染监测流程

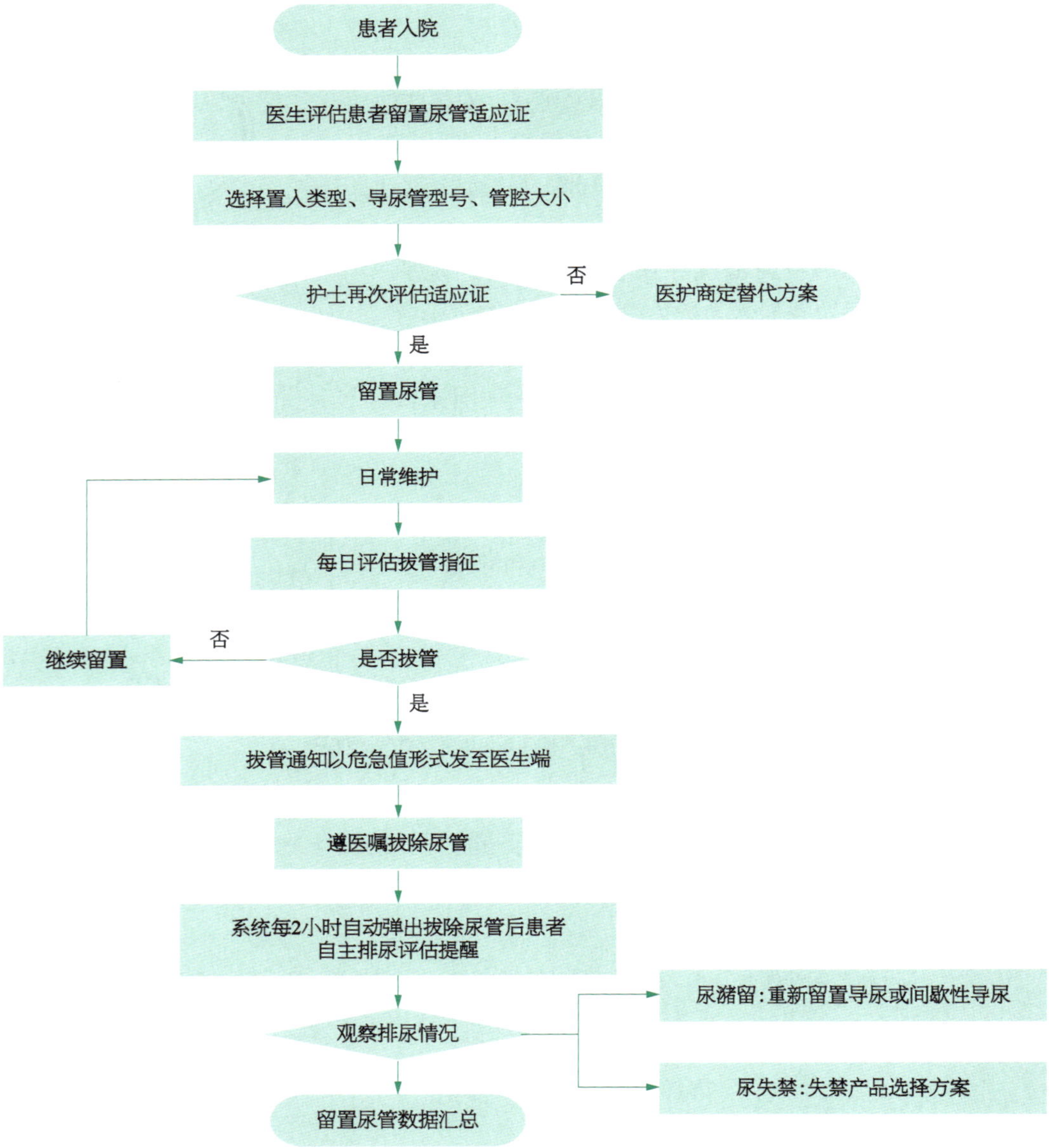

图4-3-11 留置导尿管患者日常护理流程

案例分析

一、亮点特色

• 在本案例中，为了降低全院CAUTI发病率，医院成立“1 + 1 + X”多部门CAUTI协同管理专项组，各个部门职责明确又相互协作，形成了多部门齐抓共管的闭环管理机制。

• 组建了由护理部、信息科、泌尿外科、感控部门、系统研发人员组成的专项研发小组，研发了留置导尿管患者信息管理系统，根据文献将系统内容设计为置管评估、日常维护、拔管评估、拔

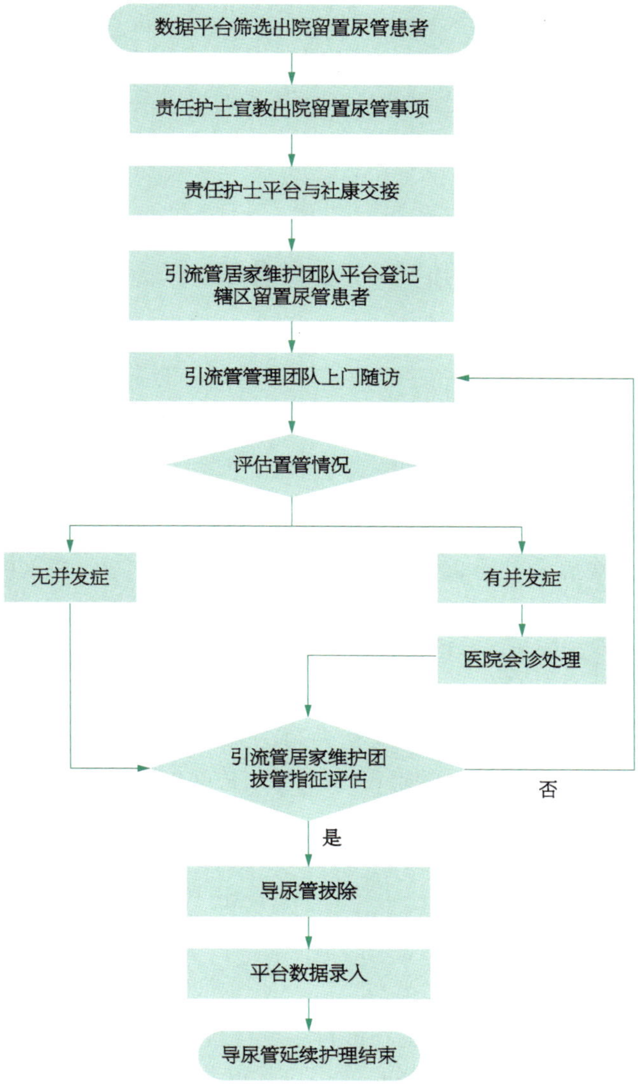

图 4-3-12　出院留置导尿管患者延续护理服务流程

管提醒、护理文书、替代方案选择六大模块，更好地提升了评估、维护等防控措施落实依从性。同时，该系统可自动获取留置导尿管留置天数、置管型号等相关数据，实现数据有序整合和挖掘利用，有利于开展CAUTI目标性监测。

- 项目团队创新膀胱冲洗装置，冲洗过程中改变以往开放式膀胱冲洗，实现完全密闭式引流，并增粗冲洗管径，减少堵塞，有效预防和控制尿路感染发生。同时，小组成员基于循证又结合临床实际构建留置导尿管替代方案，有效避免了非必要置管。

二、改进建议

- 本案例中，导尿管拔管指征评估工作最终由护士负责审核。建议置管适应证、拔管指征评估应由医生主导，或者护士评估后，医生进行复核，以确保适应证评估准确无误。

- 在当前DRG付费背景下，由于控制CAUTI而产生的感染控制收益应不仅仅限于节约泌尿道置管及相关维护费用，建议将因为有效预防CAUTI而减少的泌尿系抗感染治疗费用，以及由此产生的住院日的缩短、病床周转率的提高等列入感染控制收益之内予以展示，这样更能突显感染控制的意义。

案例4 运用品管圈降低重症监护病房耐碳青霉烯类肺炎克雷伯菌感染发生率

简阳市人民医院感染管理部

案例摘要

某医疗机构2019～2022年耐碳青霉烯类肺炎克雷伯菌（CR-KP）检出率呈明显上升趋势，2022年7～12月重症医学科检出例（次）最多的多重耐药菌为CR-KP，且CR-KP医院感染发生率为1.63%。针对这一问题，重症医学科、感控部门联合药学部、微生物实验室等成立品管圈小组，选定主题进行现状调查，分析ICU患者CR-KP医院感染发生率高的原因，采取了完善MDRO感染防控MDT联合管理机制、开展高危人群主动筛查、建立抗菌药物专项沟通机制、建立MDRO医院感染联合查房机制、加强多重耐药菌感染人，物，环区域化管理、提高手卫生依从率等对策进行改进。通过开展品管圈活动，ICU患者CR-KP医院感染发生率由活动前1.63%降低至活动后0.71%，差异有统计学意义。

应用实践

一、主题选定

1. 选题过程　以评价法对5个备选主题进行主题评价（表4-1-1），10人参与选题过程，采用5-3-1评价法（优5分，可3分，差1分）评分，通过权重得分计算出最高分“降低ICU患者CR-KP感染发生率”为本期活动主题。

表4-4-1　主题评价表

主题评价题目	提案人	重视度（权重0.32）	重要性（权重0.17）	达成性（权重0.24）	圈能力（权重0.27）	总分	顺序	选定
降低ICU患者CR-KP感染发生率	李*	10.88	7.82	4.8	10.26	33.76	1	★
降低危重患者DVT发生率	杨*	8.96	5.1	8.64	10.26	32.96	2	

注：其他备选主题评价情况略。

2. 本次活动主题　降低ICU患者CR-KP医院感染发生率。

3. 名词定义及衡量指标　名词定义略，参照国家相关标准。

4. 选题背景和理由

（1）CHINET中国细菌耐药监测网2021年监测数据显示，临床分离革兰阴性菌中肺炎克雷伯菌占比仅次于大肠埃希菌。2005～2022年的监测数据显示，肺炎克雷伯菌的分离率、耐药性逐年上升，耐药谱逐渐变广。

（2）CR-KP可导致任何部位的感染，其中导管相关血流感染、呼吸机相关肺炎和腹腔内脓肿最常见。患者的病死率可达19%。

（3）该医疗机构2019～2022年CR-KP检出率呈逐年上升趋势，其中2022年检出率为25.80%。2022年7～12月，CR-KP是该医疗机构ICU患者中感染例（次）（15例，占比51.72%）检出最多的多重耐药菌。

二、活动计划拟定

针对本次活动，根据PDCA及5W1H原则制订了活动计划甘特图，每个步骤均由专人负责，逐一实施。活动时间为2022年12月至2023年6月（甘特图略，参考表3-2-2、表4-1-2）。

三、现况把握

1. CR-KP医院感染发病率　通过医院感染监测信息系统筛查2022年7～12月ICU的CR-KP感染患者，经主管医生和感控部门共同判定是否为医院感染。经核查，CR-KP医院感染发病率为1.63%。

2. CR-KP感染防控措施落实情况　运用查检表现场对CR-KP感染患者感染防控措施落实及抗菌药物使用情况进行查检，柏拉图结果显示（图4-4-1）：多学科协作不到位、环境物表清洁消毒合格率低、手卫生依从率低为本期活动的改善重点。

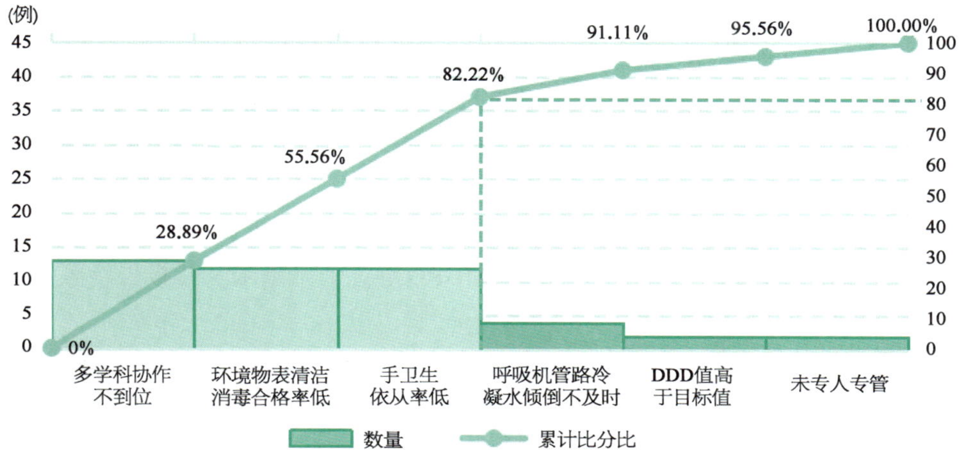

图4-4-1　改善前现况柏拉图

四、目标设定

目标值 = 现况值−现况值 × 改善重点 × 圈能力

= 1.63%−1.63% × 82.22% × 60%

= 0.83%

五、解析

1. 原因分析 圈员们运用头脑风暴法，从人、机、料、环、法五个方面进行深入讨论，分析ICU患者CR-KP医院感染发生率高的原因，绘制鱼骨图（图4-4-2 ～图4-4-4）。

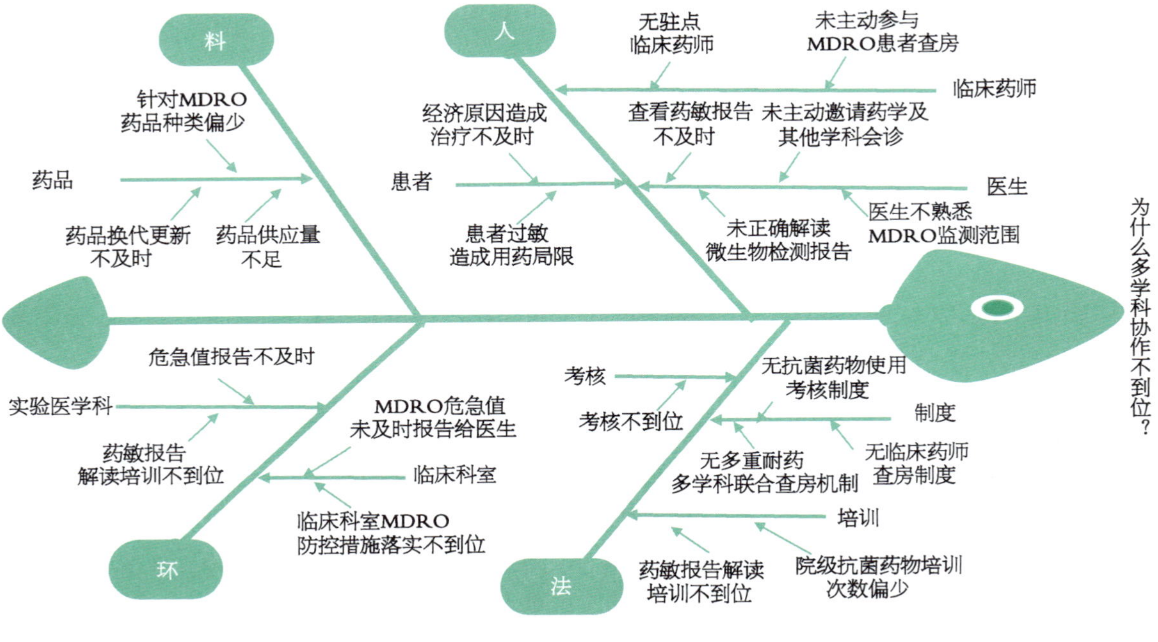

图4-4-2 多学科协作不到位的原因分析

2. 要因分析 按照优5分、可3分、差1分进行评价，共10人参加评分，总分50分，根据80/20法则，40分以上为要因。从64个末端原因中共选定15个要因（要因评价表略，可参考表3-1-2、表4-3-2）。

（1）多学科协作不到位的要因包括：① 医生不熟悉MDRO监测范围。② 无驻点临床药师。③ 临床科室MDRO防控措施监管不到位。④ MDRO危急值结果未及时报告给医生。⑤ 药敏报告解读培训不到位。

（2）ICU手卫生依从率低的要因包括：① 手卫生指征回答不全。② 不能正确识别手卫生指征。③ 戴手套代替洗手。④ 培训形式单一。⑤ 手消毒剂未及时补充。

（3）环境物表清洁消毒合格率低的要因包括：① 消毒剂浓度不达标。② 地巾、抹布数量不足。③ 消毒剂浓度监测不到位。④ 床单元清洁消毒未做到全覆盖。⑤ 新入职保洁人员培训

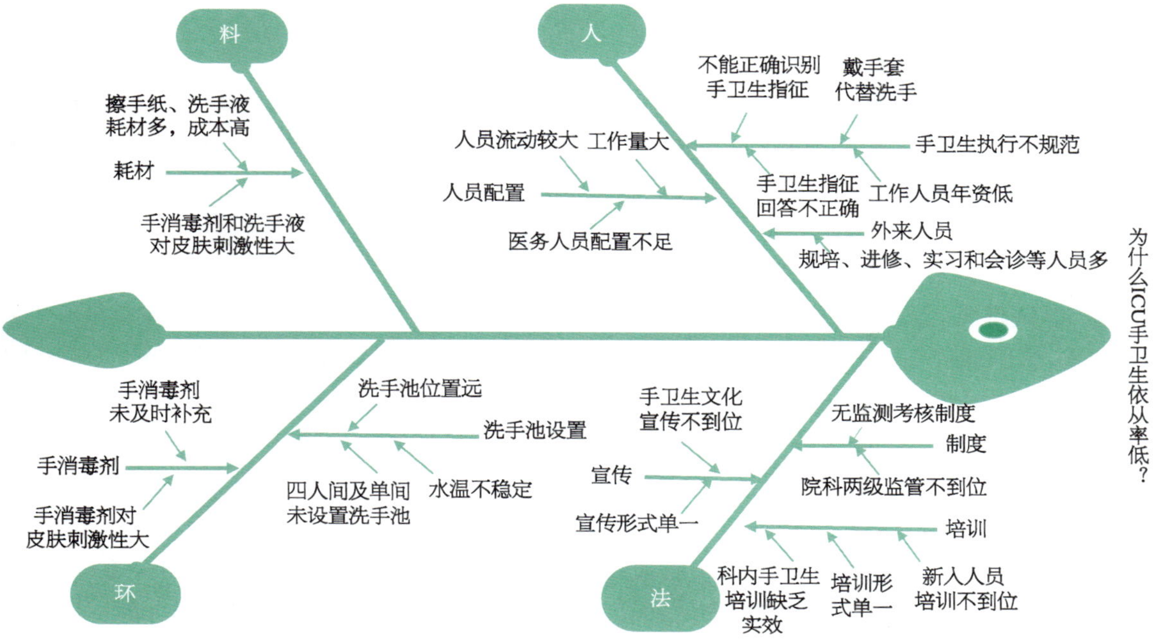

图 4-4-3 ICU 手卫生依从率低的原因分析

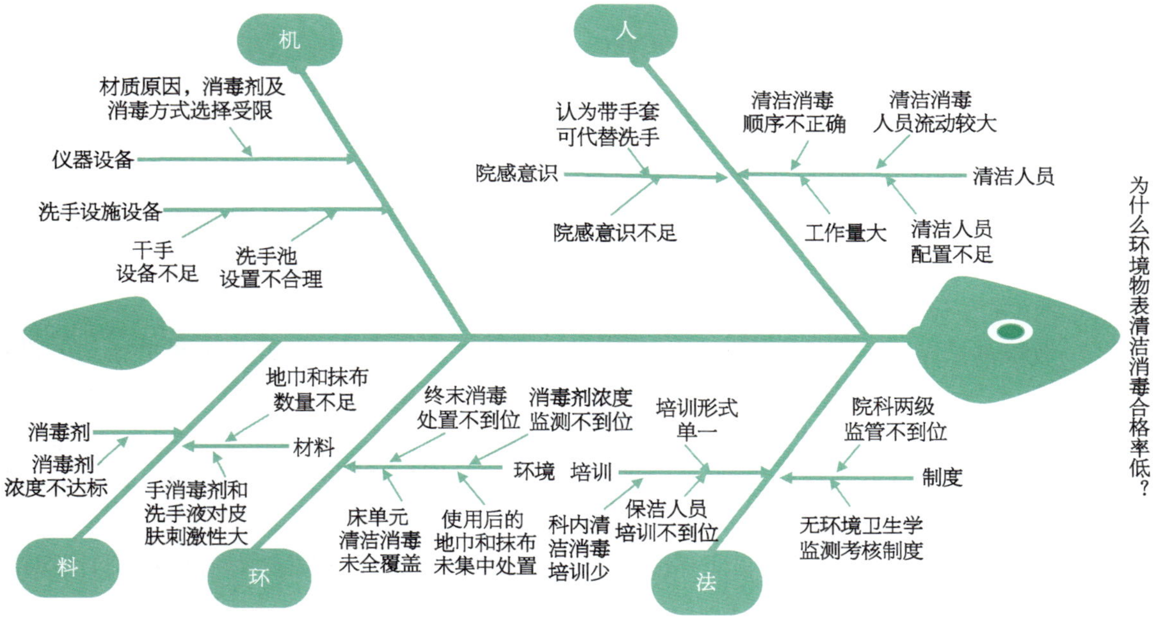

图 4-4-4 环境物表清洁消毒合格率低的原因分析

不到位。

3. 真因验证 主要包括以下三方面。

（1）真因验证一：多学科协作不到位。对ICU在床患者及医生进行现场调查，调查ICU医生20人，MDRO感染患者30例（次）。根据真因验证现况调查汇总得出3个真因：无驻点临床药师、药敏报告解读培训不到位、医生不熟悉多重耐药监测范围（真因验证结果汇总表和柏拉图略，可参考表3-2-3、图3-3-2）。

（2）真因验证二：ICU手卫生依从率低。对ICU医务人员进行现场查验，共调查80人。根据真因验证现况调查汇总得出两个真因：手卫生指征回答不全、不能正确识别手卫生指征。

（3）真因验证三：环境物表清洁消毒合格率低。对ICU保洁状况进行现场查验，共调查83个床单元。根据真因验证现况调查汇总得出两个真因：床单元清洁消毒未做到全覆盖、新入职保洁人员培训不到位。

六、对策拟定

针对找出的真因，圈员们发挥头脑风暴，根据科室现状制订相应对策（表4-4-2）。根据80/20法则，120分以上为可行对策，选定10个可行对策，经过整合，最终确定3个对策群：① 完善MDRO感染防控联合管理机制。② 加强MDRO感染患者、物、环区域化管理。③ 完善手卫生管理制度，增强医务人员手卫生意识。

七、对策实施与检讨

1. 对策一 完善MDRO感染防控多学科联合管理机制。

（1）主要原因：MDRO感染防控管理多学科协作不到位。

（2）实施内容：包括以下五方面。

1）完善MDT机制，做到分工明确，又保证各科室之间的紧密合作，严格落实好各项措施。

2）高危人群主动筛查：对新入患者、感染高风险人群开展主动筛查。将既往有MDRO感染/定植病史患者、入院时已存在感染的患者、院外长期使用抗菌药物等MDRO感染/定植高风险患者纳入主动筛查范围，结果未回报前进行预隔离。

3）预隔离措施：高风险患者收治在单间，患者在入科时就开始采用接触隔离措施，在入科后使用直肠拭子进行碳青霉烯类耐药肠杆菌科细菌的筛查。根据主动筛查结果进行调整：结果阴性的患者解除接触隔离，阳性的患者继续实施接触隔离。

4）建立临床药师专项沟通机制：临床药师每周参与科室查房，指导抗菌药物合理使用，定期专项沟通，每季度进行反馈。

5）完善联合查房机制：建立以重症医学科、感控部门、检验科、药学部为主的多学科团队协作管理模式，定期开展MDRO多学科联合查房。

（3）效果确认：

1）2023年2月13日～3月12日，共计送检447份微生物标本，其中合格标本323份，微生物标本合格率由2022年2月13日的66.36%提升至3月12日的72.31%。

2）2023年2月13日～3月12日，抗菌药物使用前病原学送检率从53.60%提升至83.5%，抗

表 4-4-2 对策拟定评价表

问题点	真因	对策措施	评价			总分	采纳	负责人	对策整合	对策编号	执行时间	执行地点
			经济性	可行性	圈能力							
ICU患者CR-KP感染发生率高	无驻点临床药师	• 建立MDRO联合管理机制	40	44	38	122	√	李*	完善MDRO感染防控联合管理机制	对策一	1.28～4.30	ICU
	药敏报告解读培训不到位	• 建立抗菌药物专项培训及沟通机制	42	42	40	124	√					
	医生不熟悉MDRO监测范围	• 加强MDRO相关知识培训	40	40	40	120	√					
		• 建立考核奖惩机制	30	36	32	98						
		• 高危人群主动筛查	42	44	40	126	√					
	床单元清洁消毒未全覆盖	• 增加消毒频次，保障消毒效果	42	40	40	122	√	袁*	加强MDRO感染患者、物、环区域化管理	对策二	1.11～3.19	ICU
		• 加强物资管理，降低消毒难度	40	40	40	120	√					
	新入职保洁人员培训不到位	• 加强清洁消毒培训	36	36	32	104						
	手卫生指征回答不全	• 完善手卫生管理制度	40	44	40	124	√	罗*	完善手卫生管理制度，增强医务人员手卫生意识	对策三	1.11～4.16	ICU
		• 加强手卫生相关知识培训	30	30	30	90						
	不能正确识别手卫生指征	• 手卫生培训多元化	44	42	42	128	√					
		• 实施院科三级手卫生监测及督查	42	42	42	126	√					
		• 营造手卫生文化氛围	40	40	40	120	√					
		• 建立考核奖惩机制	30	30	30	90						

菌药物使用率由88.65%降至84.28%，较2022年同期有所改善。

2. 对策二 加强MDRO感染患者、物、环区域化管理。

（1）主要原因：环境物表清洁消毒落实不到位。

（2）实施内容：包括以下四方面。

1）MDRO患者实施区域化管理。病床之间采取物理隔断，固定人员分管床位，物资专人负责补充，所有物品、人员不得跨区。

2）加强层流系统维护保养，保障消毒效果。层流系统维护保养流程为：每天专人巡视，第三方人员每周对出回风口滤网进行清洗，定期更换过滤网。

3）强化环境物表清洁消毒。落实每日3次环境物表清洁消毒。

4）8S小组成员定期清理物资，每月1次全面清洁。

（3）效果确认：包括以下两方面。

1）2023年3月20日～4月2日。使用荧光标记法，共计标记480个点位，其中394个点位清洁到位，清洁合格率由52.62%提升至82.08%。

2）感控专职人员对ICU空气、床栏、纤维支气管镜等部门的空气物表进行微生物采样，共计采样101份，97份合格，环境卫生学监测合格率从80.60%提升至96.00%。

3. 对策三 完善手卫生管理制度，增强医务人员手卫生意识。

（1）主要原因：手卫生落实不到位。

（2）实施内容：主要包括以下四方面。

1）建立科级医院感染管理制度、职责，督查及考核制度，更新院级考核制度。

2）开展多元化培训方式：拍摄手卫生情景剧、手卫生时机等相关视频；采取集体培训+分组操作培训+线上学习。

3）建立三级手卫生监测和督查机制。① 一级：感控专职人员驻点督查，督查中发现问题及时反馈，科室立行整改。② 二级：医院感染管理委员会聘任的院级感染控制督查员每周抽查。督导员从全院范围内筛选并经专项培训和考核合格后方可任职。③ 三级：临床科室由专人负责医院感染防控及手卫生督查，手卫生不合格人员将作为督查员负责督查手卫生执行情况，直至发现下一位手卫生不合格人员为止。手卫生执行中存在的问题纳入晨交班强调内容，对出现3次及以上手卫生问题的人员，其考核结果纳入当月绩效考核。

4）营造手卫生文化氛围：感染管理部以“世界手卫生日”为契机制订手卫生宣传周相关活动内容，举办手卫生知识和技能竞赛、绘画及视频比赛等，增强全院医务人员感染防控意识，提高手卫生依从率。

（3）效果确认：院科三级共督查196次手卫生时机，其中执行手卫生189次，正确执行手卫生183次。对比2022年同期的平均数，手卫生依从率从73.76%提升至96.43%。

八、效果确认

1. 改善效果　调查2023年5月4日～6月10日期间ICU所有住院患者，CR-KP医院感染发生率为0.71%（8/1 125），与改善前1.63%相比明显下降，目标达成率为115%，进步幅度为56.44%。统计学分析：改善前后CR-KP医院感染率有统计学差异（$P \leqslant 0.05$）。

2. 改善后流程图　详见图4-4-5。

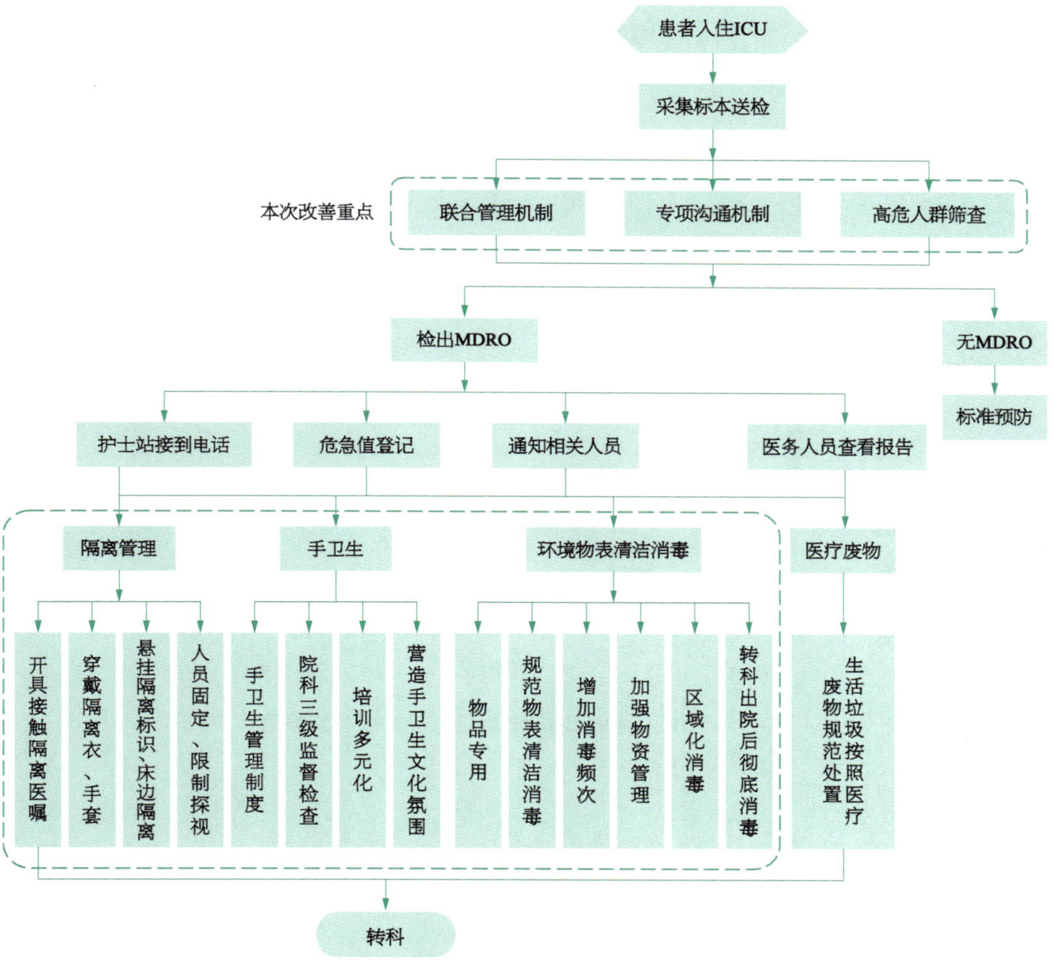

图4-4-5　**改善后流程图**

3. 其他成果　与**医院建立专科联盟，参与科研课题《重症医学科CR-KP环境定植与医院感染的相关性研究》；收获其他无形成果。

九、标准化

制订耐碳青霉烯类肺炎克雷伯菌医院感染管理制度。

十、检讨与改进（表 4-4-3）

表 4-4-3　检讨与改进措施

活动项目	优　点	缺点或改进
主题选定	参加人员运用头脑风暴，从多个方面发现问题，选出重要的主题	问题过多，有些难以实施，今后在选择主题方面要全面考虑
活动计划拟定	合理制订计划，全员分工明确，调动了全员的积极性	措施实施过程中注意细节把控

注：其他步骤的检讨与改进内容略。

十一、效果维持（图 4-4-6）

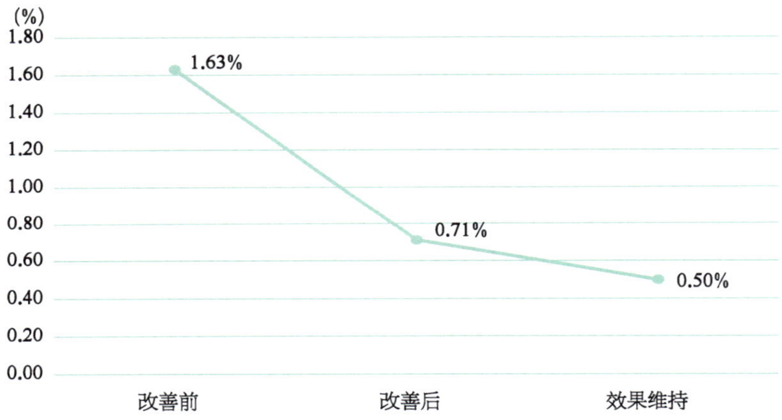

图 4-4-6　ICU 患者 CR-KP 医院感染发病率趋势图

案例分析

一、亮点特色

• 本案例中，针对ICU CR-KP医院感染发生率较高的问题，项目组采取了针对入住ICU CR-KP高风险人群进行主动筛查的措施，在筛查结果出来之前采取预隔离措施，使隔离措施关口前移；同时，实施了区域化管理措施，包括病床之间采取物理隔断、物资专人补充、专人诊疗护理等措施，有效降低ICU CR-KP传播风险。

• 为提高手卫生依从率，建立了三级手卫生监测和督查措施，包括医院感染管理委员会聘用院级感染控制督查员对全院手卫生进行督导、将手卫生执行不合格人员作为手卫生督导员等措施均有一定借鉴意义。

二、改进建议

- 重症监护病房不建议设置洁净病房。ICU常见医院感染如VAP、CLABSI、CAUTI及常见的MDRO传播，主要由接触传播导致，因空气传播而导致感染发生的可能性极小。重症监护病房使用洁净技术进行空气净化，由此带来的感染控制收益要远远小于洁净技术的成本。

- 在评估持续改进成效时，本案例的时间跨度较短。用2023年5月4日～6月10日期间，ICU的CR-KP医院感染发病率为0.71%(8/1125)，与改善前(2022年7～12月)的1.63%相比有所降低来确认改进成效。然而，为了验证改进措施的有效性和可持续性，通常需要2～3个PDCA循环的检验，需要对比改善前后的数据，并观察数月至半年的稳定期。由于本案例的评价周期仅为36天，这样的时间长度不足以客观评价措施的长期效果和稳定性。

- 根据《医院感染管理医疗质量控制指标》(2024年版)，MDRO医院感染发病率采用千日例(次)发病率进行统计。为便于不同机构及不同时期指标结果的对比，建议今后在统计分析该指标时，统一使用千日例(次)率作为单位，而非百分人(次)率。

- 在制订和实施对策时，应确保对策的拟定、执行和效果评估三者之间的一致性。本案例“对策一”中拟定的具体措施包括建立抗菌药物专项培训、加强MDRO相关知识培训，但实施内容中无培训相关措施；“多学科协作不到位”的真因为无驻点临床药师、药敏报告解读培训不到位、医生不熟悉MDRO监测范围，针对这一问题拟定的对策为“完善MDRO感染防控联合管理机制”，实施的具体措施包括高危人群主动筛查、临床药师专项沟通、联合查房等，但检验该对策实施效果的指标却为病原学送检率和标本合格率。

- 在采用鱼骨图进行原因分析时，针对“多学科协作不到位”等3个核心问题，进行了深入的针对性分析，这种方法是值得借鉴的，但在分析过程中仍存在以下需要改进的地方：① 关联性问题：在鱼骨图中，某些要因之间的关联性并不合理。例如，分析显示“多学科协作不到位”的原因包括“药品”(如针对MDRO的药品种类偏少、药品换代更新不及时)和“患者”(如经济原因导致治疗不及时、患者药物过敏限制用药选择)，这些因素可能是影响MDRO患者治疗的关键因素，但它们与“多学科协作不到位”及由此导致的CR-KP医院感染发病率之间是否存在因果关系，需进一步探讨和验证。② 主语明确性问题：在第二个鱼骨图中，分析“ICU手卫生依从率低”的原因时，主语不明确。我们需要明确是医护人员还是全体工作人员的手卫生依从率低，因为这两者在手卫生实践中的行为可能有所不同。③ 逻辑关系和重复表述问题：在个别要因的分析中，逻辑关系不够合理。例如，“人员配置”的一个要因是“人员流动大”，这需要进一步分析人员流动是如何影响人员配置。同时，存在要因重复表述的问题，如“手消毒剂对皮肤刺激性大”这一要因在不同部分被重复提及，需要整合以避免冗余。

- 为了使原因分析更加深入，因果关系逻辑合理，建以进行原因分析时：① 确保主要问题和每个要因之间有直接的因果关系，避免简单的因果推断。② 对于重复的要因，进行整合和简化，确保分析的简洁性和准确性。

案例5 运用品管圈提高管腔器械清洗合格率

陆良县第一人民医院消毒供应中心

案例摘要

某医疗机构消毒供应中心在对重复使用诊疗器械清洗合格率进行调查时发现，管腔类器械的清洗合格率仅为74.81%。为解决这一问题，消毒供应中心运用品管圈工具，对影响清洗质量的环节进行查检，找出真因，通过采取制订管腔类器械清洗流程、完善器械图谱信息、配置规格和型号齐全的清洗刷并规范使用、规范预处理环节、加强与临床科室沟通等对策后，管腔类器械的清洗合格率由74.81%提高至93.64%。

应用实践

一、成立QCC小组

圈员由消毒供应中心全体护士组成，共11人。

二、确定主题

1. 主题选定　将消毒供应中心常见问题及质量控制检查中发现的5个主要问题作为候选主题，全体圈员根据5-3-1评价法（优5分，可3分，差1分），对候选主题从可行性、重要性、相关性、可衡量性、可达成性、迫切性和圈能力方面进行打分，最终选定总分最高的"提高管腔器械清洗合格率"作为本次品管圈活动的主题（主题评分表，可参考表4-2-1、表4-4-1）。

2. 名词定义

（1）管腔器械：含有管腔，其直径≥2 mm，且其腔体中的任何一点距其与外界相通的开口处的距离≤其内直径1 500倍的器械。

（2）清洗：去除医疗器械、器具和物品上污物的全过程，流程包括冲洗、洗涤、漂洗和终末漂洗。

（3）清洗合格：目测及光源放大镜检查管腔器械表面无污渍、锈迹、血迹视为清洗合格。三磷酸腺苷（ATP）荧光检测仪检测相对光单位（RLU）值250～500为清洗合格。

3. 衡量指标

$$\text{管腔器械清洗合格率} = \frac{\text{管腔器械清洗合格件数}}{\text{管腔器械清洗总件数}} \times 100\%$$

4. 选题背景和理由　略。

三、活动计划拟定

活动时间：2019年5月15日～2019年12月15日。针对本次活动，根据PDCA及5W1H原则制订了活动计划甘特图，每个步骤均由专人负责逐一实施。(活动计划甘特图略，可参考表3-2-2、表4-1-2)。

四、现状把握

梳理现阶段管腔器械清洗流程图，并根据流程设计查检表，收集了6月1日～7月29日共1 290份管腔器械，从清洗方法、预处理、清洗用具配备和选择、器械结构复杂性、是否单独处理、清洗剂使用等方面就清洗质量进行查检，发现不合格率高达25.19%。绘制柏拉图，根据80/20法则，显示本次活动的改善重点为：清洗方法不规范、预处理不到位、清洗用具不合理、器械结构复杂(图4-5-1)。去除器械结构复杂这个不可控因素，其他三个因素为本次活动改善重点。

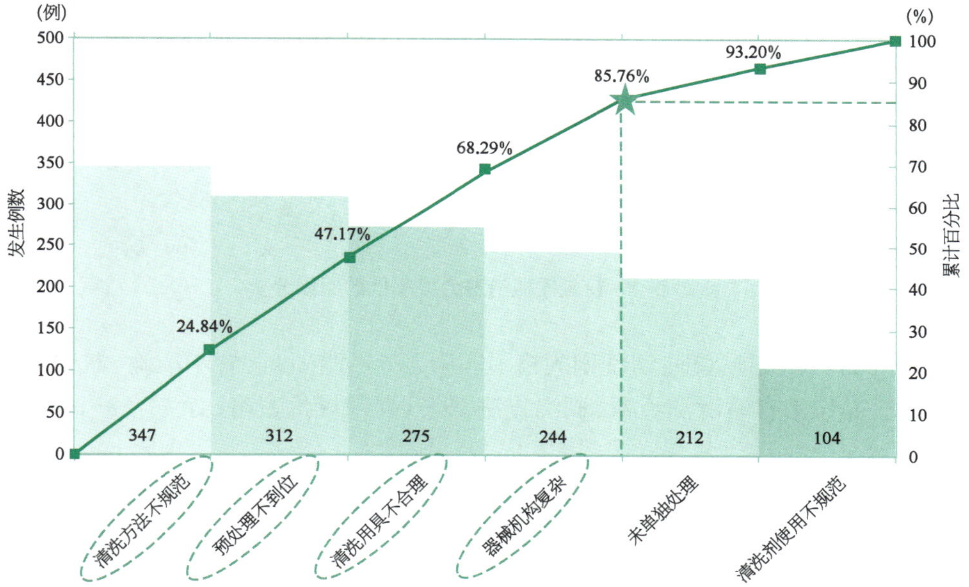

图4-5-1 改善前柏拉图

五、目标设定

通过计算，客观得出圈能力为81.8%。根据基础公式得出目标值为92.48%，改善幅度为23.62%。

目标值 = 现状值 + (标准值−现况值) × 改善重点 × 圈能力
= 74.81% + (1−74.81%) × 85.76% × 81.8%
= 92.48%

六、解析

1. 原因分析　依据4M1E法则，从人、法、物、机4个方面进行问题解析(图4-5-2)。

2. 要因评价　所有圈员采用投票法、按照5-3-1评价法(优5分，可3分，差1分)对所有末端原因进行打分，共11人参加评分，总分55分，根据80/20法则，44分以上为要因，从46个末端原因

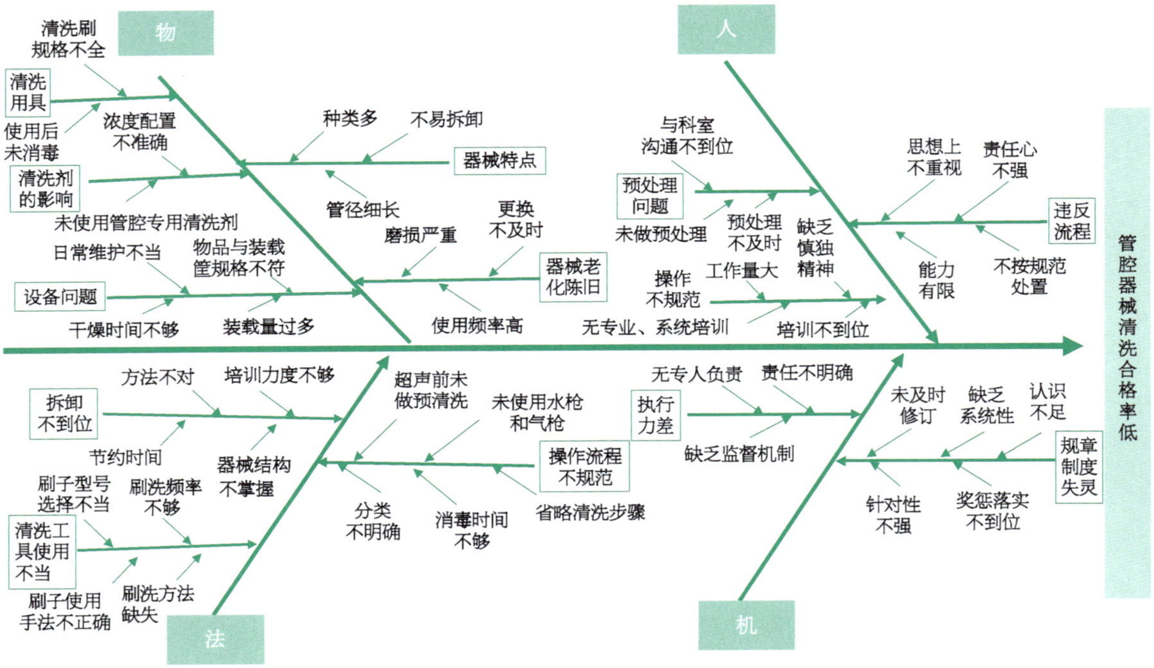

图4-5-2 管腔器械清洗合格率低的原因分析

中共找出6个要因：未做预处理、清洗刷规格不齐全、清洗剂浓度配置不准确、器械拆卸中对器械结构未掌握、操作中省略清洗步骤、刷洗方法缺失（要因评价表略，参考表3-1-2、表4-3-1、表4-3-2）。

3. 真因验证 2019年2月26日～2019年3月4日，管理小组到消毒供应中心清洗区和包装区，现场观察管腔器械清洗流程，对查检结果进行收集和记录（表4-5-1）。

表4-5-1 真因验证查检汇总表

查 检 项 目	发生例数（件）	百分比（%）	累计百分比（%）
省略清洗步骤	262	41.46	41.46
刷洗方法缺失	141	22.31	63.77
未做预处理	108	17.09	80.85
清洗刷规格不全	70	11.08	91.93
器械结构不掌握	31	4.91	96.84
清洗剂浓度配置不准确	20	3.16	100
合 计	632	100	100

依据80/20法则，找出“省略清洗步骤、刷洗方法缺失、未做预处理”为影响管腔器械清洗质量的3个真因。

七、对策拟定

圈员从措施可行性、经济性、效益性3个维度进行打分，依据80/20法则，最后共采纳了13条对策，将13条对策进行整合得出4个对策群组并由专人负责逐一实施。

八、对策实施

1. 对策一　制订管腔器械清洗SOP，加强科内培训和考核。

（1）制订管腔器械清洗SOP。

（2）对科室所有护士进行管腔器械清洗操作流程培训，并现场考核。

（3）对实际工作情况进行考核，考核不合格者，根据制订的奖惩办法给予相应奖惩。

（4）加强督导检查。科室质量控制小组不定期检查，小组长每日观察SOP执行情况。

2. 对策二　完善器械图谱信息，配置型号、规格齐全的清洗工具并规范使用。

（1）收集目前接收的所有管腔器械的图片、标注管腔的长度和管径尺寸。

（2）制订购买计划，定点放置清洗刷，注明清洗刷规格。

（3）培训各类清洗刷的正确使用方式及注意事项。

3. 对策三　制订标准化预处理流程图，规范操作流程。

（1）制订预处理工作流程图。

（2）培训制订的预处理流程，并要求按照流程规范操作。

（3）对全科护士进行管腔器械结构的专题培训。

4. 对策四　加强与临床科室沟通。

（1）完善现有的科室联系制度并严格落实，建立微信、QQ、电话、科室参观等多形式的沟通交流渠道。发现未进行预处理的器械时，及时收集器械数量、器械名称，联系科室分析原因并针对性协调解决办法。

（2）通过培训提升全科护士的服务意识。

（3）设专职人员负责临床科室满意度调查事宜。

九、效果确认

1. 确认效果　管腔器械清洗合格率提高到93.64%，目标达标率为106.56%，进步率为25.16%。

2. 无形成果　圈员解决问题的能力、团队凝聚力、自信心、品管圈手法的运用等均有了较大提升。

十、标准化

制订了管腔器械清洗SOP、管腔器械刷洗标准流程图、临床科室预处理流程、消毒供应中心与临床科室沟通制度等制度流程。

案例分析

一、亮点特色

- 针对管腔类器械的清洗制订了单独的清洗流程，对使用科室的预处理、保湿暂存、回收，以及消毒供应中心的清洗流程进行了标准化，同时购置了不同规格的清洗刷，并就操作流程、清洗刷规范使用等进行培训与考核，最终提高了管腔类器械的清洗质量，确保了医疗安全。

二、改进建议

- 可重复使用诊疗器械的清洗质量的定量检测技术，包括蛋白质残留检测技术、ATP荧光法等，其中ATP检测法较为常用。目前ATP荧光检测法尚无统一的标准值，不同品牌设备的判定标准不太一致，因此各家医疗机构在使用ATP检测技术时，除参考供应商提供的检测标准值外，建议使用微生物培养对ATP检测结果进行验证，将检测标准值本地化，以更加准确地判定器械清洗质量。同时，建议有条件的医疗机构能够采用管腔器械可视化检测系统，对各类管腔器械进行清洗效果、污染物残留、管腔内损伤及生物膜形成情况的可视化检查，这将有助于早期发现并改善管理类器械在清洗过程中存在的质量问题。
- 在本案例中，通过调查发现“清洗方法不规范、预处理不到位、清洗用具不合理”是导致管腔类器械清洗合格率低的三大主要因素。为了对这些原因进行深入分析并制订有效的改善措施，管理小组采用了单一鱼骨图进行原因解析。然而，为了更深入、系统和精准地识别和分析问题根源，避免分析过程的表面化和逻辑混乱，建议针对每个主要原因分别绘制鱼骨图。具体来说，本案例中应使用3个独立的鱼骨图，每个图专注于一个主要因素的解析，这种方法将有助于我们更细致地探究每个因素的具体影响，从而制订出更加精确和有效的改善策略。

案例6　运用品管圈提高心脏外科护士手卫生依从率

泰达国际心血管病医院心外科七楼护理单元

案例摘要

某医疗机构心脏外科运用头脑风暴法选定“提高心脏外科护士手卫生依从率”作为品管圈的主题。依据手卫生五大时刻的标准，对心脏外科护士手卫生依从率现状进行调查，并分析出心脏外科护士手卫生依从率低的根本原因。通过采取“以情景模拟形式进行手卫生培训、通过荧光显影确定手卫生物品摆放点位、根据心脏外科工作特点确定手卫生时刻、应用质量改进卡进行日查检”等措施后，心脏外科护士手卫生依从率由67.0%提至88.6%，改善效果良好，并逐步建立科室手卫生文化。

应用实践

一、主题选定

运用头脑风暴法将目前工作中亟待解决的问题加以汇总，共选出7个主要问题。根据上级政策、重要性、迫切性、圈能力，按照“531（优5分，可3分，差1分）”评分法进行评分，最终“提高心脏外科护士手卫生依从率”得分最高，定为本次活动主题（主题选定评分参考表4-2-1、表4-4-1）。

二、活动计划拟定

依据活动时间并按照品管圈每步骤占总活动时间比例拟定活动计划表，绘制甘特图（甘特图略，参考表3-2-2、表4-1-2）。

三、现状把握

1. 制订查检表　由小组成员进行现场检查，连续观察20天，共979例个手卫生时机，手卫生依从率为67%。

2. 根据调查结果绘制柏拉图　依据80/20法则，得出“接触患者周围环境后、接触患者前”手卫生依从率低为本次改善重点（查检结果汇总表和柏拉图略，参考表3-2-3、图4-3-1）。

四、目标设定

依据品管圈目标值计算公式，将心脏外科护士手卫生依从率目标值确定为85%。

目标值 = 现况值 + 改善值

= 现况值 +（标准值−现况值）× 改善重点 × 圈员能力

= 67% +（100%−67%）× 80% × 69%

= 85%

五、解析

通过头脑风暴法，从人员（护士）、管理、环境三方面，全面解析心脏外科护士接触患者周围环境后及接触患者前手卫生依从率低的主要原因（图4-6-1），解析得出主要原因后又对鱼骨图进行了关联图分析（图4-6-2），最终得出“手卫生培训不到位、速干手消毒剂放置位置不合理、手卫生时机临床应用易混淆、督查不到位”为真因。

六、对策拟定

运用头脑风暴法针对原因逐一制订多个对策方案，并根据可行性、自主性、效果进行打分，满分120分，> 96分被采纳（表4-6-1）。经整理归纳最终确定以下4项对策：① 以情景模拟形式进行手卫生培训。② 通过荧光显影确定手卫生物品摆放点位。③ 根据心脏外科工作特点确定手卫生八大时刻。④ 应用质量改进卡进行日查检。

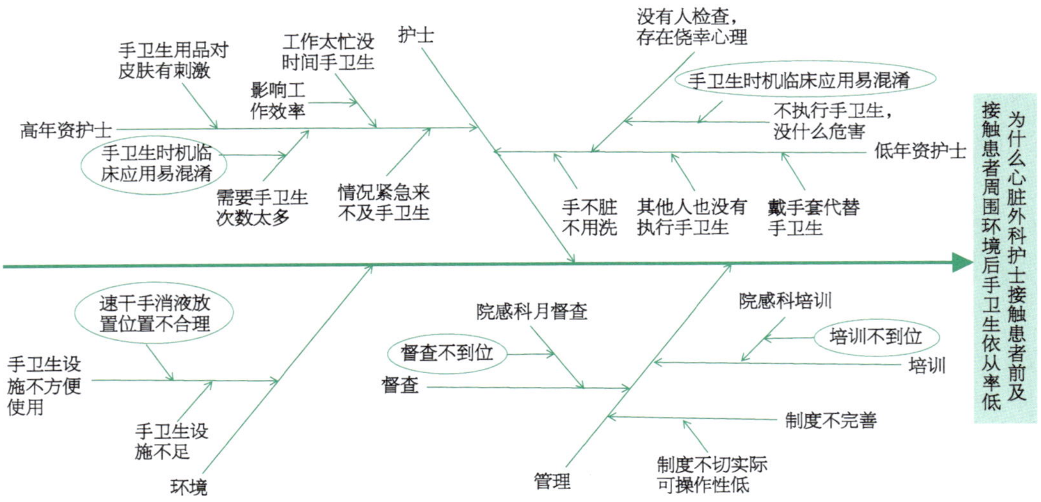

图4-6-1 原因分析鱼骨图

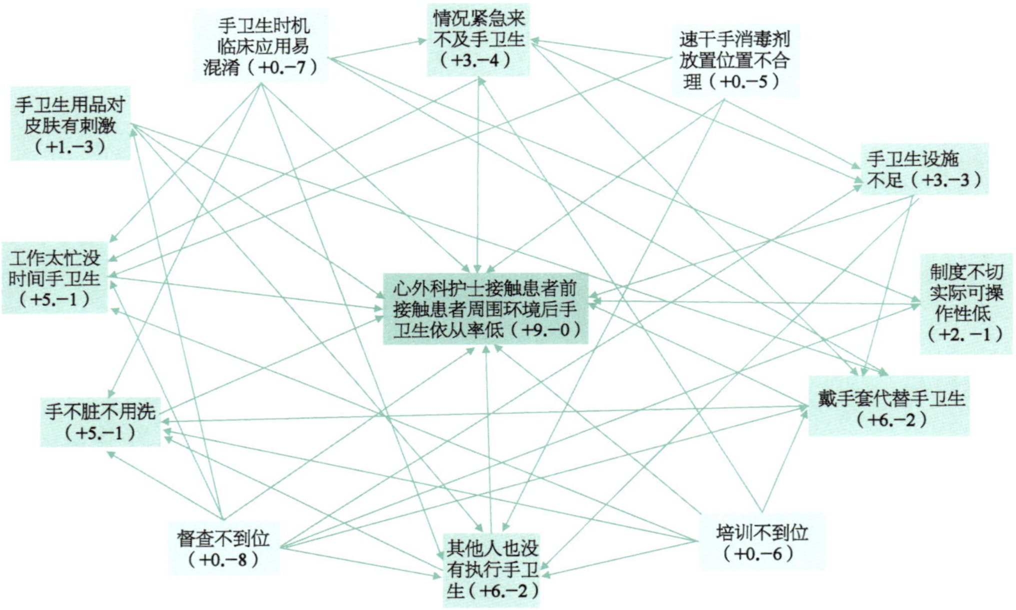

图4-6-2 手卫生依从率低的主要原因关联图

七、对策实施与检讨

1. 以情景模拟形式进行手卫生培训　改善前，手卫生五大时刻的培训方法主要侧重于理论讲解。护士在培训过程中虽然内容已掌握，但在工作中不能根据实际情况准确运用，导致时机运用不准确。

（1）进行手卫生荧光显影实验：科室全员参与，工作人员排成方阵，方阵居中者双手涂抹荧光显

表 4-6-1 对策拟定评价表

What	Why	How	决策				判断	Who	When	Where
问题	原因分析	对策方案	可行性	自主性	效果	总分		负责人	实施日期	地点
提高心脏外科护士手卫生依从率	手卫生培训不到位	感控部门人员参与现场培训指导	24	20	28	72	×			心脏外科病房
		以情景模拟形式进行手卫生培训	40	38	36	114	√	感控专职人员	5月20日	
		加强科室医院感染护士专业培训	24	20	28	72	×			
	速干手消剂放置位置不合理	通过荧光显影确定手卫生物品摆放点位	34	38	38	110	√	临床护士	5月28日	
		护士随身携带小包装手卫生用品	24	20	18	62	×			
	手卫生时机临床应用易混淆	根据心脏外科工作特点确定手卫生八大时刻	38	36	34	108	√	感控专职人员	6月14日	
		医院感染护士定期进行科室手卫生培训	26	20	18	64	×			
	督查不到位	应用质量改进卡进行日查检	34	30	32	96	√	临床护士	6月29日	
		每月院级质量控制检查	20	24	22	66	×			

影液并分别与周围人依次握手，以此类推，直至最后一人。在显影灯的照射下，方阵全员双手均有荧光反应，使大家直观感受到通过医务人员手导致传播范围的广泛性以及执行手卫生的重要性。

（2）应用情景模拟的方法进行培训：将临床工作中的实际情况，设计成不同的手卫生场景，进行现场模拟训练。训练过程中，护士既可以是手卫生的执行者也可以是手卫生的观察者，通过实际执行手卫生或是观察他人执行手卫生，不断理解和强化手卫生在工作中的重要性。这种方式提高了培训的效率，使培训内容能准确应用到临床工作中。

2. 通过荧光显影确定手卫生物品摆放点位　改善前，速干手消毒剂仅配备于病房走廊中，全病区共有18个点位。床旁护理时取用极不方便，导致护士手卫生依从率低。改善行动中，首先由感控部门组织实验，应用荧光显影液涂抹护士双手后，进行日常工作，之后使用专用荧光显影灯进行照射，把荧光反应密集的地方确认为高频接触区域，如护理车把手、护理车键盘和鼠标、病房门把手、呼叫铃、床档、隔帘、空调面板等处。

总体分为工作区域、床单位及公共区域。最终确立手卫生用品的放置点位：护理车、病区走廊墙壁、每床单位床尾。改善后速干手消毒剂放置点位增至92个。

3. 根据心脏外科工作特点确定手卫生八大时刻　感控部门结合心脏外科工作特点，总结出接触患者前、接触患者周围环境后“手卫生八大时刻”。

（1）接触患者前概括为：视、触、叩、听。

1）视：探视患者前（医生、护士、家属接触患者前需要进行即刻手卫生）。

2）触：触摸脉搏，触摸足背动脉，测量腹围。

3）叩：叩背。

4）听：听诊肠鸣音，听诊肺部。

（2）接触患者周围环境后概括为：桌、巾、监、周（谐音：捉襟见肘）。

1）桌：餐桌、床旁桌。

2）巾：枕巾、枕头、床单、被褥、衣物。

3）监：监护仪、注射泵、氧气表、负压表。

4）周：水杯、尿壶、屏风、窗帘、各种开关。

此方法不仅细化了心脏外科护士手卫生应用的具体时机，同时也规范了手卫生查检的统一标准（图4-6-3），由此建立起科室手卫生文化，使手卫生意识深入人心，便于记忆。

4. 应用质量改进卡进行日查检　改善前，手卫生的检查多以院科两级抽查方式为主。检查人员固定，容易产生霍桑效应；因检查时间固定，受检人员主要为白班护士，不能覆盖全员。本次活动中，医院感染控制管理部门制订了统一的检查标准，心脏外科科室制订持续质量改进卡，每个卡片都备注有“手卫生八大时刻”。每日晨会后护士长指派护理人员根据查检表内容进行随机检查，此方法不固定检查人员，能很好地反映手卫生临床实际应用的真实现状；检查时间随机，做到了覆盖全员。人人参与检查便能做到人人知晓检查标准，且人人接受检查。这种自下而上的检查方法，便于在工作中总结问题。在查检中如遇到问题，可组成小组进行持续质量改进。

每月科室安全会议就查检情况进行讨论，不断持续质量改进，最终将手卫生的质量检查工作常态化。

手卫生依从率

标准依据

依据感控部门手卫生观察标准

观察要点

接触患者前

（1）探视患者前（医生、护士、家属接触患者前需要进行即刻手卫生）。

（2）触摸脉搏，触摸足背动脉，测量腹围前。

（3）为患者叩背体疗前。

（4）听诊肠鸣音，进行肺部听诊前。

接触患者周围环境后

（5）为患者整理餐桌、床旁桌后。

（6）为患者整理或更换枕巾、枕头、床单、被褥、衣物后。

（7）患者安装监护仪、注射泵、氧气表、负压表等设备仪器后。

（8）为患者提供水杯、便器、屏风、推拉窗帘以及各种开关等生活护理后。

判定标准

如8项观察要点全部合格为绿色，有一项不合格为红色

图4-6-3　**手卫生质量卡**

八、效果确认

1. 确认效果　对策实施后，小组成员依据查检表内容连续20天进行现场检查，共检查手卫生时机979个，心脏外科护士手卫生依从率从67%提至88.6%。目标达成率120.0%，进步率32.23%。

达成率 = [（改善后数据–改善前数据）/（目标设定值–改善前数据）] × 100%

= [（88.60–67.00）/（85–67.00）] × 100%

= 120.00%

进步率 = [（改善后数据–改善前数据）/改善前数据] × 100%

= [（88.60–67.00）/67.00] × 100%

= 32.23%

2. 其他　团队凝聚力、沟通能力等得到提升。

九、标准化

1. 感控部门联合科室教学组成立培训团队　每月组织一次培训，应用情景模拟方法，针对新护士、实习生及科室手卫生执行不佳的护士进行示范培训。手卫生培训内容为上个月质量检查中发现的问题。每季度感控部门进行科室培训，培训内容增加手卫生时机在临床实际工作中的具体应用的讲解以及解答临床工作中遇到的实际问题。

2. 建立手卫生文化　明确心脏外科病房护士手卫生八大时刻，建立科室手卫生文化。

3. 快速手消毒剂配备纳入治疗班工作流程　每周一进行查检。92个点位保证100%配备。公共区域中移动护理车、病区走廊墙壁、每床单位床尾均为高频接触区域，定点配备并保证及时添加。

4. 统一查检标准　每月一次质量控制检查，每日应用质量持续改进卡查检；手卫生纳入科室安全管理会议，发现问题，及时与护士长沟通。

案例分析

一、亮点特色

本案例通过运用品管圈的方法分析出影响手卫生依从率,特别是接触患者前、接触患者周围环境后的主要因素,并针对性采取了系列措施。

- 针对心脏外科护士临床工作特点,针对性制订了接触患者前、接触患者周围环境后“手卫生八大时刻”。
- 通过荧光显影实验确认科室高频接触区域,并由此确立手卫生用品放置点位。
- 制订了手卫生持续质量改进卡,进行每日查检。此方法不固定检查人员、不固定检查时间,能很好地反映手卫生的真实现状。同时,采取人人都是检查者,人人都是被检查者的模式,提高了人员知晓率。

二、改进建议

- 在手卫生依从率核查工作中,比较容易出现“霍桑效应”,即被观察者在知晓自己在被观察时,会表现出比较高的依从性。本案例中,执行手卫生依从率核查的人员均为本科室工作人员,并未采取有效的措施来应对霍桑效应,会导致观察结果出现偏倚。建议采取其他不易被注意的人员或方法来进行手卫生依从率监测,如采取信息化方法进行监测。
- 本次品管圈活动提高了医护人员的手卫生依从率,但并未对手卫生依从率提高所产生的收益进行调查,如果手卫生依从率的提高不能带来医院感染相关不良事件发生率的降低,那改进效果的说服力不足,改进措施不易长久保持。建议对品管圈活动带来的感染控制收益进行调查,以突显手卫生的重要性。

参考文献

[1] 查丽玲,江榕,张洁,等. 集束化护理在预防中心静脉导管相关性血流感染中的循证实践[J]. 中国临床护理,2021,13(12):765-769.
[2] Buetti N, Ruckly S, Lucet J C, et al. Short-term dialysis catheter versus central venous catheter infections in ICU patients: a post hoc analysis of individual data of 4 multi-centric randomized trials[J]. Inten Care Med, 2019, 45(12): 1774-1782.
[3] Stevens V, Geiger K, Concannon C, et al. Inpatient costs, mortality and 30-day re-admission in patients with central-line-associated bloodstream infections[J]. Clin Microbiol Infect, 2014, 20: 31.
[4] 彭飞. 导尿管相关尿路感染防控最佳实践:《导管相关感染防控最佳护理实践专家共识》系列解读之一[J]. 上海护理,2019,19(6):1-4.
[5] 霍玉萌,张海燕,尚文涵,等. 三甲医院导尿管相关尿路感染现状及其与护理人力配置相关性分析[J]. 中国卫生质量管理,2020,27(6):72-75.
[6] Aanson D S, Wu A K, Blaschko S D, et a1. National incidence and impact of noninfectious urethral catheter related complications on the surgical care improvement project[J]. J Urol, 2011, 185(5): 1756-1760.
[7] 李蓉,官昕,谢金红,等. 留置尿管致导管相关性尿路感染的影响因素及干预研究进展[J]. 护士进修杂志,2018,33(16):1463-1465.
[8] 阿力米热・艾买提,丁丽,伊思达,等. 耐碳青霉烯类肺炎克雷伯菌感染治疗进展[J]. 中国感染与化疗杂志,2022,22(6):779-784.
[9] 杨启文,吴安华,胡必杰,等. 临床重要耐药菌感染传播防控策略专家共识[J]. 中国感染控制杂志,2021,20(1):1-14.
[10] 胡必杰,付强,王贵强,等. 中国碳青霉烯耐药革兰阴性杆菌(CRO)感染预防与控制技术指引[J]. 中华医院感染学杂

志，2019，29（13）：1921-1926.
[11] 苗勤，刘海涛，何敬堂，等．多重耐药目标菌主动筛查联合模拟防控训练的干预效果研究［J］．河北医学大学学报，2019，40（11）：1327-1331.
[12] Ivanova A, Zhang Z, Thompson L, et al. Can sequential parallel comparison design and two-way enriched design be useful in medical device clinical trials[J]. J Biopharm Stat, 2016, 26(1): 167-177.
[13] 钟丽华，王红梅，任素桃，等．应用品管圈提高骨科手术外来医疗器械清洗合格率［J］．中国感染控制杂志，2018，17（3）：267-269.
[14] 刘远琴，倪露漫，王瑞瑛，等．品管圈活动在骨科外来器械清洗中的应用效果［J］．当代护士，2015，10：167-169.
[15] 金萍，唐丽萍．消毒供应中心骨科外来手术器械流程管理及质量控制［J］．中国消毒学杂志，2016，33（10）：1019-1020.
[16] 苏爱静，刘洪，陈晓玲，等．品管圈活动在提高介入手术安全核查正确率中的应用［J］．天津护理，2016，24（3）：257-258.
[17] 黄金姣，梁金清，李春莲，等．PDCA循环管理在门诊医务人员手卫生管理中的应用［J］．护理管理杂志，2013，13（4）：267-268.
[18] 董军，刘亚平，周亚春，等．医院质量管理与持续改进理念的实践［J］．中国医院，2011，15（1）：7-9.
[19] 戚良婷．ICU吸入性肺炎临床特点、影响因素及预后分析［D］．安徽：安徽医科大学，2019.
[20] 吴美丽，张娟，陆丽，等．知信行健康教育模式在预防脑卒中吞咽困难患者吸入性肺炎中的作用［J］．护理实践与研究，2018，15（7）：53-56.
[21] 陈文生，王玉龙，李华．康复训练对后循环脑梗死急性期病人吞咽功能及吸入性肺炎的影响［J］．中西医结合心脑血管病杂志，2019，17（10）：1570-1572.

第五章
失效模式与效应分析在感染防控中的应用案例

案例1　运用医疗失效模式与效应分析降低Ⅰ类切口手术部位感染发生率

温州医科大学附属第一医院医院感染管理部

案例摘要

某医疗机构根据医疗失效模式与效应分析（HFMEA）的管理流程对降低Ⅰ类切口手术部位感染（SSI）的21项流程进行失效模式分析，发现备皮方法陈旧、围手术期患者体温管理不到位、围手术期抗菌药物管理流程繁琐为本次质量改进的重点项目。针对以上问题，项目组改进备皮理念，实施备皮工具专业化、备皮人员专职化等措施规范术前皮肤准备；采购新型体温监测仪，建立持续体温监测数据库，实时监测手术患者体温变化，并积极预防处理低体温现象；构建并应用围手术期预防抗菌药物一站式用药管理信息系统，简化并优化围手术期抗菌药物使用流程。通过一年多持续改进与改良，反复推敲与优化，Ⅰ类切口SSI发生率由0.42%降到0.24%，手术患者低体温发生率由0.27‰降到0.24‰，抗菌药物使用时机合格率及术中追加药物使用率大幅上升。

应用实践

一、主题选定

1. 主题及管理工具　应用HFMEA降低Ⅰ类切口SSI发生率。

Ⅰ类切口SSI发生率＝发生Ⅰ类切口SSI例（次）/同期Ⅰ类切口手术台数×100%

2. 主题定义　SSI是指发生在手术切口、深部器官和腔隙的感染。

二、组建团队

由感控部门牵头，护理部（外科护士长）、信息科、临床相关科室（麻醉科、神经外科、骨科）主任、手术室和神经外科护士长、病区感染控制医生及护士（神经外科医生、乳腺外科护士、骨科护士）组成团队，成员接受HFMEA系统培训。查阅文献，了解SSI防控相关标准、政策、法规。

三、创建流程

根据《中国手术部位感染预防指南》(2019版)、《外科手术部位感染预防与控制技术指南(试行)》内涵及要求,将降低Ⅰ类切口手术SSI发生率分为术前、术中、术后3个阶段,共20项流程。

1. 术前　① 缩短术前住院时间;② 术前血糖有效控制;③ 正确准备手术部位皮肤;④ 术区皮肤消毒合格;⑤ 术前预防使用抗菌药物规范;⑥ 参与手术人员规范进行健康监测;⑦ 术者规范进行外科手消毒;⑧ 患者术前抵抗力评估。

2. 术中及术后　⑨ 环境清洁及监测到位;⑩ 术中追加抗菌药物;⑪ 手术器械管理规范;⑫ 无菌操作和手卫生规范;⑬ 手术技巧熟练;⑭ 围手术期体温维持;⑮ 术中冲洗应使用37℃无菌生理盐水;⑯ 术中引流管正确放置;⑰ 切口护理前进行手卫生;⑱ 切口护理遵守无菌技术及换药流程;⑲ 保持引流管通畅并尽早拔除;⑳ 及时诊断、治疗和监测SSI。

四、失效及风险分析

1. 提出潜在失效模式和潜在失效原因　根据《中国手术部位感染预防指南》(2019版),结合医院实际情况,使用头脑风暴及专家访谈等方法得出22项潜在失效模式及94项潜在失效原因;向院内重点科室护士、医生及麻醉医生发放问卷485份(收回465份,合格率98%);评估流程图中每个失效模式的严重度、发生度和探测度,并计算其风险优先指数(RPN)。当RPN≥125分或结果严重度≥9级列为高危害指数。虽然"42. 手术器械未达到灭菌水平"结果严重度为9级,但考虑到其RPN较低,且本医疗机构从未发生过此类风险,因此未将其纳入高危害指数。最终共列出13项高危害指数,即为关键失效模式。

2. 风险分析　通过专家访谈及HFMEA小组圆桌会议讨论,对高危害指数因素进行决策树分析,以确定关键失效模式是否值得进一步行动,将行动"继续"或"停止"记录在HFMEA工作表,最终确认8项根本原因(表5-1-1)。

五、对8项根本原因,拟定相应的整改措施

详见表5-1-2。

六、提出改进方案

对8项根本原因进行分析合并,最终拟定3个对策群并具体实施。

1. 对策一　更新备皮理念——减少备皮,备皮工具专业化、备皮人员专职化。

(1) 现况描述:主要包括以下五方面。

1) 常规备皮,备皮理念传统陈旧。

2) 使用剃刀备皮,对皮肤损伤较大。

3) 部分患者对术前清洁皮肤及备皮相关事宜不了解。

4) 过早剃除毛发。

5) 院内无专职备皮人员,备皮工作随意。

(2) 制订相关整改措施:主要包括以下五方面。

表 5-1-1 RPN统计分析表

阶段	流程	失效模式	潜在失效结果	失效原因	严重性	发生度	探测度	RPN	是否为关键点	是否有预防措施	是否容易监测	是否执行矫正
术前	缩短术前住院时间	术前住院时间延长	术前住院时间长，易导致患者发生院内获得性感染	1. 各种检查导致手术时间的延迟	4	6	3	72				
				2. 患者自身原因导致手术时间延迟	5	5	3	75				
				3. 患者指定特定手术医生进行操作，造成等待时间过长	3	4	4	48				
				4. 术前准备流程不完善	4	5	3	60				
				5. 手术过多或有急诊手术	4	4	3	48				
	术前血糖有效控制	患者血糖高	血糖控制不佳，影响术后切口愈合	6. 医生因专业限制，未对高血糖进行规范处理	4	6	4	96				
				7. 患者不知晓自身血糖过高或患有糖尿病	3	6	6	108				
				8. 患者依从性差，未进行饮食控制、运动等	6	6	3	108				
		患者血糖过低		9. 护士对患者血糖控制方法宣教不到位	4	5	5	100				
				10. 护士注射胰岛素流程不规范	5	5	3	75				
				11. 护士对口服降糖药执行不规范	4	5	6	120				
	正确准备手术部位皮肤	手术部位皮肤准备不到位	手术区皮肤损伤或清洁不到位	12. 未提倡尽量减少剃毛	5	6	6	180	是	否	否	是
				13. 护士宣教不到位，患者不知晓需清洁术区皮肤	4	5	5	100				

（续　表）

阶段	流程	失效模式	潜在失效结果	失效原因	严重性	发生度	探测度	RPN	是否为关键点	是否有预防措施	是否容易监测	是否执行矫正
术前	正确准备手术部位皮肤	手术部位皮肤准备不到位	手术区皮肤损伤或清洁不到位	14. 过早去除手术部位毛发	6	4	6	144	是	否	否	是
				15. 手术前护士未核对术区皮肤清洁情况	4	5	5	100				
		手术部位皮肤受损		16. 备皮方法不规范	6	6	3	108				
				17. 备皮工具选择不正确	6	8	3	144	否	是	是	是
	术区皮肤消毒合格	术区皮肤消毒不到位	术区皮肤消毒不规范导致SSI	18. 术区皮肤消毒范围未达标	6	3	4	72				
				19. 消毒待干时间不充分	6	4	5	120				
	术前抗菌药物预防性使用规范	在手术患者皮肤切开前30分钟至2小时未规范给予抗菌药物预防	抗菌药物使用不规范，无法达到有效预防SSI的效果	20. 患者在手术运送途中，出现药品遗忘、丢失、破损、混淆等情况	6	6	4	144	是	否	否	否
				21. 临时用药时病房医嘱处理延迟、药物运送不及时	5	5	5	125	是	否	否	是
				22. 未精准监测接台时间	5	6	5	150	是	否	否	是
	参与手术人员规范进行健康监测	患有流感等呼吸道疾病	手术室人员管理不规范导致SSI	23. 工作人员数量不足	5	6	2	60				
		存在皮肤感染		24. 手术室未落实人员健康监测制度	5	3	5	75				
		携带或感染MDRO		25. 参与手术人员健康意识薄弱	5	5	4	100				
	术者规范进行外科手消毒	外科手消毒执行时间不足		26. 未落实相关的奖惩措施	5	6	4	120				
		外科手卫生执行动作不规范		27. 外科手消毒监管不到位	6	5	4	120				
				28. 外科手消毒意识薄弱	7	4	4	112				

（续 表）

阶段	流程	失效模式	潜在失效结果	失效原因	严重性	发生度	探测度	RPN	是否为关键点	是否有预防措施	是否容易监测	是否执行矫正
术前	患者术前抵抗力评估	患者术前抵抗力差	患者抵抗力差，易发生SSI	29. 患者精神紧张、睡眠欠佳	4	6	5	120				
				30. 体质较弱的大手术患者未进行营养治疗	4	5	5	100				
				31. 患者营养NRS评分≥3分，但未进行干预	6	5	3	90				
术中及术后	环境清洁及监测到位	环境不清洁	手术室环境清洁及监测不到位导致SSI	32. 手术室门未保持关闭状态	6	4	4	96				
		环境监测不到位		33. 手术室人员频繁进出	6	5	4	120				
				34. 手术室未保持正压通气	6	3	5	90				
				35. 术毕手术台及周边物品未清洁消毒	7	4	5	140	否	是	否	否
				36. 手术室督查人员监管不到位	6	5	6	180				
				37. 工作繁忙，接台时间未达到要求	5	8	3	120				
	术中追加抗菌药物	手术超过3小时未追加抗菌药物	术中未及时追加抗菌药物，无法达到有效预防SSI的效果	38. 无手术时长提醒功能	6	7	3	126	是	否	否	是
		出血大于1 500 mL，未追加抗菌药物		39. 未监测术中出血量	7	6	4	168	是	否	否	否
				40. 术中出血量监测不准确	7	5	3	105				
	手术器械管理规范	手术器械管理不到位	手术器械污染导致SSI	41. 手术器械未达到灭菌水平	9	2	2	36				
				42. 手术器械存放不符合规范	7	4	3	84				
				43. 手术器械包装破损	7	4	3	84				
				44. 手术护士未严格检查核对手术器械包	7	3	5	105				
				45. 术中台面打湿未及时加盖铺巾	5	4	5	100				
				46. 手术时间长，术中器械暴露时间长，未及时加盖	5	4	5	100				

（续　表）

阶段	流程	失效模式	潜在失效结果	失效原因	严重性	发生度	探测度	RPN	是否为关键点	是否有预防措施	是否容易监测	是否执行矫正
术中及术后	无菌操作和手卫生规范	无菌操作不规范	术中无菌操作流程不规范及手卫生执行不到位导致SSI	47. 无菌区域随意移动	4	5	5	100				
		手卫生执行不规范		48. 无菌观念薄弱	7	4	4	112				
				49. 无菌操作技术培训不到位	4	6	5	120				
				50. 术中监管不到位	6	4	3	72				
				51. 手套破损时未及时更换	8	2	3	48				
				52. 双手未置于胸前，或高于肩、低于腰	7	4	4	112				
	手术技巧熟练	术中发生组织损伤或/和出血	医生手术技巧不熟练导致SSI	53. 医生未掌握手术技巧	7	4	4	112				
		未彻底去除手术部位的坏死组织		54. 新准入医生	4	5	6	120				
		术中形成死腔		55. 医生经验不足	5	5	4	100				
	围手术期体温维持	术中发生低体温，导致SSI	术中发生低体温或术后复温不及时导致SSI	56. 采取全身麻醉或椎管内麻醉或联合麻醉	5	4	3	60				
				57. 因医师技术不熟练导致手术时间大于3小时	5	6	4	120				
				58. 术中失血量大于15%	6	4	5	120				
				59. 术中补液时液体或冲洗液未加温至37℃	6	4	5	120				
				60. 腹腔镜气体未提前加温至37℃	5	5	4	100				
				61. 未定期开展术中体温管理培训及考核	5	5	4	100				
				62. 术中未采用保温毯与盖被等措施保温	6	4	3	72				

（续 表）

阶段	流程	失效模式	潜在失效结果	失效原因	严重性	发生度	探测度	RPN	是否为关键点	是否有预防措施	是否容易监测	是否执行矫正
术中及术后	围手术期体温维持	术中发生低体温，导致SSI	术中发生低体温或术后复温不及时导致SSI	63. 术中低体温管理及监测制度未落实	6	6	4	144	是	否	否	是
				64. 未维持手术室环境温度及湿度（25℃，55%）	5	4	3	60				
		术后复温不及时		65. 术后未监测体温	6	6	4	144	是	否	否	是
	冲洗部位应使用37℃无菌生理盐水	冲洗用无菌生理盐水温度高于37℃	冲洗部位未使用37℃无菌生理盐水导致SSI	66. 医务人员不重视冲洗液温度	6	5	4	120				
		冲洗用无菌生理盐水温度低于37℃		67. 医务人员不重视冲洗液温度	6	5	3	90				
	术中引流管正确放置	未首选密闭负压引流	术中引流管放置不正确导致SSI	68. 材料缺乏	6	5	2	60				
				69. 密闭式负压引流装置收费高	6	5	4	120				
		引流管靠近手术切口		70. 医生不知晓引流管位置应尽量远离手术切口	4	5	6	120				
		引流不充分		71. 医生专业水平不足	5	4	6	120				
	切口护理前进行手卫生	切口护理前未进行手卫生	医务人员未规范手卫生导致SSI	72. 医务人员手卫生意识薄弱	5	6	3	90				
		执行手卫生正确性不够		73. 手卫生培训不到位	6	6	2	72				
				74. 工作繁忙	4	6	3	72				
	切口护理遵守无菌技术及换药流程	切口护理未遵守无菌技术	术后切口换药不规范导致SSI	75. 医务人员无菌观念薄弱	7	4	3	84				
		换药流程不规范		76. 医务人员不熟悉规范的换药流程	4	5	5	100				

（续 表）

阶段	流程	失效模式	潜在失效结果	失效原因	严重性	发生度	探测度	RPN	是否为关键点	是否有预防措施	是否容易监测	是否执行矫正
术中及术后	保持引流管通畅，并尽早拔除	引流管引流不畅	管道护理不当导致SSI	77. 医务人员对引流管引流情况观察不到位	6	5	3	90				
				78. 护理人员对引流管观察宣教不到位	6	4	5	120				
				79. 引流液排放不及时	5	4	5	100				
				80. 引流管固定方式不正确，高于引流部位	6	3	6	108				
				81. 引流液排放前未评估管道通畅性	6	4	4	96				
		引流管延期拔除		82. 医生不熟悉拔管指征	5	4	3	60				
				83. 护士忘记记录引流量	7	4	4	112				
				84. 医生忘记拔除引流管	6	3	4	72				
	及时诊断、治疗和监测SSI	未做到有样必采	感染监测不到位导致SSI未及时发现，可能诱发全身严重感染	85. 采样流程烦琐	6	5	3	90				
				86. 感染部位无样可采	6	4	4	96				
				87. 患者依从性差	5	6	3	90				
				88. 工作繁忙	6	6	2	72				
				89. 采样时机错误	6	4	5	120				
		SSI监测不到位		90. 医务人员对感染症状观察不到位	6	5	5	150	是	是	是	否
				91. 医生对感染症状判断不到位	7	3	4	84				
		未及时用药		92. 医生未及时开具抗感染治疗医嘱	7	4	3	84				
		SSI自查表实用性		93. SSI目标性监测自查和督查不到位	5	8	4	160	否	是	是	否

表 5-1-2 拟定整改措施

失效原因	整改措施
12. 未提倡尽量减少剃毛	1. 组织全院医护人员培训《外科手术部位感染预防与控制技术指南(试行)》,同时宣传更新备皮理念——减少剃毛 2. 临床科室限制申领备皮工具
14. 去除手术部位毛发时间过早	1. 临床科室限制申领备皮工具 2. 设置专职备皮人员 3. 通过PDA扫码确认为当日手术方可进行备皮工作 4. 责任护士填写手术患者术前交接单,记录术前皮肤准备情况 5. 患者进入手术室后,由手术室护士再次进行皮肤准备情况记录,并实现信息化追溯管理
17. 备皮工具选择不正确	1. 根据相关指南,制订医院备皮工具选择规程和对应的备皮操作流程 2. 开展备皮流程的宣教和培训,确保工作人员掌握相关知识和操作要求 3. 开展患者和陪护的宣教和科普
21. 临时用药时病房医嘱处理延迟、药物运送不及时	1. 基于用药流程设计,将院内自行研发的手术室管理系统、电子病历系统、护士站管理系统、药房管理系统等模块进行对接,信息在流程设计及开发中实现多个系统的数据互联互通,形成完整、闭环工作链 2. 医生、护士、药师在各自工作站上进行医嘱相关操作,保障每项操作有完整的数据流,实现围手术期预防性使用抗菌药物信息流程闭环
22. 未精准监测接台时间	1. 构建信息系统,精准监测患者进入手术室的时间
38. 无手术时长提醒功能	1. 构建信息系统,对关键环节进行智能提醒 2. 手术开始后,信息系统自动进入计时模式,手术时长 > 3 小时或者麻醉记录单标记出血 > 1 500 mL 时,系统立即弹框提醒"应追加使用抗菌药物"
63. 术中低体温管理及监测制度未落实	1. 购入新型体温监测设备,实现持续体温监测
64. 未维持手术室环境温度及湿度(25℃,55%)	1. 优化手术患者体温管理流程 2. 手术流程中新增预暖手术间环节

1）根据相关指南,制订医院备皮工具选择规程和对应的备皮操作流程,组织全院培训落实皮肤准备的操作方法,同时宣传更新备皮理念——减少备皮。临床科室不可自行领取备皮工具。

2）备皮工具专业化,备皮人员专职化。联合采购处,多方协商,选择专业的备皮工具,非必要情况下尽量减少传统剃毛方式,改为使用剪刀剪去毛发,减少皮肤损伤。联合综合服务处遴选备皮专职员工,并设置备皮呼叫专线,重点服务科室为神经外科和耳鼻喉科。

3）制订备皮人员工作职责,备皮工作人员到达呼叫科室后,核对患者基本信息,并确定为当日手术方可备皮;责任护士对患者进行术前清洁手术部位皮肤的相关宣教,并做好备皮监督工作。

4）开展患者和陪护的宣教和科普讲座。

5）手术患者术前交接单中需记录术前皮肤准备的情况,信息追溯化管理。

(3) 制订处置对策:包括以下两方面。

1）修订备皮工作制度及工作流程。

2）摒弃原来的备皮工具,择优选择专业电动剃毛机。

(4) 实施结果:成功更新备皮理念,完善备皮流程,优化备皮工具。

(5) 执行部门:感控部门、护理部、综合服务处、临床科室。

（6）执行周期：4个月。

2. 对策二　建立连续的手术患者体温监测及管理数据库。

（1）现况描述：主要包括以下三方面。

1）复苏室患者体温测量方式均为耳温，由于解剖位置不同，双侧监测结果会有偏差，且受外界环境和测量位置深浅影响较大。

2）部分患者由于手术方式原因，耳廓被包扎，无法测量体温。

3）针对低体温患者，复苏室护士未能及时复测体温，通常是出室时间到了才会再次测量，导致患者滞留时间变长。

（2）制订相关整改措施：包括以下六方面。

1）引进新型无线体温传感器，把连续监测的体温数据接入监护仪，建立连续的体温管理数据库（图5-1-1）。

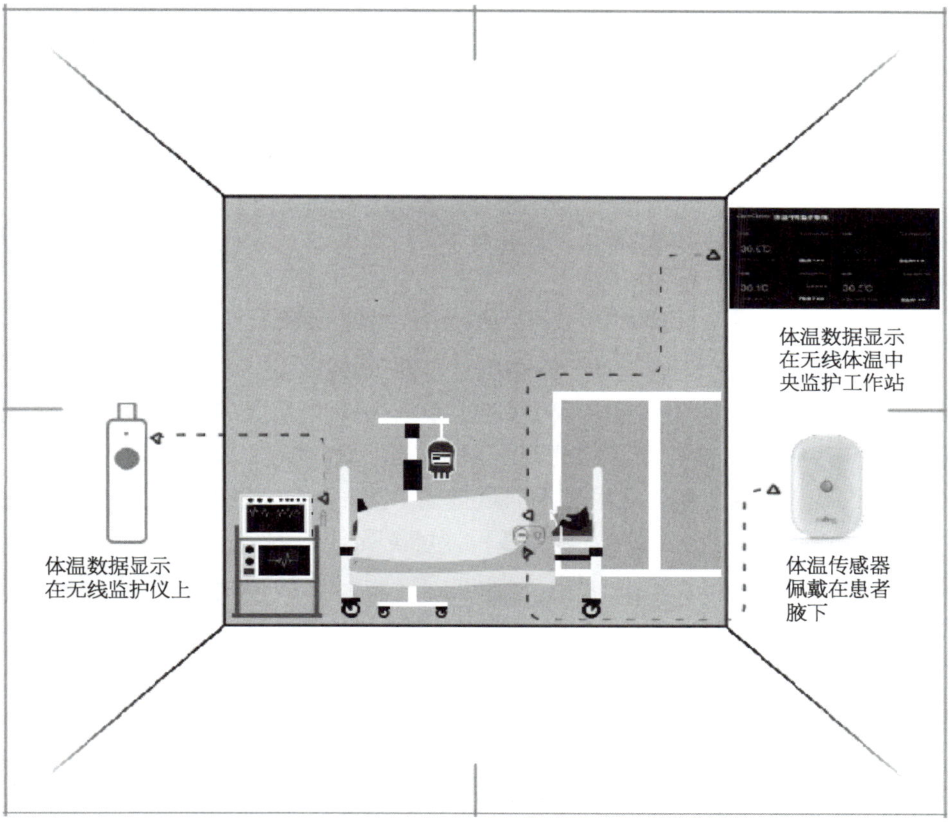

图5-1-1　连续体温检测系统工作关系图

2）监护仪设置警报功能，在体温异常时及时发出警报，提醒医务人员注意患者的体温状态。

3）预暖手术室温度，不低于24℃。

4）使用暖风毯。

5）预热静脉输注液体及手术部位冲洗液体。

6）持续监测尿量。

（3）制订处置对策：包括以下两方面。

1）完成检测工具及办法创新。

2）有效落实手术患者预防低体温各项措施。

（4）实施结果：手术患者低体温发生率由0.27‰降到0.24‰。

（5）执行部门：感控部门、护理部、手术室、医务处。

（6）执行周期：4个月。

3. 对策三 构建并应用围手术期预防抗菌药物一站式用药管理信息系统。

（1）现况描述：主要包括以下四方面。

1）围术期预防用药流程烦琐，药品交接环节过多，容易出现运送交接错误，如运送途中药品遗忘、丢失、破损、混淆、漏运送等。

2）临时用药时病房医嘱处理延迟、药物运送不及时等导致用药时机错误或因流程烦琐，医生放弃术中追加抗菌药物，导致围手术期预防抗菌药物未合理执行。

3）病区导入医嘱取药与手术室执行医嘱为两个部门，在环节上存在脱节现象，难以实现第一时间发现模糊医嘱、错误医嘱，存在较大的用药安全隐患。

4）药品随患者和病历一起携带，不符合药品储存运输条件，同时增加了药品被污染、破损变质的风险。

（2）制订相关整改措施：完善抗菌药物管理制度；联合信息处构建围手术期预防抗菌药物一站式用药管理信息系统，具体内容如下。

1）手术室管理系统功能同质化。将手术室管理系统设置成具有处理医嘱功能的模拟病区护士工作站。手术医生在手术前一日，直接将围手术期预防用药医嘱下达到手术室，手术室护士进行医嘱导入处理，导入医嘱时发现问题可及时联系医生修改错误医嘱。医嘱处理完成后，药剂科可根据手术日期、手术间、手术台序将药物统一配送至手术室。

2）医嘱特殊化。手术室在导入医嘱界面可按手术间、手术台序排序处理医嘱，能一目了然了解各手术间的医嘱情况，发现模糊医嘱可第一时间联系到主刀医生、第一助手等，及时进行修正。医嘱导入后，药剂科可根据手术日期、手术间、手术台序将药物分袋、贴码后，统一配送至手术室。

3）关键环节智能提醒功能。手术医生开具手术通知单时，如填写预计手术时长＞3小时，系统弹框提醒需开具术中追加药品。手术室管理系统建立手术患者进入等待室动态信息列表，患者进入等待室刷手腕带时，系统自动识别有围手术期预防抗菌药物医嘱的患者，同时将患者信息导入列表，语音播报患者姓名、手术间，提醒术前准备室护士配置药品，保障患者术前0.5～1小时输注药品。手术时长＞3小时或者麻醉记录单标记出血量＞1 500 mL时，系统立即弹框提醒，应追加使用抗菌药物（由于系统关联限制，目前出血量＞1 500 mL尚未开展信息管理，有待继续完善）。

4）自动生成围手术期预防抗菌药管理质量控制报表。系统根据医嘱执行情况，自动生成含有患者基本信息、手术切口类别、手术时长、手术名称，手术开始前及术中执行时间报表等，智能判断用药时机的合理性。按照日、周、月统计围手术期预防抗菌药物使用时机合格率报表，并为感控部门、质量管理科等部门提供抗菌药物使用合理率分析信息。

（3）制订处置对策：包括以下两方面。

1）修订抗菌药物使用制度。

2）围手术期预防抗菌药物进行一站式管理模式，可保证对围手术期预防抗菌药物的安全使用和有效管控。

（4）实施结果：抗菌药物使用时机合理率及术中追加药物使用率大幅上升。

（5）执行部门：感控部门、护理部、手术室、医务处、药学部、信息处。

（6）执行周期：5个月。

七、效果评价

1. 完善各项标准化工作流程

（1）优化备皮工作流程（图5-1-2）。

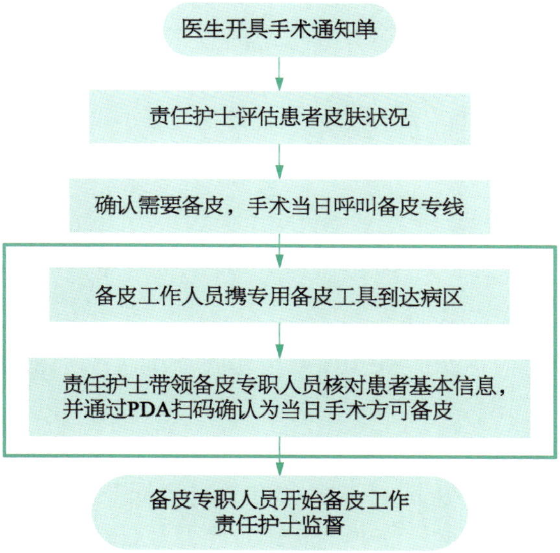

图5-1-2　改进后备皮工作流程

（2）优化手术患者体温连续监测工作流程（图5-1-3）。

（3）构建围手术期预防抗菌药物一站式管理流程图（图5-1-4）。

（4）修订备皮工作制度。

（5）修订抗菌药物使用制度。

2. 院内成效

（1）实施HFMEA管理模式后，手术患者低体温发生率由常规管理模式的0.27‰（38/139 306）降低到0.24‰（40/166 793）。

（2）应用围手术期预防抗菌药物一站式用药管理信息系统后，围手术期抗菌药物应用各项指标均有改善，差异均有统计学意义。

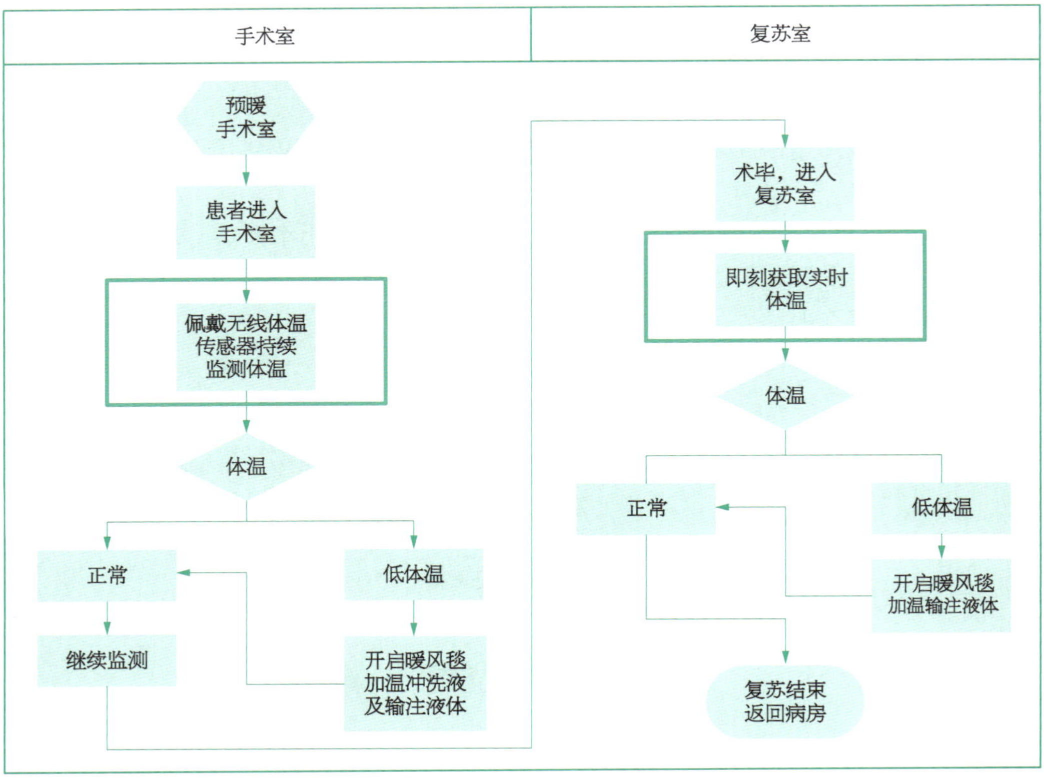

图 5-1-3　改进后手术患者体温连续监测工作流程

1）切皮前0.5～1小时内用药时机合理率由实施前93.37%（18 887/20 228）提升至97.19%（20895/21 499）。

2）手术时长＞3小时追加用药及时率由实施前30.57%（155/507）提升至56.46%（813/1 440）。

3）术中追加药物及时率由实施前19.66%（507/2 579）提升至50.16%（1 440/2 871）。

（3）SSI总发生率由实施前0.42%（590/139 306）降低至0.24%（403/166 793）

3. 院外交流　案例多次参加国家级优秀案例汇报，并获得优秀奖荣誉。

案例分析

一、亮点特色

- 本案例中，项目组建立了持续体温监测数据库，实时监测手术患者体温变化，并采取了一系列具体措施积极预防处理低体温现象，取得了良好的改善效果，值得借鉴。
- 项目组构建并应用围手术期预防抗菌药物一站式用药管理信息系统，推动抗菌药物规范化使用，信息系统中的手术室与病区医嘱管理系统在功能方面既做到了同质化，又能够实现特殊化，关键环节智能提醒功能和自动生成质量控制报表等功能，均能很好地为行为规范化、效率高效化提供保障，值得其他医疗机构借鉴和学习。

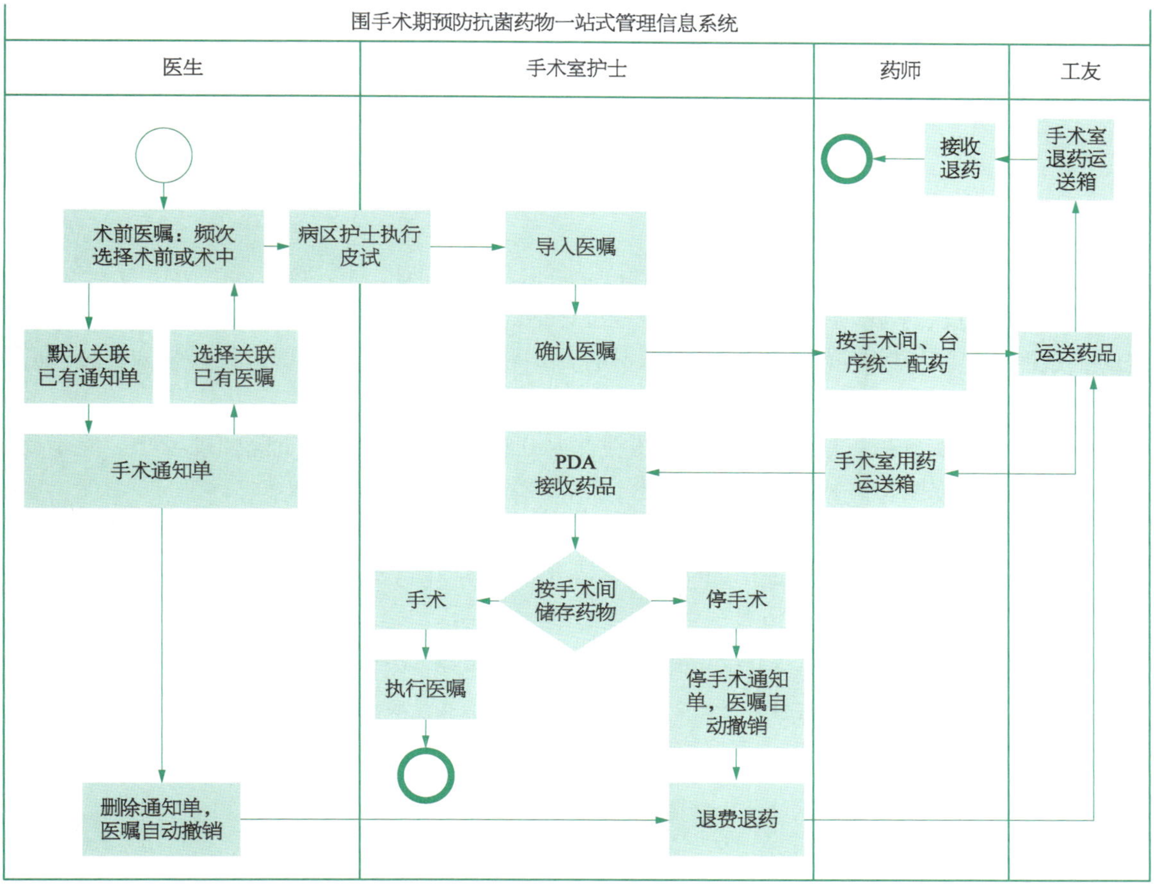

图5-1-4 构建围手术期预防抗菌药物一站式管理流程图

二、体会和经验

1. 充分发挥多部门协同作用　本案例中，改进的高风险事件涉及临床、医技、后勤、采购、信息等多个科室，项目推进过程中面临关系繁杂、多头管理、人员协调难、绩效调整等问题。作为牵头部门，感控部门充分利用医院领导及权威专家的行政权力，以及医院感染管理委员会、抗菌药物管理工作小组、医院感染监控小组等专业组织的力量，达成有利于防控措施实施的科学决议，此举有效协调了不同部门间的工作，提高人员落实防控改进措施的依从率和正确率，从而高效达成目标。

2. 持续重复发挥感控专职人员的主观能动性，减少行政管理手段　风险事件的任何改进措施均需临床医务人员和后勤工作人员等医院员工的积极配合，感控专职人员应换位思考，多开展现场调查和沟通。本案例中，在专职备皮人员设置过程中，感控部门充分与后勤主管部门、外包公司和备皮专职人员进行沟通，通过医院感染管理委员会的决策，确保备皮专职人员绩效高于其他工勤人员，既提高了专职人员积极性和责任心，又达到规范备皮的目的，保障了患者手术备皮安全，实现“多赢”效果。

3. 重视信息化技术应用 感控部门应持续强化与信息部门的沟通和协作，并提升自身对信息化技术和管理的敏感度，具备将现有流程改进成信息化的能力。同时，需持续追踪并评估信息化手段的应用效果和不足，确保不增加临床工作量，从而有效推进风险事件防控措施的改进实施。

三、改进建议

- 本案例从众多医院感染风险中筛选目标事件，运用管理工具实施改进。而作为一个全院性项目，涉及人员、环节、部门较多，在风险程度评估、分数设置与危害风险值判定等方面存在一定的主观性。鉴于医院感染风险动态多变，感控部门将根据感染监测情况进行科学调整，实现真正意义的风险评估和持续质量改进。
- 改进措施实施后，手术患者低体温发生率从0.27‰降至0.24‰，下降幅度较小。鉴于此，建议进一步分析原因，并持续开展质量改进工作，以实现更显著的改善效果。
- 不同部位、不同类型的手术，其感染风险存在差异，这导致SSI发生率的高低不同。下一步，可针对SSI发生风险高、发生率高的手术类型进行重点改进，从而进一步降低SSI的发生率。

案例2 运用失效模式与效应分析提高软式内镜清洗消毒质量

大连医科大学附属第二医院疾病预防与医院感染控制部

案例摘要

某医疗机构感控部门在常规清洗消毒质量监测中，发现消毒后的软式内镜存在微生物菌落数超标的情况。为查明原因并持续提升软式内镜清洗消毒质量，感控部门运用失效模式与效应分析方法（FMEA）对软式内镜清洗消毒全流程进行风险评估，确定6项需要优先改进的流程。通过实施对漂洗用水及干燥压缩空气进行常规监测、配备完善的清洗设备与耗材、加强手卫生管理，以及对清洗消毒人员开展同质化规范培训等措施后，6项主要失效模式RPN均有明显下降，胃镜及肠镜消毒合格率分别由88.03%、73.08%提高至97.44%、96.15%，漂洗用水及医用压缩空气合格率分别由30.00%、65.00%提高至95.00%、95.00%。

应用实践

一、主题选定

某医疗机构感控部门在2022年第四季度对胃肠镜进行消毒效果监测中发现，有2条胃镜、3条肠镜微生物菌落数超标。回顾性调查显示，此类情况在2022年每季度均有发生。医院立即召开感染控制风险评估会议，风险评估团队提出使用管腔器械可视化检查系统对内镜进行全面检查，以明确影响消毒效果的原因，同时运用失效模式与效应分析的方法进行质量改进。

主题及管理工具：应用FMEA提高软式内镜清洗消毒效果。

二、组建团队

组建内镜清洗消毒风险评估小组，由感控部门、医务部、护理部、内镜中心及相关科室负责人组成。小组成员召开多次会议商讨，决定依据《软式内镜清洗消毒技术规范》(WS 507—2016)，运用头脑风暴法对软式内镜清洗消毒的全流程进行梳理，从医疗安全角度出发，分析潜在失效模式与失效原因，并据此拟定对策。小组成员接受FMEA的系统培训。

三、创建流程

根据《软式内镜清洗消毒技术规范》(WS 507—2016)、《医院消毒卫生标准》(GB 15982—2012)要求，将流程设定为：预处理—侧漏—清洗—漂洗—消毒(灭菌)—终末漂洗—干燥—储存转运。

四、风险评估与分析

1. 可视化内镜检查系统检测结果分析　选取实施常规消毒后的68条软式内镜(其中胃镜39条、肠镜26条、十二指肠镜3条)，使用可视化内镜检测系统对其进行检测，结果显示：15条内镜管腔内无划痕，占全部检测内镜的22.06%；22条轻微划痕，占32.35%；31条严重划痕，占45.59%；4条内镜管腔内存在锈迹，占5.88%；3条内镜管腔内存在生物膜，占4.42%。

编者注·可视化内镜检测方法和检测结果判断标准如下：将可视化检查系统探头由软式内镜活检口缓慢伸入，通过所有内镜管路，利用摄像头成像原理观察管路，对腔隙液滴数量、是否存在划痕、生物膜等进行观测并记录。目测有1～2处划痕定义为轻微划痕；有多处划痕或1条划痕贯穿整个腔内定义为严重划痕(图5-2-1～图5-2-3)。

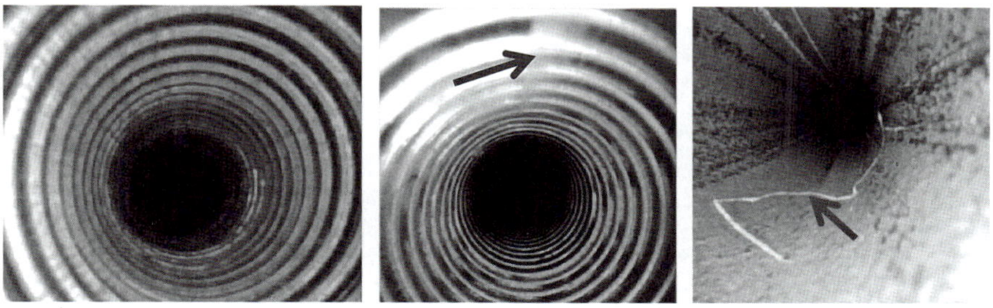

图5-2-1　内镜腔隙划痕情况(由左至右分别为无划痕、轻微划痕、严重划痕)

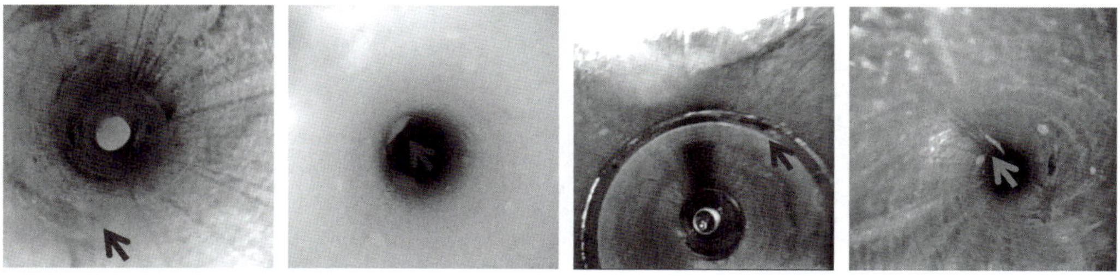

图5-2-2　内镜腔隙锈迹情况

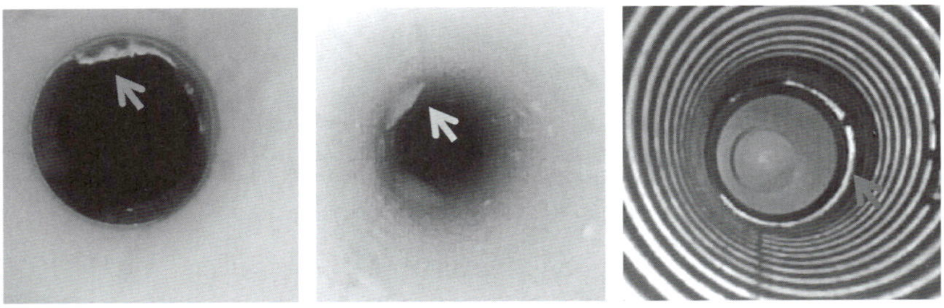

图5-2-3 内镜腔隙生物膜情况

2. 风险评估与分析 评估小组制订失效模式分析表，从严重度（S）、发生率（O）、检测度（D）3个维度进行评估，三者评分等级各为1～10级，取S、O、D的平均值作为各项失效模式的赋值；计算RPN，RPN = S × D × O，当RPN ≥ 125分或结果严重度 ≥ 9级列为高危害指数。共筛选7项高危害指数，即关键失效模式；通过专家访谈及FMEA会议讨论，对高危害指数因素进行决策树分析，确定对6项关键失效模式采取行动（表5-2-1）。

表5-2-1 内镜清洗消毒失效模式分析表

子流程	潜在失效模式	失效原因	S	O	D	RPN	是否关键点	是否易于监测	是否有效预防	是否采取行动
预处理	床旁擦拭不到位	患者多、工作量大	4.1	2.2	3.1	27.9				
	送水送气时间不足	意识薄弱，认为该步骤不重要	4.0	2.1	3.0	25.2				
	床旁预处理未正确使用吸引清洗液	缺乏专业培训	2.0	1.1	1.0	2.2				
测漏	做不到“一用一测漏”，内镜有破损时无法及时发现	患者多、工作量大	5.5	5.5	2.2	66.5				
清洗	内镜未完全浸没于水中	培训不到位	2.2	4.5	3.5	34.6				
	出现气泡未发现	观察不仔细、不到位	3.2	8.6	4.2	115.6				
	插入部与操作部擦拭不到位	清洗人员流动性大，无法做到同质化操作	3.0	1.4	2.4	10.1				
	未按照相关规范要求的步骤清洗	上岗人员未进行规范化培训与考核	5.8	8.8	3.6	183.7	是	是	是	是
	可复用刷头未及时更换	仅依赖肉眼观察，无更换标准	7.5	5.8	3.0	130.5	是	是	是	是
	清洗刷与内镜型号不匹配	耗材缺少、成本过高	8.0	2.4	1.6	30.7				

（续　表）

子流程	潜在失效模式	失效原因	S	O	D	RPN	是否关键点	是否易于监测	是否有效预防	是否采取行动
清洗	附件清洗不到位	附件过多，手动清洗工作量大	4.5	3.1	4.2	58.6				
漂洗	无人观察漂洗步骤	过分依赖自动清洗机器	1.2	1.4	1.6	2.7				
漂洗	内管路干燥不彻底	观念上依赖消毒步骤	5.2	2.7	2.2	30.9				
漂洗	外表面未进行擦拭干燥	主观认为擦拭干燥较为麻烦且意义不大	6.2	3.2	2.7	53.6				
消毒	消毒机程序错误	厂家缺少定期维护	1.2	5.7	1.5	10.3				
消毒	消毒剂失效	监测不到位导致浓度不达标	9.2	7.8	2.3	154.5	是	是	是	否
消毒	消毒剂失效	配制后放置时间过长	2.1	7.8	2.2	36.0				
终末漂洗	漂洗用水菌落数超标	监测方法能捕捉到的菌落数较少	4.8	8.8	7.6	321.0	是	否	是	是
终末漂洗	深洗用水管路无人监测	管路消毒难度大，更换不及时	5.2	8.9	7.8	361.0	是	是	是	是
终末漂洗	附件冲洗时间过短	培训不到位，意识薄弱	3.2	2.4	1.6	12.3				
终末漂洗	手污染导致内镜污染	手卫生意识不足	7.8	7.2	3.4	190.9	是	是	是	是
干燥	干燥用无菌巾湿度过大，未及时更换	人员及物品配备不足，工作量较大	5.5	6.0	2.7	89.1				
干燥	干燥气枪压缩空气污染	气体监测难度大，容易疏忽此风险点	7.2	6.8	3.4	166.5	是	是	是	是
干燥	内镜外表面干燥不彻底	周转快，周转间隔时间紧张	2.0	4.2	3.5	29.4				
转运/储存	手套更换不及时	手卫生意识不到位	2.8	5.8	3.8	61.7				
转运/储存	消毒后包裹内镜的包布污染	无菌包布更换不及时，做不到“一用一换”	3.4	4.2	2.0	28.56				
转运/储存	无内镜转运取放标准化要求	转运人员意识薄弱	5.5	3.2	2.0	35.2				

（续 表）

子流程	潜在失效模式	失效原因	S	O	D	RPN	是否关键点	是否易于监测	是否有效预防	是否采取行动
其他	清洗消毒间空气消毒不到位	布局不合理，换气及新风量不达标	6.5	2.2	1.4	20.0				
		不重视空气消毒导致消毒频率不足	2.2	2.4	1.6	8.4				
	物表及水槽消毒不彻底	缺少监管，人员工作量大造成疲惫	2.0	2.0	2.4	9.6				

注：因篇幅原因，每个潜在失效模式的失效原因仅列举RPN值最高的一项，其余略。

五、风险控制

根据RPN的大小决定出优先行动级，对RPN > 125分的高风险失效模式制订相关整改流程及计划（表5-2-2）。

表5-2-2　失效原因与整改措施

失效原因	整改措施
上岗人员未进行规范化培训与考核	1. 对内镜中心所有专职清洗消毒人员上岗前进行规范化培训并考核，考核合格发放消毒员培训证后方可上岗 2. 由医务、护理、感控部门组成考核团队，制订考核量表，每月对清洗消毒人员进行现场考核 3. 建立清洗消毒人员清单，定期更新考核培训时间
可复用刷头仅依赖肉眼观察，无更换标准	1. 申请一次性刷头，做到“一镜一更换”。对可复用刷头制订更换标准，即有肉眼可见破损时或出现毛刷倒刺时及时更换 2. 可复用刷头每次必须跟随内镜同时进行清洗消毒，不可未经清洗消毒反复用于刷洗
传统方法监测终末漂洗用水能捕捉到的菌落数较少	1. 使用滤膜过滤法对内镜终末漂洗用水进行微生物监测培养 2. 参考血液透析用水监测标准将普通营养琼脂改为R2A营养琼脂，提高微生物检出率
手卫生意识不足造成手污染，导致内镜污染	1. 加强所有内镜中心医务人员手卫生培训及考核，成立手卫生质量控制小组，对于两次及以上考核不合格人员纳入绩效管理 2. 科室成立手卫生质量控制小组，对所有人员手卫生依从率进行考核
干燥气体污染监测难度大，容易疏忽此风险点	1. 每月对干燥内镜压缩气体进行微生物监测，若结果超标及时联系厂家对设备进行更换维修 2. 采取多种监测方法评价气体采样的准确性，制订监测流程
漂洗用水管路无人监测	1. 制订内镜中心医疗用水管路消毒制度，由专人每班次对管路进行消毒 2. 感控部门每月对末端水进行微生物监测

六、效果评价

1. 风险评估结果　采取上述改进措施后，风险评估小组针对RPN > 125分的高风险失效模式重新进行评估，干预后6项失效模式RPN均 < 125分（表5-2-3）。

表 5-2-3 高风险失效模式RPN值干预前后对比

失效模式	干预前				干预后				RPN下降率(%)	行动优先级
	S	O	D	RPN	S	O	D	RPN		
漂洗用水管路无人监测	5.2	8.9	7.8	361.0	2.4	8.2	3.4	66.9	81.5	2
漂洗用水细菌超标	4.8	8.8	7.6	321.0	2.1	8.6	5.0	90.3	71.9	1
工作人员手污染导致内镜污染	7.8	7.2	3.4	190.9	2.0	6.8	2.5	34.0	82.2	5
未按照相关规范要求的步骤清洗	5.8	8.8	3.6	183.7	3.4	6.2	2.4	50.6	72.5	4
干燥气枪压缩空气污染	7.2	6.8	3.4	166.5	2.0	5.5	2.0	22.0	86.8	6
可复用刷头未及时更换	7.5	5.8	3.0	130.5	4.2	5.2	3.0	65.5	49.8	3

2. 微生物监测结果　软式内镜消毒效果及漂洗用水均使用滤膜过滤法进行监测，用无菌注射器抽取50 mL洗脱液由活检口注入镜腔后收集，通过蠕动泵将液体压出通过滤膜，在生物安全柜下取出滤膜转接至R2A培养基接种培养。将气枪对准培养皿表面喷气15秒进行培养，以监测压缩空气微生物污染情况。

结果显示：胃镜、肠镜、漂洗用水及压缩空气微生物监测合格率明显高于对照组（$P < 0.05$），不合格样本平均菌落数均下降（表5-2-4）。

表 5-2-4 FMEA干预前后微生物监测对比

标本类别	干预前				干预后				χ^2	P
	频数（次）	合格数（次）	合格率（%）	不合格样本平均菌落数（CFU/cm^2）	频数（次）	合格数（次）	合格率（%）	不合格样本平均菌落数（CFU/cm^2）		
胃镜	117	103	88.03	40.82	117	114	97.44	26.83	6.34	< 0.05
肠镜	52	38	73.08	50.68	52	50	96.15	28.96	8.93	< 0.05
漂洗用水	40	12	30.00	246.52	40	38	95.00	120.31	33.33	< 0.05
压缩空气	20	13	65.00	24.83	20	19	95.00	21.43	3.91	< 0.05

3. 相关指标提升率　执行上述整改措施后，感控部门收集内镜中心工作人员手卫生监测相关数据；定期到内镜中心抽查刷头合格率，以刷头没有明显破损或倒刺判断为合格；通过问卷星

的方式对内镜中心清洗消毒人员进行内镜清洗消毒相关考核；随机抽取清洗消毒后的内镜利用可视化内镜检查系统进行检测，若存在污物或水滴等情况视为不合格。结果显示，相关指标均显著提升，详见表5-2-5。

表5-2-5 FMEA干预前后相关指标对比

指　　标	干预前（%）	干预后（%）
手卫生依从率	54.65	82.65
刷头合格率	45.00	86.00
人员考核合格率	60.00	98.00
可视化内镜检测合格率	76.54	95.37

案例分析

一、亮点特色

- 可视化内镜检测系统在清洗消毒质量检测中具有重要作用：软式内镜终末漂洗后若干燥处理不当，容易造成液滴在内镜腔隙内长期存留，导致内部管路发生锈蚀、破损等情况。由于软式内镜管路细长，管腔的清洗质量无法通过肉眼观测，白通条检测法也常存在检测盲区。本案例中使用管腔器械可视化检查系统进行检测，可弥补白通条法与目测法的不足，通过自带高清光源镜头由活检口进入内镜管腔内部，能够对腔镜内部的清洁度、磨损和锈蚀等情况进行可视化影像观察，并可随时以视频或图片的方式进行记录与存储。由于该系统具有便于操作、无一次性耗材、检测时间短等优点，在精密器械清洗消毒质量监测中显示出了较大的优势，建议有条件的医疗机构可使用。
- 规范医疗用水监测工作，及早发现水源污染隐患：采用平板倾注法对漂洗用水微生物污染情况进行检测培养，易出现假阴性结果。本案例中，项目组改用滤膜过滤法采样，并使用R2A培养基培养7天，使检测结果准确性提高。其他医疗机构在对漂洗用水检测时，也可借鉴，以便及时、准确发现水源污染隐患，提升漂洗用水合格率。
- 内镜干燥用压缩气体的管理与监测对于软式内镜消毒质量尤为重要：内镜结构复杂，单独使用75%乙醇冲洗，不易彻底干燥，因此需要使用压缩气体干燥。本案例中，改善前压缩空气监测合格率较低，微生物培养结果鉴定为枯草杆菌，推断因空气压缩机故障导致细菌定植于滤芯表面。经过FMEA后，内镜中心要求厂家工程师定期对压缩机进行维护，感控部门也将气枪压缩空气微生物监测纳入常规监测。改进后压缩空气采样合格率明显提高，无致病菌检出。

二、改进建议

- 本项目进行到“效果评价”阶段时，采用HFMEA管理模式，最好应包含“结果文件化”环节。这一环节旨在明确本项目所确认的干预措施，并形成与项目相关的制度与流程，是对整个项目的全面总结。例如，项目中涉及的上岗前培训计划、终末漂洗用水和干燥气体的监测流程，以及内镜中心的手卫生考核项目等，均可纳入长期工作内容，以确保项目成果的持续性和有效性。

案例3 运用医疗失效模式与效应分析提高消毒灭菌效果监测流程合格率

浙江中医药大学附属第一医院（浙江省中医院）医院感染管理科

案例摘要

某医疗机构感控部门调查发现消毒灭菌效果监测流程合格率不到15%，感控部门运用HFMEA质量管理方法对消毒灭菌效果监测流程进行改进，采取了修订监测制度、任务具体到科室、制订标准操作流程、固定采样员、完善检测设施设备、借助医院感染监测软件对采样全流程实施信息化管理等措施。应用HFMEA管理模式后，消毒灭菌效果监测流程合格率从16.5%提高到79.3%（$P < 0.001$），RPN由804分降到98分。

应用实践

一、确定研究主题

某医疗机构感控部门对各项工作进行梳理与评估，按照不良事件发生的频率、发生后的严重程度及迫切性进行排序，确定“提升消毒灭菌效果监测流程合格率”为改善主题。

二、组建HFMEA项目团队

团队由辅导员、感控专职人员、护理骨干、微生物检验技师、信息技术人员共10人组成。共同讨论监测流程的关键步骤、失效模式、对策措施等。明确团队各部门及成员的具体分工。

三、绘制流程图

经项目成员讨论，将监测工作按照流程图的形式进行梳理，监测流程定义为采样前准备、采样、送检、标本接收、标本检测、结果报告、报告解读7个步骤和16个流程（图5-3-1）。

四、进行危害分析

运用头脑风暴法列出7个步骤的20个潜在失效模式，并分析其潜在影响；同时运用5why分析法分析失效原因，对每一个失效模式的严重程度（S）、发生频率（O）进行分级并赋值。

失效模式影响S、O的等级及赋值标准详见表5-3-1、表5-3-2。团队成员所给分数的平均分确定为该失效模式的严重程度和发生频率得分，根据公式“RPN = S × O”计算失效模式的RPN，RPN越大说明危险度越高，危害指数总分为804分（表5-3-3）。

运用决策树判断每个失效模式是否需要拟定对策，决策树基本原理见图5-3-2。通过判定

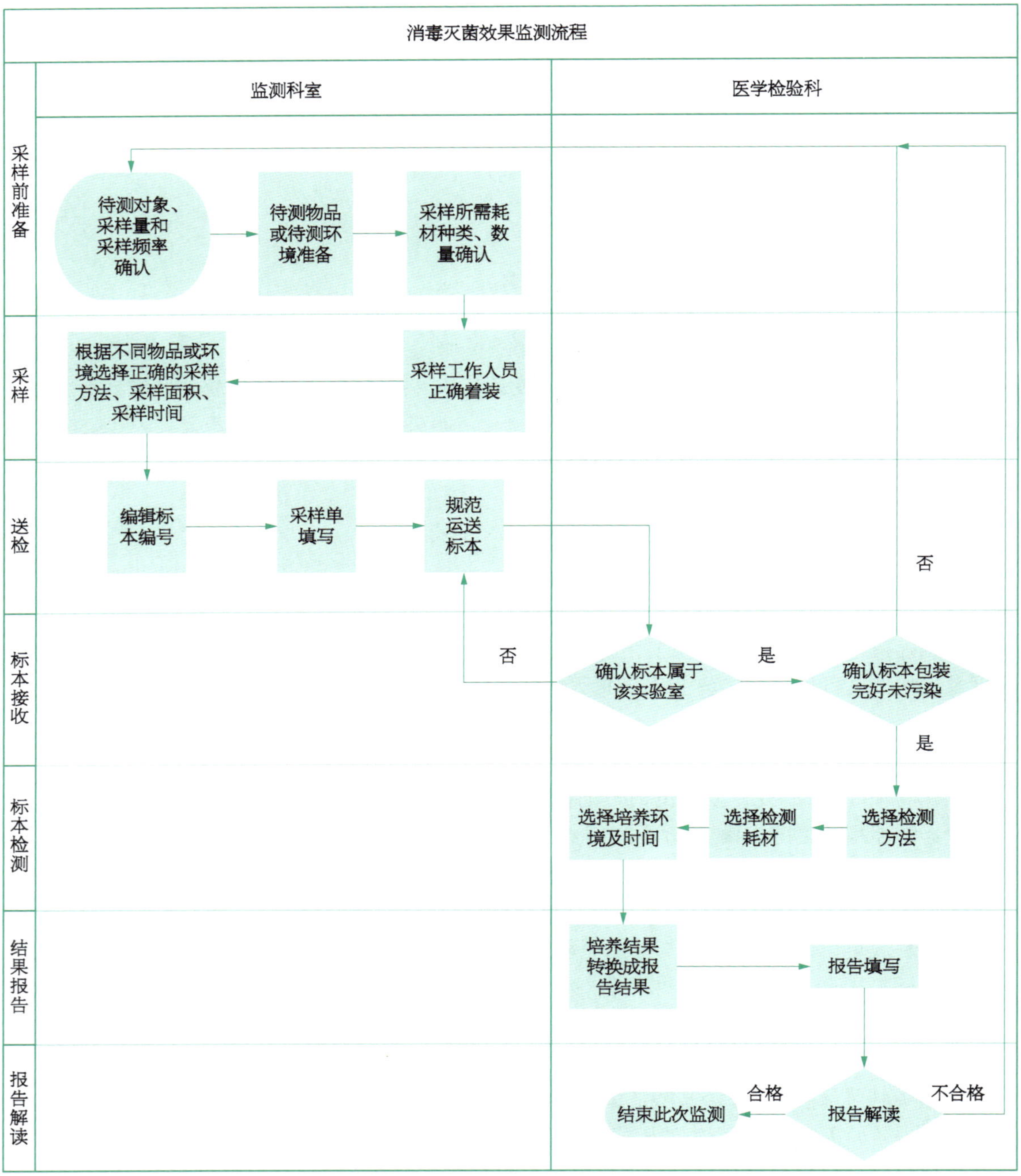

图 5-3-1　消毒灭菌效果监测流程

表 5-3-1 严重程度分级

严重程度及赋值	严重（5分）	重度（4分）	较重（3分）	中度（2分）	轻度（1分）
失效结果	不能发现消毒灭菌工作存在的问题，不合格器械或环境长期被应用于临床可引起医院感染暴发	只能发现消毒灭菌工作中存在的严重问题，超标不严重的器械或环境被长期应用于临床，导致医院感染增加	不能尽快发现消毒灭菌工作存在问题，导致部分未合格器械或环境被应用于临床，引起医院感染	出现假阳性，否定有效的消毒灭菌工作，影响正常消毒灭菌工作开展	对消毒效果评价影响小，但浪费人力财力

表 5-3-2 发生频率分类

发生频率及赋值	很高（6分）	高（5分）	一般高（4分）	经常（3分）	偶尔（2分）	很少（1分）
定义	全部监测流程都会发生	2/3 监测流程会发生	1/2 以上监测流程会发生	1/3 以上监测流程会发生	偶尔会有监测流程发生	发生可能性很小

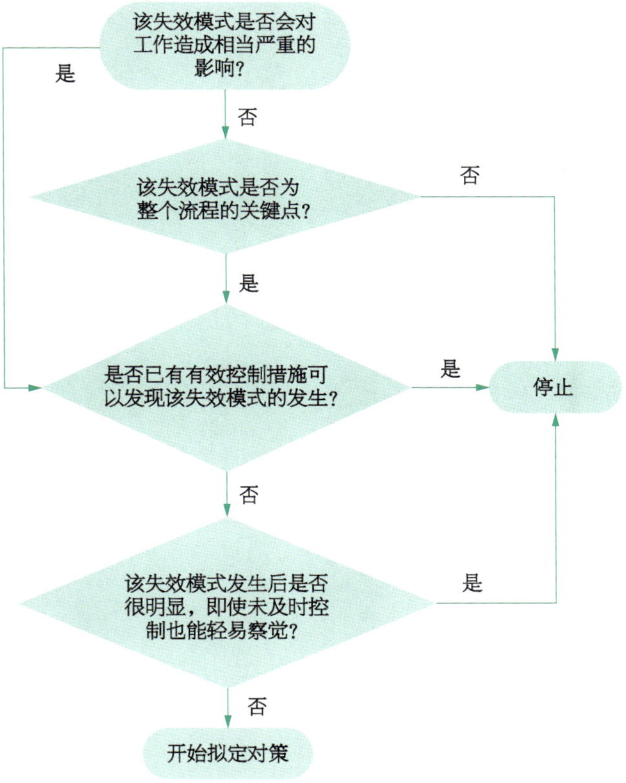

图 5-3-2 决策树原理图

表 5-3-3 潜在失效模式风险分析与决策表

步骤	潜在失效模式	潜在失效影响	失效的原因	风险分析			决策树判定是否采取行动
				严重程度	发生频率	危害指数	
采样前准备	监测无代表性的物品或环境	E：监测结果不具代表性	1. 监测制度不够详细	4	4	16	行动
			2. 监管难度大	3	6	18	行动
			3. 缺少宣传培训	3	5	15	行动
	未按规定频率进行监测	E：对消毒灭菌工作不能起到必要的监测作用	1. 缺少宣传培训	3	6	18	行动
			2. 监管难度大	3	6	18	行动
	监测抽检数量不足	E：监测结果不具代表性	1. 缺少宣传培训	3	5	15	行动
			2. 监管难度大	3	6	18	行动
			3. 监测制度不够详细	3	6	18	行动
	待测物品未按要求处理，或处理后在采样之前被污染	D：采样之前发现选择错误，停止采样重新准备 E：监测出现假阳性，否定合格的消毒灭菌结果，误导评价工作	1. 无监测相关流程	2	5	10	行动
	耗材选择错误	D：采样时发现耗材选择错误，停止采样重新准备 E：监测结果不可靠，提高报告假阴性概率	1. 无监测相关操作流程	4	5	20	行动
			2. 无信息化提醒	4	6	24	行动
			3. 监测所需材料、设备不全	4	4	16	行动
	耗材准备不足	D：停止采样重新准备	1. 无监测相关操作流程	1	5	5	行动
			2. 无信息化提醒	1	6	6	停止
采样	采样人员采样前未执行手卫生或无菌操作不正确	E：污染样品，监测出现假阳性，否定合格的消毒灭菌结果，误导评价工作	1. 无监测相关操作流程	2	5	10	行动
			2. 工作人员责任心不强	2	5	10	停止
	采样方法错误	E：监测结果不可靠，可能出现假阳性或假阴性	1. 无监测相关操作流程	4	6	24	行动
			2. 缺少宣传培训	4	6	24	行动

（续　表）

步骤	潜在失效模式	潜在失效影响	失效的原因	风险分析			决策树判定是否采取行动
				严重程度	发生频率	危害指数	
送检	采样标本编号不规范	E：监测结果无效，不能评价消毒灭菌效果	1.无信息化编号	5	6	30	行动
			2.无监测相关操作流程	5	6	30	行动
	送检单填写不完整或填写错误	D：标本不合格，退回时无法联系相关人员 D：检验科无法正确选择检验方式、耗材和培养条件 E：无法正确出具检验报告，不能评价消毒灭菌工作	1.缺少宣传培训	5	4	20	行动
			2.无信息化提醒	5	6	30	行动
			3.没有统一、规范的送检单	5	6	30	行动
	送检时未正确保护标本或运送标本	D：接收标本时发现，退回重新采样 E：监测结果不可靠，监测出现假阳性，否定合格的消毒灭菌结果，误导评价工作	1.工作人员工作繁忙	2	6	12	停止
			2.没有规范的标本转运箱	2	2	4	停止
			3.无监测相关操作流程	2	6	12	停止
标本接收	接收时标本分流错误	D：检测时发现，退回重新分流 E：检测结果非所需检测结果，不能评价消毒灭菌工作	1.工作人员粗心	5	3	15	停止
			2.无信息化提醒	5	6	30	停止
	未确认标本质量，直接接收	D：检测时发现，退回重新采样 E：监测结果不可靠，监测出现假阳性，否定合格的消毒灭菌结果，误导评价工作	1.缺少宣传培训	2	3	6	行动
标本检测	检测方法错误	E：监测结果不可靠，提高报告假阴性概率	1.无监测相关操作流程	4	6	24	行动
			2.监测所需材料、设备不全	4	4	16	行动
	检测所用耗材选择错误	E：监测结果不可靠，提高报告假阴性概率	1.监测制度不够详细	4	6	24	行动
			2.监测所需材料、设备不全	4	4	16	行动
	培养条件错误	E：监测结果不可靠，不能正确评价消毒灭菌效果	1.无监测相关操作流程	5	6	30	行动

（续　表）

步骤	潜在失效模式	潜在失效影响	失效的原因	风险分析			决策树判定是否采取行动
				严重程度	发生频率	危害指数	
结果报告	检测结果计算方法错误	D：报告填写时发现，重新计算 E：错误评价消毒灭菌效果	1.无监测相关操作流程	5	5	25	行动
			2.缺少宣传培训	5	6	30	行动
	检测报告内容不全或格式不规范	D：报告解读时发现，重新出具报告单 E：报告无法判读，不能评价消毒灭菌效果	1.未统一送检单及报告单	5	6	30	停止
			2.监管难度大	5	6	30	停止
报告解读	报告解读错误	E：错误评价消毒灭菌工作	1.未统一送检单及报告单	5	3	15	行动
			2.监管难度大	5	3	15	行动
总RPN						804	

注：D表示对下个步骤的影响；E表示对结果的影响。

树判断，最终确定对监测无代表性的物品、未按规定频率进行监测、培养条件错误、报告解读错误等16个失效模式（表5-3-3）拟采取行动措施。

五、制订并执行改善方案

1. 对策拟定 归纳16个失效模式对应的7个失效原因：监测制度不够详细、无监测相关操作流程、缺少宣传培训、监管难度大、无信息化提醒和编号、未统一送检单及报告单、监测所需设备材料不全。针对以上失效原因，项目组成员采用头脑风暴法提出多项对策，并从可行性、经济性、效益性三个方面对改善措施进行评价。小组成员共10人，单项总分150分（依据80/20法则，122分以上为采纳措施），最终共选定16个措施（表5-3-4），并根据措施共性合并为四大改善方案。

2. 执行改善方案

（1）修订制度，新增标准操作流程

1）制度中明确规定需要开展监测的科室、监测对象、频率。每年年初院、科两级按照制度分别制订监测计划。

2）制订采样标准操作流程，详细说明采样注意事项及各类监测对象的准备要求、所需耗材、采样步骤、送检信息、送检要求；制订检测标准操作流程，规范检测方法，详细写明各类监测对象检测所需耗材、环境要求、检测具体步骤、结果计算方式、评价标准、报告内容。

3）按照新制订的采样和检测标准操作流程开展采样、检测工作。

（2）完善监测条件：对照制度、流程，核对医院现有设施设备及耗材，采购缺失的设施设备或耗材，保证监测物质条件。

（3）固定采样员，加强采样员实操培训

1）各个科室固定采样员，感控部门根据制度流程确定培训内容，在集中理论培训基础上重点培训实践操作，感控部门入科一对一培训，人员更换时重新培训。

2）针对不同监测对象，制作采样操作培训视频，通过局域网、微信公众号、监测管理系统发布，方便采样员随时、多途径学习。

（4）实现信息化管理：在监测管理系统中设计监测标准、监测计划、采样、送检、接收、检验、报告、复检、统计分析8个模块（图5-3-3）。

1）监测标准模块：感控部门按照监测标准操作流程，在监测标准模块设定全院所有监测对象的监测评价标准。

2）监测计划模块：按照制度在监测计划模块设置好全院各科室全年采样计划（包括采样对象、频次、时间），系统自动发布给临床科室。

3）采样模块：临床科室登录系统，在采样模块查看本月监测任务并点击执行，系统将提示采样前各项准备工作；准备完成后，执行采样。

4）送检模块：进入送检模块，打印标本条码、粘贴、送检。

5）接收、检验模块：检验科收到标本，扫描接收并执行检测工作，系统通过扫码自动识别标本是否属于本实验室（不同检测项目在不同实验室），非本实验室标本通过弹窗提醒。

6）报告模块：检测、培养结束后，检验科在报告模块直接录入培养结果，系统自动换算、评价、报告，工作人员审核报告。

表5-3-4 对策拟定评分表

原因	对策措施	评价					计划实施时间	方案编号
		可行性	经济性	效益性	总分	选定		
未统一送检单及报告单	消毒效果监测标本和临床标本等同样进入LIS系统,取消手工报告单	30	30	40	100	否	/	/
	根据各病区特点设计个性化送检单	15	40	30	85	否	/	/
	过渡期设计通用版电子采样单	45	45	40	130	是	2016年8月	1
	借助医院感染监测软件,取消手工报告单	45	50	50	145	是	2016年10月 ～ 2017年3月	4
监测制度不够详细	梳理标准规范,明确监测范围、频率	50	50	50	150	是	2016年8月	1
	监测任务具体到科室	47	47	50	144	是	2016年8月	1
	强调监测结果解读,体现监测结果对实际工作的指导意义	45	50	50	145	是	2016年8～9月	1
无监测相关操作流程	制订采样标准操作流程,明确采样前准备、采样方法、送检要求等	42	40	45	127	是	2016年8月	1
	制订检测标准操作流程,明确检测耗材、检测方法、培养条件、报告方式、评价标准等	42	40	45	127	是	2016年8月	1
缺少宣传培训	相关人员定期集中理论学习	39	39	50	128	是	2016年8～9月	2
	对相关人员一对一宣教、现场示范操作	46	28	50	124	是	2016年8～9月	2
	采样单智能化,提醒工作人员规范操作	50	50	49	149	是	2016年10月 ～ 2017年3月	4
	建立监测员工作群方便沟通	50	50	43	143	是	2016年7月	2
	监测科室固定一人为监测员,方便培训与管理	50	50	45	145	是	2016年8月	2
	重点培训监测流程不合格的科室人员	50	50	50	150	是	2016年8～9月	2
监测所需设备材料不全	根据规范要求购买必需的设备材料	45	27	50	122	是	2016年8～10月	3
监管难度大	借助医院感染监测软件,实现全流程管理	45	50	50	145	是	2016年10月 ～ 2017年3月	4
无信息化提醒和编号	借助医院感染监测软件,按医院实际情况设计软件管理系统	45	50	50	145	是	2016年10月 ～ 2017年3月	4

注:其他未采纳措施的评价结果略。

7）复检模块：若出现检测结果不合格，系统自动产生复检任务，临床科室进入复检模块，执行复检任务。

8）统计分析模块：感控部门在统计分析模块全流程监测临床科室监测任务执行情况、监测合格率，并分析主要风险点，对于高风险科室，增加抽检频次。

过渡期间采用半自动采样记录单。半自动化采样单由感控部门设计制作并发送给临床相关科室使用，主要通过数据菜单栏的“数据验证”实现科室、监测任务、标本说明、报告单位等信息的联动，规范的采样、送检、报告可起到提醒作用。

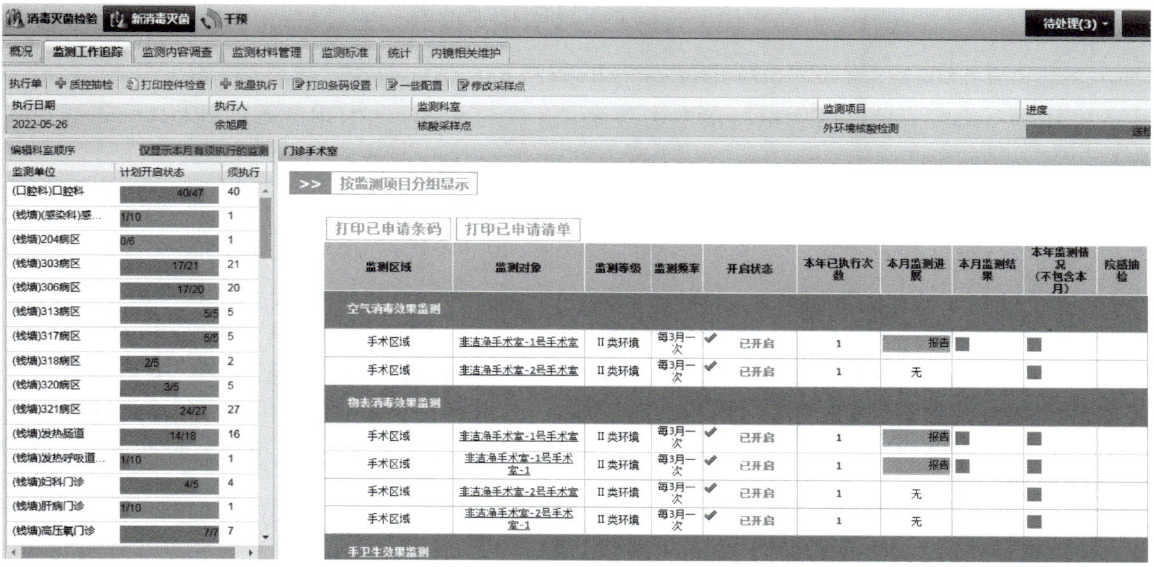

图 5-3-3 监测管理系统——临床界面

六、实施效果评价

1. 评价标准 选定各个步骤和全流程的正确执行率为对策方案有效性测量指标。正确执行率（%）= 正确执行次数 / 应该执行次数 × 100，只要有一个步骤执行错误，整个流程就视为执行错误。

期望改善目标为各步骤的合格率均达到90%，整个监测流程合格率达到80%。设定检验水准为$\alpha = 0.05$，把握度$1-\beta = 0.9$，按照样本量计算公式$n = \dfrac{2(\mu_\alpha + \mu_\beta)^2 2p(1-p)}{\delta^2}$，式中$\delta = p_e - p_c$，$p = (p_e + p_c)/2$，$p_e$、$p_c$分别为改善前、改善后的合格率，计算出改善前后分别至少需调查监测流程53个。全院监测任务每季度重复一次，每季度监测流程总计164个。为真实掌握改善前后监测工作执行情况，确定将全院每季度全部164个监测流程纳入研究对象。

2. 全流程合格率 通过现场查看的方式对13个需要开展监测的科室执行情况进行调查，取得改善前后的数据。

与2016年4～6月（改善前）相比，2017年4～6月（改善后）监测流程合格率由16.5%提升

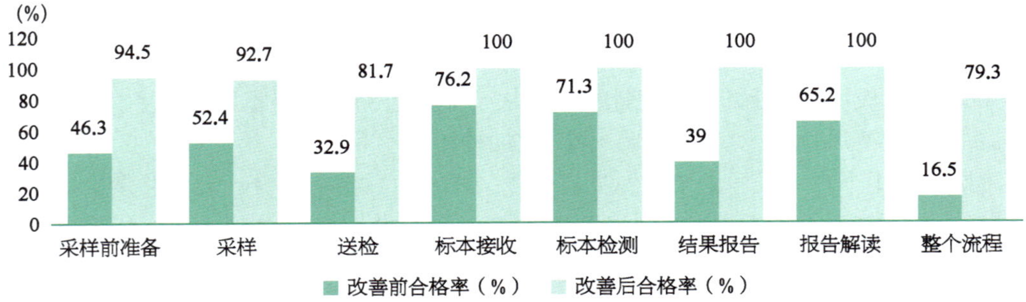

图 5-3-4 改进前后合格率比较

到79.3%（$P<0.001$），7个步骤合格率也提升明显（$P<0.001$），改善效果显著（图5-3-4）。

3. RPN 再次对监测流程进行潜在失效模式风险分析，总RPN由改善前的804分降低到改善后的98分，下降明显。

案例分析

一、制度内容应详细明确

监测制度必须将监测任务具体到科室，如针对手术室的监测工作不应只写“手术室需要开展如下监测……”，应写明“门诊手术室、大手术室、口腔科手术室、介入手术室”等具体科室应分别开展哪些监测；标准操作流程应尽量详细注明每一步应做什么，注意事项有哪些等，并制作配套视频，更利于临床使用。

二、固定采样员

减少人员轮岗，监测科室应培养1～2名固定的采样员有利于巩固培训效果，保证采样质量。对于固定的采样员也需要保持一定频率的监督及继续教育。

三、充分借力信息化

信息化软件的设计应符合医院工作实际，感控部门在软件设计过程中应积极参与。实现信息化管理后，感控部门全流程的监督更为重要，按月统计、反馈任务执行情况，通过监测结果分析全院医院感染风险点，并针对性地采取干预措施，不要把监测任务简单停留在任务执行层面。如果条件有限不能实现软件管理，设计半自动采样记录单对于规范采样、送检及报告也有一定意义。

参考文献

[1] 李东梅，杜菊红．基于FMEA模式的护理风险管理在重症医学科院感防控中的应用价值[J]．临床医学研究与实践，2021，6(26)：178-180.
[2] 许弘扬，张瑞娟，董亮．PDCA循环用于提高重症医学科医务人员手卫生依从性效果分析[J]．中国消毒学杂志，2022，

39(7): 518-521.
[3] 付利珍,陶晓军,范娟,等.新生儿重症监护室手卫生集束化管理的效果研究[J].中国消毒学杂志,2022,39(3): 211-214.
[4] 李园园,巢菲,朱月华,等.以“TS”管理为基础的分阶段多模式保温干预在结直肠癌根治术患者中的应用[J].齐鲁护理杂志,2024,30(2): 90-93.
[5] 刘璐,何伟,叶少松,等.失效模式与效应分析法在自动内镜清洗消毒机质量管理中的应用[J].中国消毒学杂志,2021,38(5): 388-390.
[6] 郭玉婷,费春楠,刘军,等.2004—2017年中国消化内镜清洗消毒管理现状的Meta分析[J].中华医院感染学杂志,2019,29(3): 459-464.
[7] 朱艳秋,张满,杨怀,等.滤膜法与倾注法两种方法检测内镜消毒效果的结果比较[J].中国感染控制杂志,2018,17(6): 539-540.
[8] 孔金艳,唐平,张修礼,等.82所医疗机构消化内镜清洗消毒现状调查分析[J].中华医院感染学杂志,2010,20(18): 2795-2797.
[9] 聂渝莉,张巧禹,徐秀莉,等.一起干燥用压缩空气引起的肠镜二次污染案例报告[J].中国感染控制杂志,2022,21(9): 911-915.
[10] 胡胜男.导乐分娩球配合自由体位对初产妇产程进展、分娩结局及产痛的影响[J].中国妇幼保健,2020,359(19): 3571-3574.
[11] 胡静,孙晓敏,崔科科.HFMEA工具结合QCC质控管理措施对消毒供应室院感防控的效果研究[J].海南医学,2023,34(17): 2580-2584.
[12] Epstein L, Hunter J C, Arwady M A, et al. New Delhi metallo- β -lactamase-producing carbapenem-resistant Escherichia coli associated with exposure to duodenoscopes[J]. JAMA, 2014, 312: 1447-1455.
[13] 王永彬,朱笠.我国医院感染事件及其诱发原因[J].中国消毒学杂志,2012,29(3): 264-265.
[14] 成岚,孙纽云,王莉,等.英美加澳和中国台湾地区医疗风险管理方法与评估工具的比较研究[J].中国循证医学杂志,2011,11(11): 1240-1246.
[15] Chandonnet C J, Kahlon P S, Rachh P, et al. Healthcare failure mode and effect analysis to reduce NICU line-associated bloodstream infections[J]. Pediatrics, 2013, 131(6): e1961.

第六章
其他管理工具在感染防控中的应用案例

案例1　运用多学科协作降低新生儿科血培养标本污染率

山西省儿童医院院感科

案例摘要

2019年1月，某医疗机构微生物室报告当月新生儿内科血培养标本污染率达3.87%，为降低标本污染率，感控部门牵头组成多学科协作团队（MDT），运用头脑风暴法查找造成“血培养标本污染”的原因，通过绘制中央集中型关联图找到末端因素。通过现场调查及查阅资料，用数据和事实分析了造成“血培养标本污染”这一问题中各末端因素对血培养阳性率异常增高的影响程度，最终找出了两大要因：采血前未严格进行手卫生、消毒方法有缺陷。针对关键要因再次运用头脑风暴法进行讨论，汇总成亲和图，用价值工程法筛选真正有效的对策并实施。在MDT的模式下，通过实施多部门联合培训、监督、考核，标准化血标本采集流程，增加采血人员配置，改进检验流程，建立血标本采集追溯记录等对策后，血培养污染率平均值下降到0.15%且持续处于正常波动范围，干预取得理想效果。

应用实践

根据《临床微生物实验室血培养操作规范》（WS/T 503—2017）和美国微生物协会相关标准要求，血培养标本污染率需控制在3%以下。2019年1月，某医疗机构微生物室报告当月新生儿内科血培养标本污染率达3.87%。针对“血培养标本污染”问题，感控部门联合医务科、护理部、微生物室、药剂科及新生儿内科召开了多部门联席会议，组成MDT团队，积极进行干预。

一、MDT团队概况

团队由来自医务科、护理部、微生物室、药剂科、感控部门及新生儿内科13名医护人员组成，各成员概况及任务分工详见表6-1-1。

二、选定主题

运用多学科协作降低新生儿内科血培养标本污染率。

表 6-1-1 MDT团队成员概况及任务分工

序 号	姓 名	学 历	职 称	职 务	科 室	任 务
1	白**	博士	副主任医师	科主任	感控部门	总体负责、指导

注：团队其他人员信息和分工略。

三、活动计划拟定

在预估每个步骤所需时间、确定活动日程及各成员任务分工后，制订活动计划书，绘制甘特图（甘特图略，可参考表3-2-2、表4-1-2）。

四、现状调查

1. 血培养污染率　对2018年9月～2019年1月新生儿内科血培养污染率进行了统计分析，并绘制折线图，发现1月份血培养污染率显著增高（图6-1-1）。

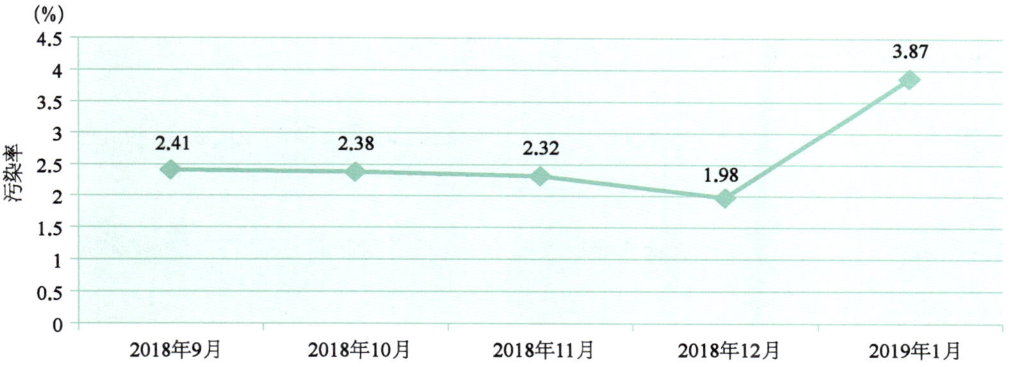

图 6-1-1　2018年9月～2019年1月新生儿内科血培养标本污染率

2. 血培养阳性标本病原菌菌种分类　对2018年9月～2019年1月新生儿内科血培养阳性标本中分离出的病原菌菌种株数进行分类统计，并绘制排列图，结果显示凝固酶阴性葡萄球菌检出株数最多（占80.5%）（图6-1-2）。

3. 主要问题确认　凝固酶阴性葡萄球菌为人体皮肤正常菌群，是血培养微生物检测污染的主要菌种。临床医师对患儿病情及诊疗等情况综合分析发现，部分患儿临床表现与血培养结果不相符，进一步确认“血培养标本污染”这一问题亟待解决。

4. 制订目标　血培养标本污染率＜3%。

五、原因分析

团队通过头脑风暴法对“血培养标本污染”的原因进行分析，并绘制中央集中型关联图（图6-1-3），共找到8个末端因素：① 患儿数量多；② 采血前未严格执行手卫生；③ 操作环境未达

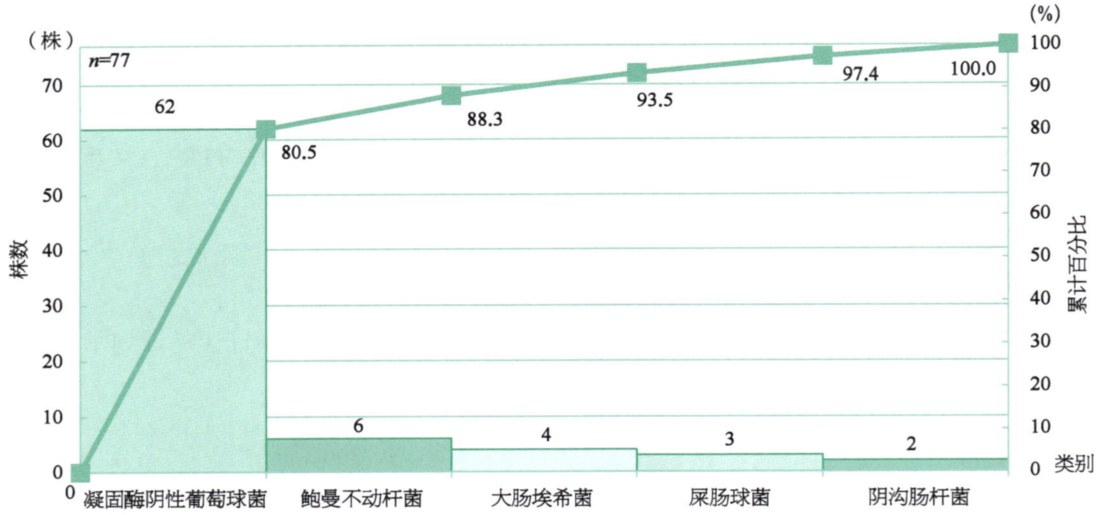

图6-1-2　新生儿内科血培养微生物检测阳性标本各类菌种菌株数排列图

到清洁要求；④ 消毒方法有缺陷；⑤ 收集标本时未优先注入血培养基；⑥ 标本运输过程中培养基受污染；⑦ 培养基本身存在污染；⑧ 消毒用品受污染。

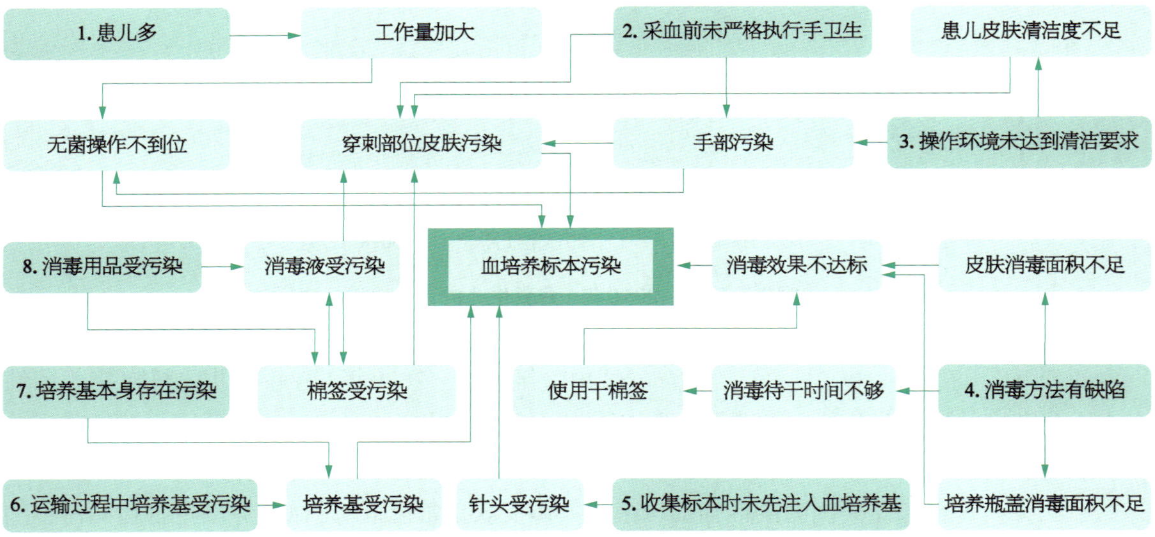

图6-1-3　血培养标本污染原因分析关联图

六、分析要因并确认

排除“患儿多”这个不可控因素外，对其他7个因素逐一分析确认，并对血培养标本采集过程的关键点逐一进行现场查看，要因确认经过如下。

1. 确认一　采血前未严格执行手卫生。

（1）现场查看12名护士对47名患儿采血前手卫生执行情况：依从率为100%。

（2）现场观察护士对47名患儿采血进针前左手食指指尖消毒面积：消毒面积≥2/3者占25%，< 2/3者占75%。

（3）对采血时护士手指指尖消毒面积不同的两组人员血培养污染情况进行卡方检验（表6-1-2）。

表6-1-2 手指指尖消毒面积不同两组人员血培养污染率比较

组 别	污染人数（人）	未污染人数（人）	合计（人）	*OR*	95%*CI*
< 2/3	5（33.3%）	10（66.7%）	15	7.5	（1.25 ~ 44.8）
≥ 2/3	2（6.2%）	30（93.8%）	32		

χ^2检验分析显示：$\chi^2 = 3.966$，$P = 0.046$，拒绝原假设，左手食指指尖消毒面积< 2/3与≥ 2/3两组人员血培养污染率有统计学差异，说明采血护士手指指尖消毒面积< 2/3且消毒后在消毒液未待干情况下直接触摸穿刺部位皮肤，对血培养标本污染影响较大。

（4）确认结果：要因。

2. 确认二　操作环境未达到清洁要求。

（1）收集新生儿科护士采集血标本时可能接触的环境物体表面样本23份，并进行了微生物培养，未培养出致病微生物。

（2）确认结果：非要因。

3. 确认三　消毒方法有缺陷。依据该医疗机构制订的《新生儿科股静脉采血流程》，对35名护士、80例（次）股静脉血标本采集流程进行现场观察。

（1）进针前再次用手指触摸穿刺点皮肤者占90%。对触摸组和非触摸组血培养污染率进行卡方检验，结果显示：$\chi^2 = 0.033$，$P = 0.855$（表6-1-3），两组无统计学差异，但穿刺前触摸组血培养标本污染率是未触摸组的近2倍。经团队成员讨论，认为穿刺前再次用手指触摸穿刺点时，如果手指消毒不到位，则会增加穿刺部位再次污染的风险，对血培养标本污染影响较大。

表6-1-3 不同流程血培养阳性率比较

组 别	污 染	未污染	合计	*OR*	95%*CI*
触摸	16（22.2%）	56（77.8%）	72（100%）	2.0	0.299 ~ 17.476
未触摸	1（12.5%）	7（87.5%）	8（100%）		

（2）采血前穿刺部位皮肤消毒面积：78例（次）（93.3%）消毒面积大于5 cm × 8 cm，2例（次）（0.7%）大于10 cm × 10 cm，均超过消毒面积标准。

（3）采血部位皮肤消毒后待干时间：对结果进行统计并绘制直方图（图6-1-4）。

由直方图可知，样本超出规格界限，分布中心偏离公差中心，患儿采血部位皮肤消毒后干燥时间存在问题，且按文献报道，皮肤消毒后自然干燥时间不足会导致消毒不彻底，引起血标本污染。

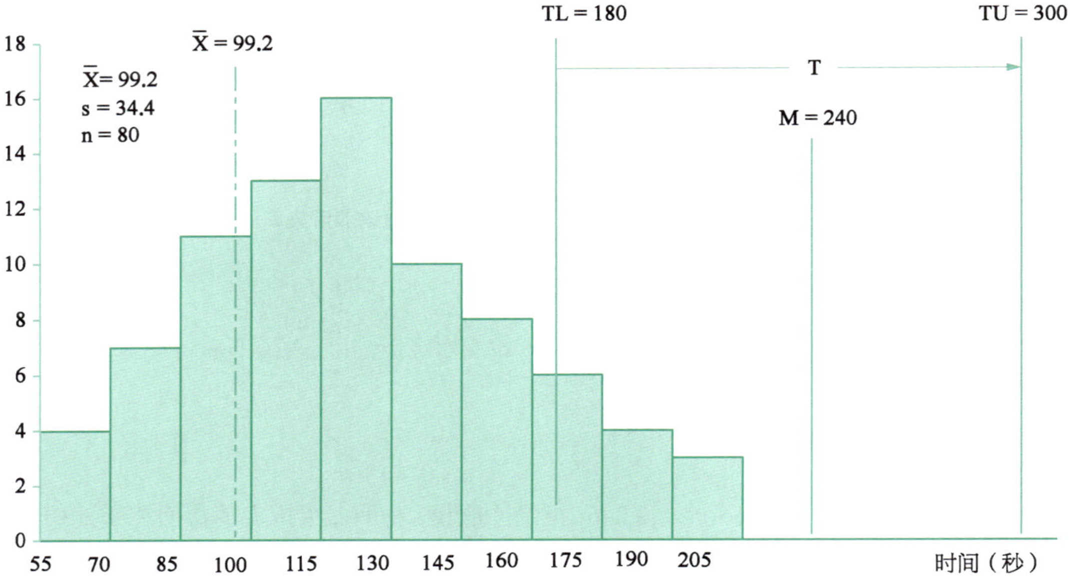

图6-1-4 采血部位皮肤消毒后干燥时间

（4）确认结果：要因。

4. 确认四 收集标本时未先注入血培养基。

（1）经现场查看，新生儿内科护士采集血标本时均按照顺序，先将标本注入血培养基。

（2）确认结果：非要因。

5. 确认五 标本运输过程中培养基污染。

（1）经调查，标本均在2小时内运用转运箱运送至实验室，且转运箱清洁、干燥、密封性较好，血培养瓶均处于直立状态。运送人员每日对转运箱进行清洁消毒1次，因标本运输导致血培养标本污染概率低。

（2）确认结果：非要因。

6. 确认六 培养基本身存在污染。

（1）从近期使用的同一批次的血培养瓶中随机抽取10支（其中新生儿内科领用后在科内存放的培养瓶5支、微生物室存放的培养瓶5支），按照日常检验流程进行微生物培养，均未检出微生物。

（2）确认结果：非要因。

7. 确认七 消毒用品受污染。

（1）查看科室使用的消毒液、无菌棉签的相关卫生许可证件，均符合要求。

（2）随机抽取新生儿内科使用中消毒液5瓶，进行微生物培养，细菌菌落数均为0 CFU/mL，符合标准要求。

（3）随机抽取新生儿科使用中棉签5包，每包随机抽取3根，进行微生物培养，细菌菌落数均为0 CFU/件，符合标准要求。

（4）确认结果：非要因。

8. 要因确定 最终找出两大要因，分别为采血前未严格执行手卫生和消毒方法有缺陷。

七、制订对策

1. 对策方案制订　制订针对“采血前未严格执行手卫生”这一要因的对策时，13名团队成员各自先将提出的设想概括成短句写在卡片上，之后将这些卡片进行分类，把内容相似的卡片归为一组，并加上一个适当的标题，制成黄色标题卡。再将黄色标题卡和自成一组的卡片放在一起，再次运用头脑风暴法展开讨论，将内容相似的小组卡片归在一组，制成红色标题卡。经讨论后找到解决“采血前未严格进行手卫生”这一问题的对策卡片，将对策汇总，绘制成亲和图（图6-1-5）。

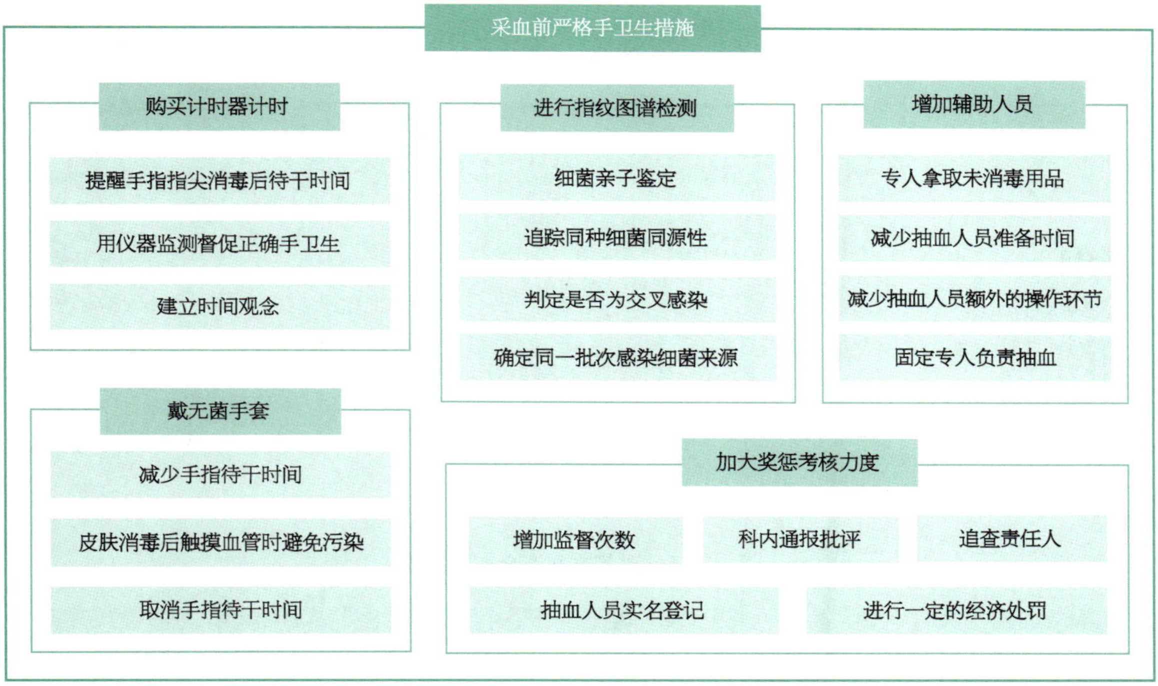

图6-1-5　采血前严格执行手卫生措施亲和图

由亲和图提炼出5种方案：① 方案A：购买计时器计时。② 方案B：增加辅助人员。③ 方案C：进行指纹图谱检测。④ 方案D：加大奖惩考核力度。⑤ 方案E：戴无菌手套。

2. 对策方案评价　针对这5种方案，运用价值工程分析法进行分析和评定（表6-1-4）。

表6-1-4　对策方案功能数值表

方案功能	管理效能
方案A（购买计时器计时）：体积轻巧，计时准确，可以严格控制消毒液待干时间	70%
方案B（增加辅助人员）：优化流程、避免跨越无菌区域，从而减少污染概率	80%
方案C（进行指纹图谱检测）：数据准确可靠，对结果判断客观，可判断血培养阳性菌株的同源性	65%

（续 表）

方　案　功　能	管理效能
方案D(加大奖惩考核力度)：严格执行相关制度、增强责任心、提高规范采血的依从性	85%
方案E(戴无菌手套)：减少污染、节约时间、减少采血中手消毒环节	80%

根据功能数值表，应用价值工程的技术分析步骤，计算5种方案的功能评价系数、资金占用系数、价值系数(表6-1-5 ～表6-1-7)。

表6-1-5　对策方案功能价值评价系数

方　案	方案A	方案B	方案C	方案D	方案E	修正得分	合计(分)	功能评价系数
方案A	×	1	1	0	0	3	5	0.20
方案B	0	×	1	1	0	3	5	0.20
方案C	0	0	×	1	0	3	4	0.16
方案D	1	0	0	×	1	3	5	0.20
方案E	1	1	1	0	×	3	6	0.24
合　计							25	

注：功能较优记“1分”，功能较差记“0分”。

表6-1-6　对策方案资金占用系数

方　案	投资(元/月)	资金占用系数
方案A	50元/个 × 35个 = 1 750	0.11
方案B	3 000	0.19
方案C	455元/株 × 10株 = 4 550	0.29
方案D	3 000	0.19
方案E	5.2元/个 × 700个 = 3 640	0.23
合计	15 870	

注：资金占有系数 = 该方案成本/各方案成本之和。

表6-1-7　5种方案功能系数、资金占用系数及价值系数表

方　案	功能系数 F	资金占有系数 C	价值系数 V
方案A	0.20	0.11	1.82

（续 表）

方 案	功能系数 F	资金占有系数 C	价值系数 V
方案B	0.20	0.19	1.06
方案C	0.16	0.29	0.56
方案D	0.20	0.19	1.06
方案E	0.24	0.23	1.05

注：价值系数（V）= 功能系数（F）/资金占有系数（C）。

通过分析评估，方案B + D + E（增加辅助人员、加大奖惩考核力度、戴无菌手套）为最佳方案，达成共识，故而选定（表6-1-8）。

表6-1-8 **对策方案评定表**

方 案	价值系数 V	评 定	说 明
方案A	1.82	功能不足	V > 1，表明购买计时器成本低于此项功能所应投入的最低成本，无法达到要求，表明该方案功能不全
方案B	1.06	最佳方案	V≈1，表明增加辅助人员与现实功能所需最低成本大致相当，视为最佳方案
方案C	0.56	功能过剩	V < 1，表明对可疑污染血培养阳性的菌株进行指纹图谱测定所需成本大于功能评价值，评价为成本过高，存在功能过剩
方案D	1.06	最佳方案	V≈1，表明加大奖惩考核力度，落实奖惩与现实功能所需最低成本大致相当，视为最佳方案
方案E	1.05	最佳方案	V≈1，表明戴无菌手套与现实功能所需最低成本大致相当，视为最佳方案

八、对策实施

1. 对策实施一 多部门合力、多场次培训、多措施落实。

（1）护理部：对护理人员进行《血培养的规范采集和管理》培训。

（2）感控部门：① 对全体护理人员进行《正确手卫生，规范采标本》培训；② 每日监测与反馈血培养标本采集防控措施落实情况。

（3）药学部：① 组织《加强多学科合作，促进抗菌药物合理使用》培训；② 对每例凝固酶阴性葡萄球菌感染患儿实施临床用药指导。

（4）医务科：对每例凝固酶阴性葡萄球菌感染患儿临床不合理用药情况进行绩效考核。

（5）微生物室：对每例凝固酶阴性葡萄球菌结果与临床沟通，排除污染。

（6）新生儿内科：感染控制QC组长通过早交班常规强调采集血培养标本流程中的几个关键点，包括手卫生、严格遵循消毒液待干时间、严格无菌操作等。

2. 对策实施二 增加采血辅助人员。护士采血由原来1人操作增加为2人操作，其中1人负责固定患儿体位及采血用物的传递，另1人手卫生后戴无菌手套进行采血，确保严格进行无菌操作，避免污染。

3. 对策实施三 重点规范关键环节，确保消毒效果。

(1) 如血管定位不清，需用手指触摸穿刺点时，应在消毒采血部位皮肤后再消毒手指指尖，消毒面积≥第一指关节2/3，待干后触摸穿刺部位皮肤。

(2) 增加佩戴无菌手套：在患儿采血部位皮肤、血培养瓶瓶塞消毒后，采血者进行手卫生并佩戴无菌手套。这样既保证了消毒时间，也无需再次消毒手指指尖等待消毒液干燥，减少消毒环节，节约时间。

(3) 双人操作时互相提醒，互相监督。

4. 对策实施四 运用过程决策程序图法(PDPC)管控采血流程(图6-1-6)。

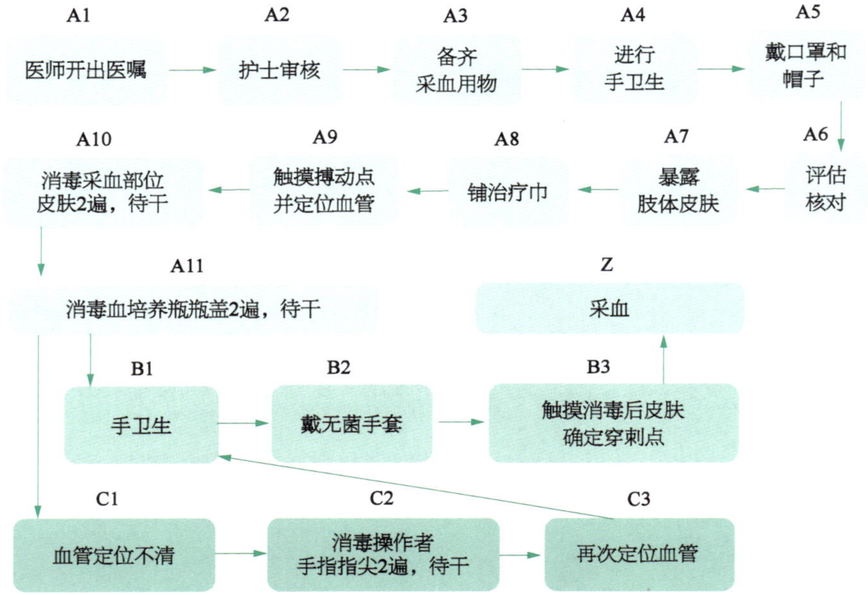

图6-1-6 PDPC法管控采血流程图

5. 对策实施五 微生物团队改进检验流程(图6-1-7)，与临床沟通更及时。

6. 对策实施六 建立追溯记录，污染有据可循。新生儿病房建立血培养采集登记本，每份血培养标本均记录患儿姓名、年龄、体重、诊断、采集时间、采集部位、采集护士、辅助护士、送检时间和检验结果等。

7. 对策实施七 加大奖惩考核力度。

(1) 科室成立血培养标本污染质量控制组，不定期采用不同方式、在不同场所、针对不同护士进行抽查考核。

(2) 血培养标本污染率列入质量控制考核项目。

(3) 责任人定期总结操作中发现的不足之处，利用晨会汇报导致污染的原因及整改措施。

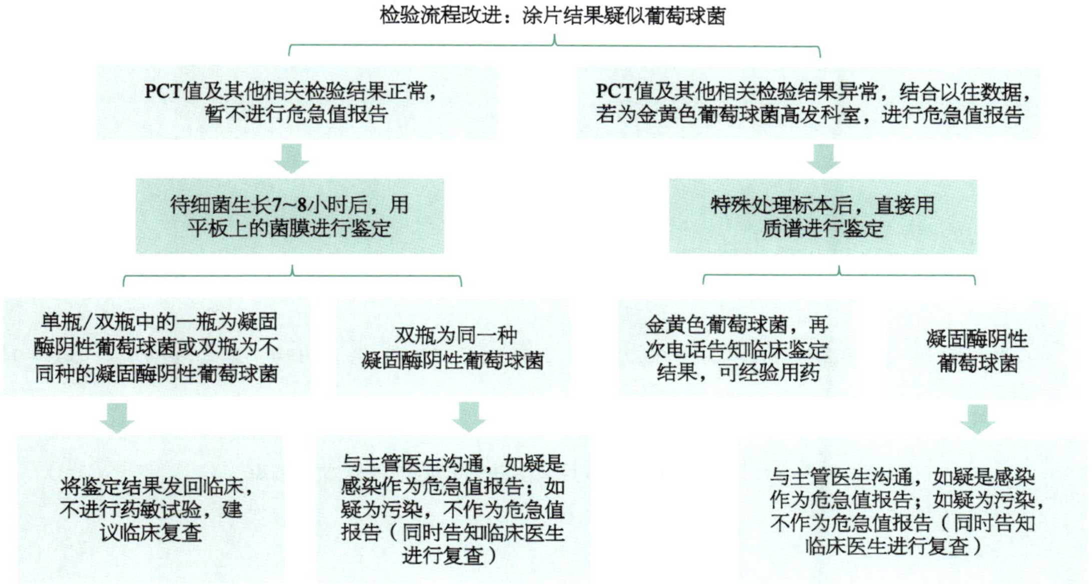

图6-1-7 微生物室改进后检验流程图

九、效果检查

每项对策措施实施落实后，密切观察新生儿内科血培养标本污染情况，2019年2～4月血培养标本污染率平均值下降到0.16%（图6-1-8）。

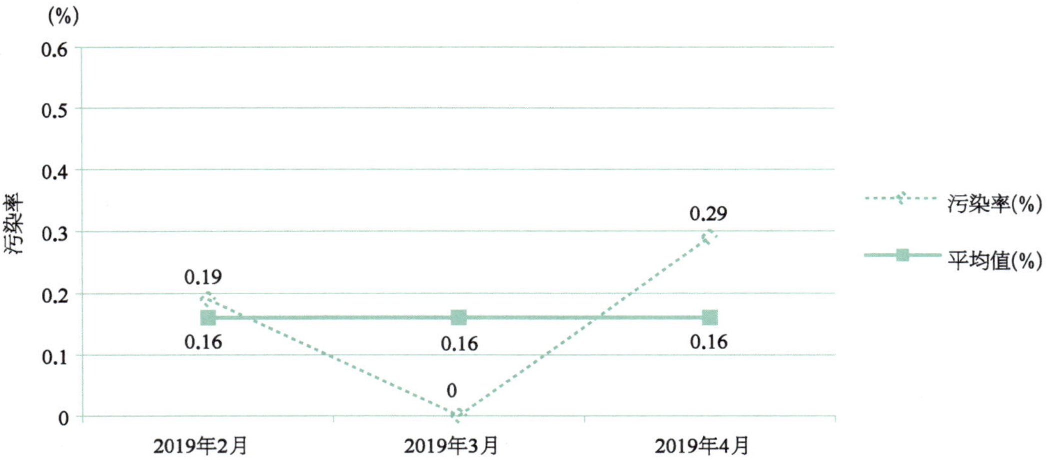

图6-1-8 2019年2～4月新生儿内科血培养标本污染率波动图

十、巩固期跟踪

继续对2019年5～9月新生儿科血培养污染率进行跟踪调查（图6-1-9）。从跟踪效果图可以看出，巩固期内血培养污染率均处于正常波动范围，说明巩固措施持续有效。

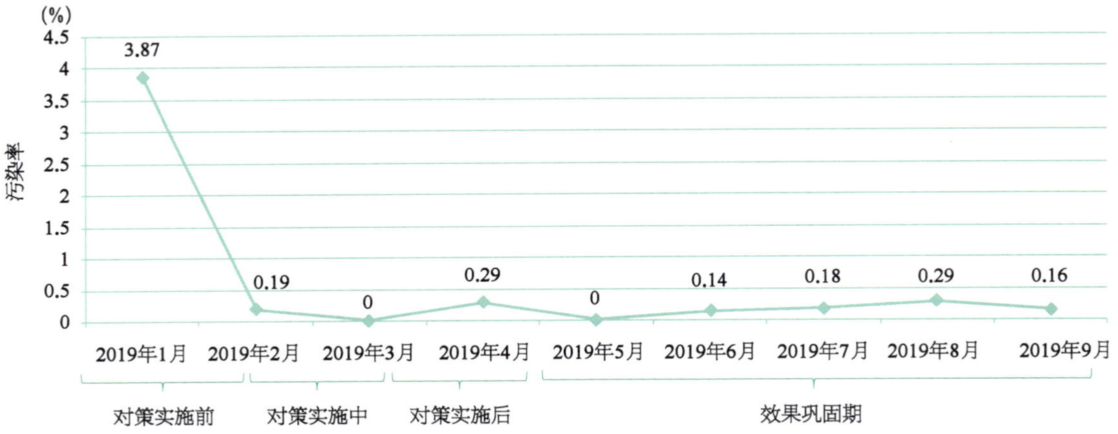

图6-1-9　2019年1～9月新生儿内科血培养标本污染率

十一、有效措施标准化

修订《股静脉采血消毒流程》《血培养标本疑似污染检验流程》等工作流程，将有效措施标准化。

案例分析

一、亮点特色

本案例采用MDT管理模式的同时，应用PDCA循环法，针对血培养标本污染现状，运用假设检验、直方图、关联图等大量统计工具，以及现场调查、实验室检测、访谈等方法，用数据和事实分析了造成“血培养标本污染”的各项因素及其对血培养污染结果的影响程度，并精准找出关键原因。针对主要原因，应用价值工程法筛选真正有效的对策，在措施落实过程中不断考核措施落实效果，不仅将污染率降至正常水平，而且实现了污染率稳定维持在0.2%左右，成效显著。案例在原因查找、对策制订、效果确认等方面，方法和过程都较为严谨、客观，值得借鉴与学习。

二、改进建议

- 在对策实施中，部分对策如“对策一：多部门合力、多场次培训、多措施落实”“对策五：微生物团队改进检验流程”“对策六：建立追溯记录，污染有据可循”在降低血培养标本污染率方面切实有效，但这些对策的实施与对策制订以及要因并不完全对应。
- 图6-1-2展示了“新生儿血培养标本中检出各类菌种的分布占比”，建议采用饼图进行展示，因为饼图能更直观地反映不同菌种的占比情况。而柏拉图主要用于分析事件的原因或识别关键问题，在此场景中并不适用。
- 表6-1-4和表6-1-5中关于“管理效能”和“功能评价系数”的计算方法，应进行简要说明，以便读者更好地理解这些指标的来源和逻辑。

案例2 透明监管及多部门协作在多重耐药菌防控管理中的应用

华中科技大学同济医学院附属同济医院医院感染管理科

案例摘要

2017年某医疗机构目标性监测结果显示，MDRO检出率显著高于国内平均水平。为降低MDRO检出率和医院感染发生率，提高MDRO防控措施执行率，由医院感染管理委员会牵头成立项目组，运用PDCA循环法，采用多学科协作和透明监管的管理模式，实施了完善信息化预警监测、加强培训教育和宣传、规范环境清洁消毒、加强手卫生、规范抗菌药物管理等系列措施，全面推动MDRO防控措施落实。措施实施后，MDRO医院感染发生率、MDRO检出率分别由2017年的0.296%、52.10%降至2021年的0.128%、23.70%（均$P<0.001$）；耐甲氧西林金黄色葡萄球菌（MRSA）、耐碳青酶烯鲍曼不动杆菌（CR-AB）环境检出率逐年下降（均$P<0.001$），MDRO防控措施执行率由2018年的66.59%提升至2021年的90.94%（均$P<0.001$），重症医学科患者平均住院天数和人（次）均费用下降，改进效果显著。

应用实践

一、执行案例背景

1. 国际、国内现状　具体内容略。

2. 执行案例基础条件（SWOT分析）

（1）优势（strengths）：信息化实时监测系统搭建完成，医院感染防控组织架构完善，MDRO防控制度已建立并实践。

（2）劣势（weaknesses）：该医疗机构为多院区医院、体量大、管理难度大，患者流动量大、床位紧张，患者病情复杂、病程长、MDRO感染风险高。

（3）机会（opportunities）：《遏制细菌耐药国家行动计划（2016—2020年）》提倡多学科共同参与遏制耐药菌传播，目前有多个MDRO管理相关的规范文件已颁布实施；院领导对医院感染防控重视度提高。

（4）威胁（threats）：国内细菌耐药情况不容乐观，碳青霉烯类耐药菌增加治疗难度。

二、执行案例计划（P阶段）

1. 问题描述　2017年该医疗机构主要MDRO的检出率均显著高于国内同期平均水平［中国细菌耐药监测网（CHINET）耐药监测数据］，其中CR-KP检出率排全国第四位（54%），CR-AB检出率排全国第一位（96%），CR-PA检出率位居全国第九位（43%），MRSA检出率位居全国第二位（71%），MDRO检出率的上升给临床治疗带来了极大的挑战。

2. 组建团队　由医院感染管理委员会牵头成立MDRO防控管理专项工作组，由医院感染管理部门主任、副主任、护士长组成核心小组，负责拟定项目计划框架；其他专职人员参与制订详细项目计划、进行基线调查；工作组共同讨论后确定项目目标及具体措施。

3. 项目计划　2017年确定改进目标，进行原因分析和要因确认，制订防控策略，2018—2021年进行措施实施，2019—2021年进行效果检查（表6-2-1）。

表6-2-1　MDRO防控工作改进计划表

项　目	时　间				
	2017年	2018年	2019年	2020年	2021年
确定目标	■				
原因分析	■				
要因确认	■				
制订策略	■				
实施对策		■	■	■	■
检查效果			■	■	■

4. 基线调查　2017年第二季度对重症医学科MDRO防控措施落实情况进行专项调查，结果显示：床边/单间隔离落实率40.00%（30/75），医务人员近距离操作隔离措施执行率46.67%（21/45）。除此之外，医务人员防控意识不足、抗菌药物使用不规范、微生物标本送检不规范的问题也较为突出。

5. 目标确定

（1）提高医务人员MDRO防控措施执行率，以2018年MDRO防控措施执行率为基线，以逐年提升该率为目标。

MDRO防控措施执行率 =（MDRO防控措施实际落实次数/观察期间MDRO防控措施应落实次数）× 100%

（2）降低MDRO医院感染发病率，以2017年MDRO医院感染发病率（0.296%）为基线值，以降低30%为目标值（0.207%）。

MDRO医院感染发病率 = [MDRO医院感染患者数（例/次）/同期住院患者总数] × 100%

（3）降低MDRO检出率，以2017年MDRO检出率（52.10%）为基线值，以降低30%为目标值（36.47%）。

MDRO检出率 =（MDRO检出菌株数/同期该病原体检出菌株总数）× 100%

6. 分析问题及要因确定　成立专家组，采用“头脑风暴法”进行原因分析（图6-2-1）。

7. 策略制订

（1）管理层面：采用多学科协作及透明监管的模式，加强科室之间的沟通和互动，提高各科

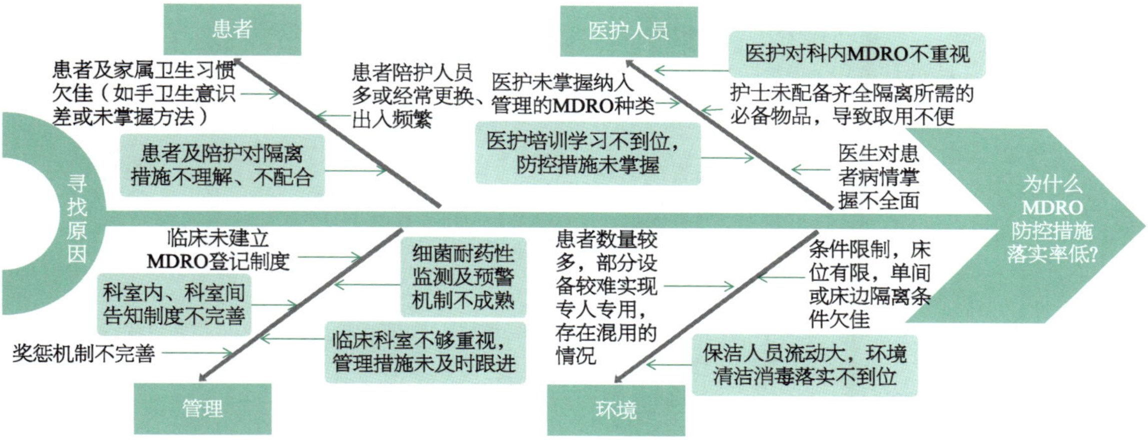

图6-2-1　MDRO防控措施执行率低原因分析鱼骨图

室对MDRO防控工作的重视程度。

（2）具体措施如下（图6-2-2）。

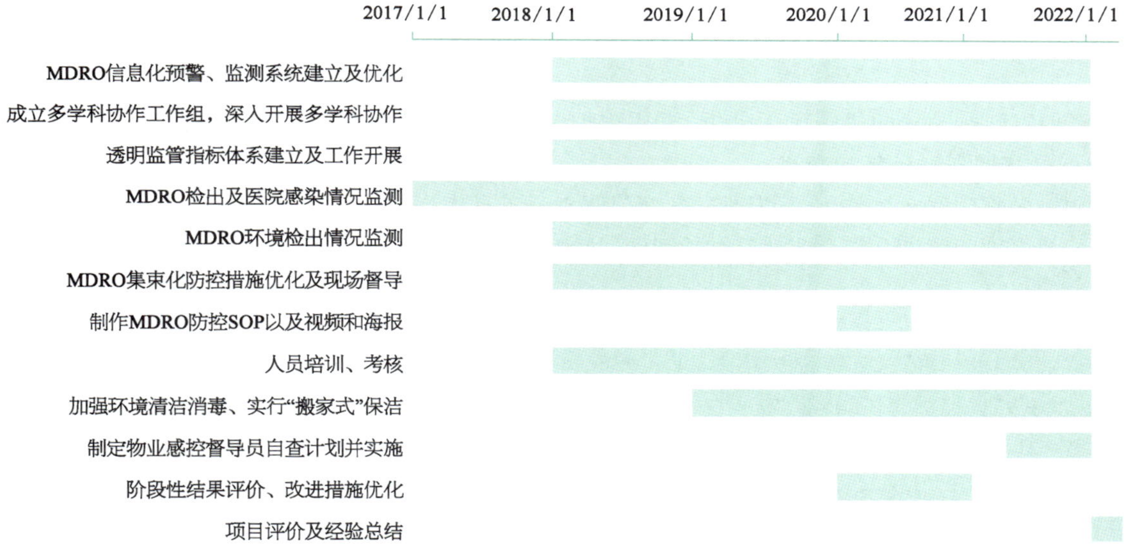

图6-2-2　执行案例计划甘特图

1）联合计算机中心优化信息化预警监测系统，完善信息化预警机制。

2）加强医护人员、患者及陪护的培训教育及宣传，增强防控意识，强化防控措施落实。

3）加强环境清洁消毒、手卫生及抗菌药物管理。

8. 技术路线　详见图6-2-3。

三、执行案例过程（D阶段）

1. 建立并完善多学科管理机制　医院感染管理委员会牵头成立MDT，每月定时召开MDT

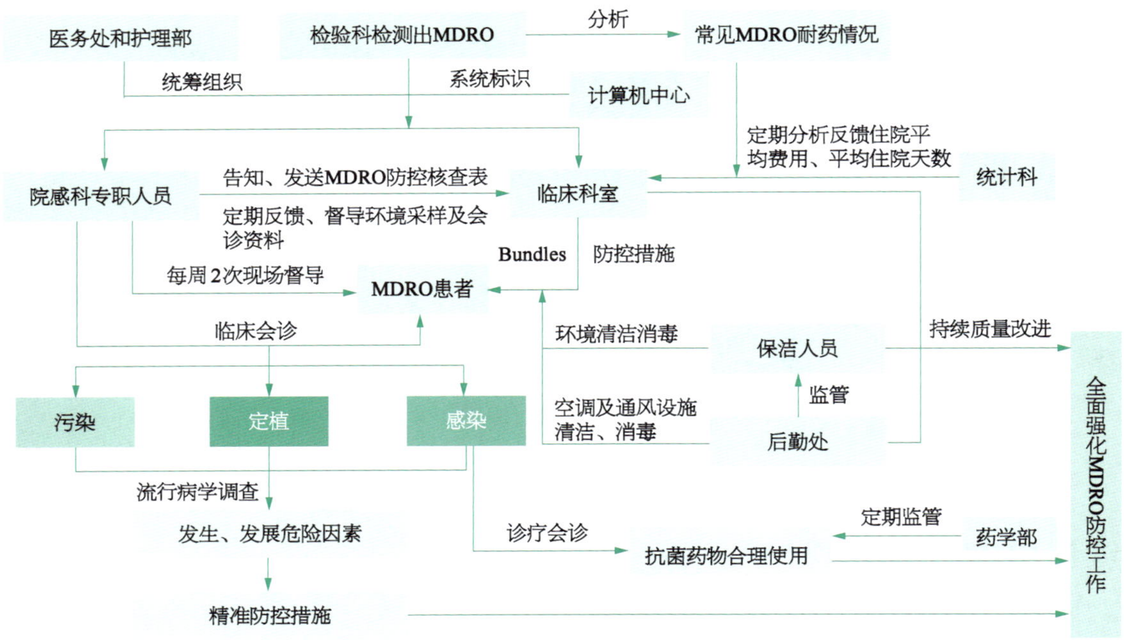

图6-2-3　技术路线图

讨论会，以问题为导向进行原因分析，并提出拟解决的问题和持续改进措施，完善防控策略；针对重点科室加强现场督导交流。

（1）各部门联动协作，各司其职：各部门职责分工见表6-2-2。

（2）多部门联席会议：针对存在的问题讨论整改方案、提出改进意见。

表6-2-2　各部门工作职责

部　门	职　　责
医务处	统筹组织，检查、推进和督导MDRO-MDT会议决策的落实
护理部	协调并落实防控策略中的护理相关操作
感控部门	制定《多重耐药菌集束化防控措施核查表》并进行现场督导，对防控措施落实情况进行全过程监控、分析及反馈；定期开展环境监测；联合检验、药学和后勤开展全人群、全方位的专项培训
检验科	定期分析医院细菌耐药性变化趋势；加强微生物标本正确送检等相关培训
后勤处	规范医疗废物处置、环境物表清洗消毒及空调通风设施清洗消毒等工作
药学部	通过培训、点评和信息化系统加强抗菌药物的规范化管理
计算机中心	开发和维护HIS系统中MDRO监测与预警模块，实现信息化实时监控
统计科	通过平均住院日、住院平均费用等数据进行精细化的分析
重点临床科室	成立MDRO防控专项小组，负责科内培训、各项防控措施落实和督导，合理使用抗菌药物，充分发挥科室一级管理的主观能动性

（3）开展走进临床系列活动：走进重症医学科、呼吸与危重症医学科、感染科、心脏大血管外科、创伤外科等临床重点科室，针对科室近期内MDRO检出相关情况，如管床医生、床位分布、患者侵入性操作、阳性标本类型、送检时间及采样人员、防控措施落实情况、抗菌药物使用情况等，有针对性地进行面对面交流和探讨，深入了解临床科室在落实防控措施中存在的困扰和问题，提出改进建议，共同解决问题。

2. 完善信息化监测预警机制

（1）联合检验科、计算机中心建立细菌耐药性监测及预警机制，实现信息化监测预警（图6-2-4）。

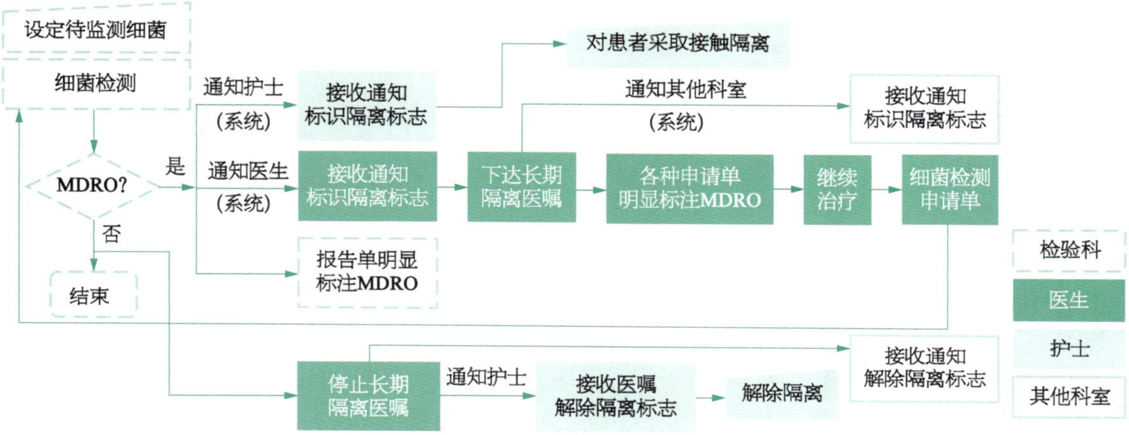

图6-2-4 信息化监测预警工作流程图

（2）医生工作站、护士工作站、医技工作站均实现MDRO实时预警（图6-2-5）。

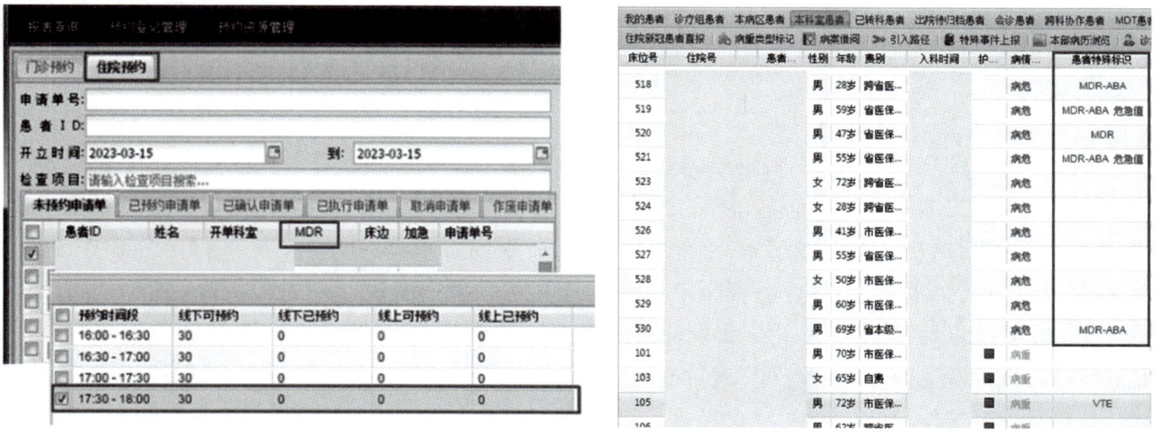

图6-2-5 医技工作站和医生工作站MDRO预警

3. 开展MDRO动态监测

（1）MDRO感染/定植患者监测：一旦发现MDRO聚集现象，专项工作组立即协助临床科室采取隔离措施，科学安置MDRO患者。同时进行调查，寻找聚集发生原因、提出应对措施，形成书面报告，持续跟进整改。

（2）环境主动监测：拟定年度重点科室（如ICU）环境物表MDRO监测计划，确定风险监测点位，每月主动监测环境MDRO污染状态。

1）目标监测菌株：MRSA、CR-AB、CR-KP。

2）风险点位：患者床单元及其周围环境的高频接触部位，包括吊塔、输液泵面板、床周仪器面板、护士/陪护手、床栏、床周地面、治疗车、PDA、床帘/被单、输液单/架、键盘鼠标、听诊器、门把手、空调排风口、洗手池水龙头及水槽、护士站台面以及电源开关。

4. 加强MDRO防控措施督导与落实

（1）完善MDRO防控措施及防控措施督导表（指标量化），实施过程中不断优化观察指标，观察表从项目执行初期的纸质版升级为电子录入系统，提升工作效率。

（2）医院感染专职人员每周两次深入现场进行督导，推动防控措施落实。

（3）定期统计分析防控措施落实情况，及时反馈，促进改进。

5. 透明监管

（1）每周二和周五公示全院MDRO现患情况，包括以下两方面。

1）在院MDRO患者信息：检出时间、科室（送检科室、现所在科室）、床位、标本类别、病原体名称等。

2）在院MDRO患者数量及科室分布信息：以科室为单位，公布各科室在院MDRO患者数量；检出2例及以上MDRO患者的科室标记为红色，以进行提醒；转科患者进行详细说明并标记为红色，进行提醒。

（2）每周通过全院医院感染防控微信联络群公示现场督导中发现的问题及亮点。

（3）每月推送MDRO监测相关数据至各临床科室和医疗组。

（4）每季度通过院感简报公示MDRO相关监测数据：包括MDRO医院感染发生率、MDRO检出科室分布情况、MDRO检出率、各科室MDRO防控措施落实率等。

6. 强化培训、教育及宣传

（1）培训考核：相关细则如下。

1）培训覆盖全员，按岗位制定培训方案。

2）培训方式多样化，由传统单一的理论授课改为理论教学、实操培训，并与考核相结合。例如，在模拟检出MDRO患者的情景下，依据护理人员现场所采取的防控措施进行打分和点评，同时对保洁人员清洁消毒MDRO患者床单位及医疗废物处理情况进行现场考核等。

3）根据培训和实际工作效果，不断优化培训计划和内容。在岗前培训的基础上增加强化培训环节，同时录制培训视频，便于各岗位工作人员进行自学和考核，实现线上和线下培训相结合；培训内容更有针对性，重点突出关键点或日常工作中存在问题较多的环节，如医生开具隔离医嘱的正确方法、护士近距离操作注意事项、保洁人员在清洁消毒时的正确顺序等。

（2）健康宣教：加强门诊、医技科室对住院患者及陪护的健康宣教。分别制定病房、门诊医技科室患者及陪护须知单，统一发放至各科室，由各科医护人员根据须知单内容进行床旁宣教。

7. 加强环境物表清洁消毒

（1）标准化、规范化管理MDRO环境物表清洁消毒流程。

1）制作MDRO患者床单元清洁消毒SOP视频和海报，海报粘贴在各科室醒目位置。

2）提供统一化、标准化学习资源。

（2）ICU定期开展"搬家式"保洁，并及时对清洁消毒效果进行监测评价。

1）各科室每月选择一天将病房腾空，进行一次大保洁，对于所有床单元、仪器设备及日常保洁存在的卫生死角（如天花板、吊塔上部等）进行彻底清洁。"搬家式"保洁由物业公司制订计划，并组织保洁专班实施。

2）感控专职人员及时进行环境物表采样，以评价清洁消毒效果。

8. 加强手卫生　针对不同岗位特点开展手卫生专项活动，重点科室引进手卫生智能监测设备。

9. 规范抗菌药物管理

（1）实施个体化抗菌药物给药方案。

（2）微生物标本规范化送检，正确解读临床微生物检测结果。

（3）建立和完善处方审核制度，定期向临床科室提供抗菌药物敏感性报告，并进行趋势分析。

四、案例成效评估（C阶段）

1. MDRO检出率下降

（1）2017—2021年，MDRO检出率逐年下降，MDRO总检出率从52.10%（2017年）下降至23.70%（2021年）（$P < 0.001$）。

（2）2017—2021年，重点监控的5类MDRO检出率均明显下降（均$P < 0.001$），2017年与2021年相比，具体检出率如下：CR-ECO（1.38% *vs.* 1.30%）、CR-PA（42.84% *vs.* 23.27% ）、CR-KP（54.15% *vs.* 29.45%）、CR-AB（95.58% *vs.* 55.49%）、MRSA（71.13% *vs.* 32.59%）。

2. MDRO医院感染发生率下降

（1）2017—2021年，MDRO医院感染发生率逐年下降，总的MDRO医院感染发生率从0.296%（2017年）下降至0.128%（2021年）（$P < 0.001$）。

（2）2017—2021年，重点监控的5类MDRO医院感染发生率均逐年下降（均$P < 0.001$）。2017年与2021年相比，具体医院感染发生率如下：CR-ECO（0.002% *vs.* 0.001%）、CR-PA（0.031% *vs.* 0.016%）、CR-KP（0.067% *vs.* 0.039%）、CR-AB（0.132% *vs.* 0.043%）、MRSA（0.064% *vs.* 0.029%）。

3. MDRO防控措施执行率逐步提高　2018—2021年，MDRO防控措施执行率逐年上升，其中医生MDRO防控措施执行率从63.47%（2018年）提升至88.33%（2021年）；护士MDRO防控措施执行率从68.25%（2018年）提升至94.71%（2021年）；总MDRO防控措施落实率从66.59%（2018年）提升至90.94%（2021年）（均$P < 0.001$）。

4. 环境物表MDRO检出率下降　2018—2021年，环境物表MDRO检出率逐年下降，MRSA、CR-AB检出率分别由2018年的13.81%、5.09%下降至2021年的0.1%、0.53%（均$P < 0.001$）。

5. 收益

（1）医院层面

1）因MDRO感染导致的患者病情加重或病死率现象显著降低，医疗质量改善，医疗安全提升。

2）平均住院日缩短，床位使用率增加。

3）因MDRO防控产生的消毒物品、防护物品等物资消耗减少，节约了资源。

（2）患者层面

1）因感染MDRO而导致病情加重或死亡的风险降低，患者预后改善。

2）2018—2019年，重症医学科非MDRO患者平均住院天数较同期MDRO患者减少16.9～19.6天，平均住院费用较同期MDRO患者减少15.4万～19.4万元，提升了患者诊疗体验，减轻了患者经济负担。

五、持续改进（A阶段）

1. 标准化　MDRO防控措施标准化，根据不同岗位特点制订病房医生、病房护士及医技科室MDRO防控SOP。

2. 形成物业联合巡查及自查机制　制订物业自查计划及督导表，物业感染控制督导员定期落实自查及反馈。

3. 存在问题

（1）保洁人员流动性较大的问题依然存在，需继续寻求更优的管理和培训机制。

（2）现场督导防控措施执行情况时，获取的信息存在霍桑效应，且工作效率不高，需探索其他方式辅助现场督导，如视频监控等。

案例分析

一、亮点特色

- 信息化预警和监管系统利于防控关口前移：通过院内实时共享MDRO现患信息、医生和护士工作站嵌入MDRO提醒标识，有利于防控关口前移，使隔离防控措施得到及时落实。
- MDT管理与透明监管协同作用：走进临床系列活动、联席会议等多学科协作模式有效整合了各部门资源，提高防控措施执行率。各项MDRO数据在医院各层面公开化、透明化，起到正面反馈、透明监管的作用，让医务人员在管理层的有效压力下，主动进行了质量改进，提高了防控措施的执行力和防控质量。

二、改进建议

- 在运用鱼骨图分析“MDRO防控措施执行率低”的原因时，当前的分析还不够深入。建议从“人”“法”“环”等维度进行系统分析。其中，“人”的因素涉及患者、陪护、保洁和医护人员等。例如，提到“医护人员对科内MDRO防控不重视”，但未进一步明确是医生、护士还是其他工作人员不重现。假设主要问题是医生不够重现，那么需要进一步探究医生不重视的具体原因，例如，是工作繁忙导致忽视，还是缺乏相关培训，亦或是对MDRO危害性认识不足等。再如，“患者或陪护对隔离措施不理解、不配合”，其原因可能包括年龄大、文化程度低、医疗知识缺乏等，需要进一步明确。
- 在运用鱼骨图进行原因分析时，应深入挖掘到“小骨”层面，即最末端、最直接的原因。只有这样，才能制订出更具针对性的改进措施，从而有效提升MDRO防控措施的执行率。

案例3 基于SHEL分析法预防血管通路相关感染综合管理模式的构建

苏州大学附属第三医院（常州市第一人民医院）血液净化中心

案例摘要

调查显示，我国透析患者的血管通路相关感染发病率远高于国外水平，为有效预防血管通路相关感染，2022年7月开始，某医疗机构在常规护理的基础上引入课题达成型品管圈进行干预。通过基于SHEL分析法对软件、硬件、环境和人员等方面进行整合和优化，全面提升预防血管通路相关感染能力。经过12个月的改善，透析患者血管通路相关感染发病率显著下降，其中，中心静脉导管（CVC）相关感染发病率从10.50%降至6.80%，自体动静脉内瘘（AVF）相关感染发病率从1.50%降至0.75%，人工血管动静脉内瘘（AVG）感染发病率从14.20%降至9.80%，干预取得了良好效果。

应用实践

一、明确主题

血管通路包括CVC、AVF和AVG，是血液透析患者的“生命线”。血管通路相关感染不仅影响患者的正常透析，还会导致各种并发症发生，延长住院时间，并显著增加患者死亡风险，因此预防血管通路相关感染尤为重要。本次品管圈活动主题确定为“基于SHEL分析法预防血管通路相关感染综合管理模式的构建及应用”。

二、模式构建

为有效预防血管通路相关感染发病率，QCC小组基于SHEL分析法提出了一种预防血管通路相关感染的综合管理模式（表6-3-1），以全面提升预防血管通路相关感染的管理能力。SHEL模式，又称SHEL事故分析法，是一种用于医疗安全管理的系统理论框架，S、H、E、L分别对应软件（software）、硬件（hardware）、环境（environment）、人员（liveware）4个方面，该模式成功运用于危重患者安全转运、压疮跌倒预防、职业暴露防护、医院感染控制等方面。

表6-3-1 基于SHEL分析法构建血管通路相关感染综合管理模式

模式名称	模式分类	模式内容
血管通路相关感染综合管理模式	软件	建立肾脏内科、感控部门、血管通路门诊、超声科、血透室“五位一体”的血管通路管理架构；确立规范化操作流程与评估标准，开发血管通路全生命周期电子信息系统
	硬件	采用高分辨率超声提高血管通路创立和护理的精度与效率
	环境	增设血液透析通路门诊，实现患者血管通路建立前期及启用过程的可视化管理
	人员	强化医护人员培训，提高血管通路手术及护理专业技能水平，加强患者自我管理能力

三、计划阶段

1. 成立品管圈小组 由医生、护士、感控专职人员组成品管圈小组，圈人数为12人，圈长1人，辅导员1人，圈员10人。由1名护士长担任内部辅导员，1名影像科B超室医生、1名信息工程部工程师、1名肾脏内科医生和1名感染管理专家担任外部辅导员，对圈活动内容予以指导及建议。制订详细的职责与分工，由血液净化中心牵头负责专项工作的推进。

2. 计划拟定

（1）设立目标：全体圈员根据血管通路现存问题进行头脑风暴，确定本次品管圈活动主题：探讨基于SHEL分析法预防血管通路相关感染综合管理模式的构建及应用。根据品管圈使用判定的关系程度记分，“关系程度”采用3段评分法：强相关 = 3分，中相关 = 2分，弱相关 = 1分，最后合计各类型得分，取高分值关系程度为课题类型。本次品管圈活动主题课题达成型为14分，问题解决型为6分，因此本次主题拟定为课题达成型。

（2）衡量指标：透析患者血管通路相关感染发病率 = 指定时间段内血管通路相关感染人数/同时期监测总人数。

（3）拟定活动计划书，绘制甘特图，落实过程中因传染病疫情延迟2周，其余均按计划实施（甘特图略，可参考表3-2-2、表4-1-2）。

3. 现状调查

（1）2022年7月2日至2022年9月5日，对38名透析患者血管通路日常自我维护知晓率进行了现场调查，结果显示患者知晓率仅为62.60%。

（2）利用自行设计问卷就医护人员对血管通路相关感染因素认知度进行调查，共包含12项相关条目，整体Cronbach α 系数为0.81，请5名专家对问卷的内容效度进行了评估，每个条目的内容效度指数（CVI）介于0.71 ～ 0.88。共30人参与调查，满分10分，调查结果平均分为7.2分。

（3）血液净化中心、肾脏内科、感控部门、血管通路组4个部门运用SHEL分析法对透析患者血管通路现况进行了分析，发现存在以下问题：① 无独立血管通路相关感染评估体系；② 无血管通路MDT协作团队；③ 无血管通路全生命周期综合管理工具；④ 医护人员对通路维护执行率低；⑤ 血管通路缺乏信息化管理。

（4）明确现行血液透析血管通路护理的流程，确定改善重点（图6-3-1）。

4. 确定攻坚点 全体圈员根据领导重视程度、可行性、迫切性、圈能力对拟定的每项攻坚点评分后，挖掘攻坚点（权重分别为25%、25%、27%、23%）。圈员共11人参与，票选分数：5分最高、3分普通、1分最低，总分55，根据80/20法则，44分以上为此次活动攻坚点。最终明确课题并整合攻坚点，详见表6-3-2、表6-3-3。

四、计划实施

1. 设立目标 依据英国肾脏病机构指南建议，通过查阅指南和文献检索，结合该机构透析中心2022年血液透析血管通路相关感染发病率，品管圈小组讨论后设定以下3个过程目标和3个关联目标（表6-3-4）。

2. 方策拟定与最适方策探究 全体圈员针对4大攻坚点进行第二次讨论，拟定23条改善方策（表6-3-5），根据可行性、积极性、有效性原则对其按照“重要 = 5分、次要 = 3分、微小 = 1分”

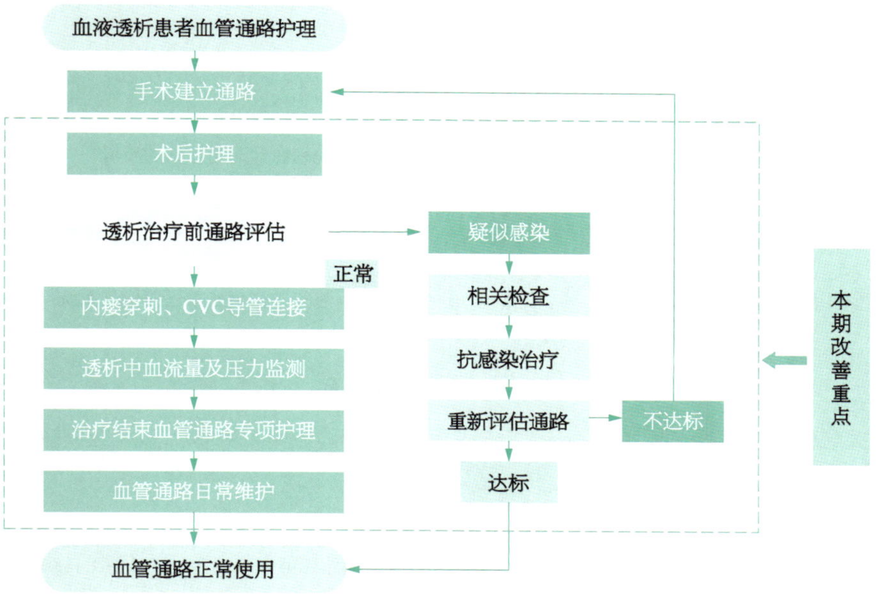

图 6-3-1 现况流程图

表 6-3-2 挖掘攻坚点

分类	把握项目	现状值	期望值	望差值	攻坚点	评分	选定
制度	血管通路手术期、初用期、维护期的分期管理制度	不完善	完善	完善	完善CKD患者血管通路各阶段的管理制度	45.5	√
	血管通路并发症预防与管理制度	无	有	有	建立CKD患者并发症预防与管理制度	47	√
	血管通路监测制度	无	有	有	建立CKD患者血管通路监测制度	43.96	×
	血管通路护士工作制度	无	有	有	建立血管通路个案护士工作制度及岗位职责	47.96	√
人员	肾脏内科及血透室医护人员对血管通路血管保护知识的知晓率	27.4%	85%	62.60%	提高肾脏内科及血液透析室医护人员对血管通路手术期血管保护知识知晓率	48.92	√
	全程管理团队	无	重视	重视	建立协作团队	50.38	√
	患者知晓预防血管通路相关感染方法的正确率	31.6	90%	48.40%	提高患者知晓预防血管通路相关感染的正确率	43.62	×
材料设备	血管通路相关宣教资料及工具	无	有	有	制作血管通路相关宣教资料及工具	47.96	√
	血管通路血管保护警示标识	无	有	有	制作血管通路血管保护警示标识	49.84	√
	血管通路相关感染风险评估工具	无	有	有	制作血管通路相关感染评估工具	42.92	×

（续 表）

分类	把握项目	现状值	期望值	望差值	攻坚点	评分	选定
环境	CKD患者血管通路规划使用与评估的环境设置	未规划	规划	规划	规划血管通路评估的环境	48.42	√
方法	血管通路的物理评估流程	无	有	有	制订血管通路的物理评估流程	46.96	√
	血管通路评估与监测数据库	无	重视	重视	建立并完善血管通路信息系统	49.46	√

表6-3-3 攻坚点整合

主题	把握项目	期望水平	攻坚对象
基于SHEL分析法预防血管通路相关感染综合管理模式的构建及应用	血管通路相关感染风险评估工具	通过评估，及时发现问题，降低通路感染率	改善血管通路相关感染评估工具缺乏
	血管通路的物理评估流程		
	全程管理团队	建立协作团队，建立CKD患者血管通路全生命周期管理体系	促进血管通路多学科协作
	CKD患者血管通路规划使用与评估的环境		
	血管通路相关宣教资料及工具	利用SHEL分析法完善预防血管通路相关感染各环节	基于SHEL分析法理论，制订预防通路感染管理模式
	血管通路各项工作制度		
	血管通路血管保护警示标识		
	医护人员对血管通路血管保护知识知晓率		
	患者知晓预防血管通路相关感染方法的正确率		
	血管管通路评估与监测数据库	建立血管通路信息化系统，完善血管通路各项数据	预防血管通路相关感染信息系统建设

表6-3-4 目标设定

目标	改善前（%）	目标值（%）
降低长期导管相关感染发病率	10.50	7.20
降低AVF相关感染发病率	1.50	0.82
降低AVG相关感染发病率	14.20	10.00
提高通路检查执行率	40.65	83.00
提高患者通路维护知晓率	62.60	81.00
提高医务人员血管保护知晓率	64.30	70.00

表6-3-5 对策选定表

攻坚点	方策第一次展开	方策第二次展开	评价得分	制定
改善血管通路相关感染评估工具缺乏	整合血管通路相关感染风险因素	通过文献检索，专家咨询法制定血管通路相关感染风险评估条目，包含自体动静脉内瘘扣眼穿刺感染和CVC感染的高危因素	143	√
		制定血管通路相关感染风险评估量表，针对不同通路类型的患者进行调查	143	√
	规范透析患者血管通路相关感染量表使用	根据患者风险因素评估血管通路相关感染风险	123	不采纳
		通过信效度分析验证血管通路相关感染评估量表的有效性	151	√
促进血管通路MDT	组建院内MDT管理团队	由肾内科、感控部门、血管外科、超声科的医生、护士组成MDT团队	153	√
		开设血管通路门诊	143	√
	制订团队管理结构	制订多学科团队分工职责	143	√
		制订血管通路个案护士岗位职责及工作标准	141	√
基于SHEL理论，制订预防通路感染管理模式	根据患者个体差异建立长期管理方式	建立血管通路全生命周期管理框架，明确医生及护士岗位职责	135	√
		构建预防血管通路相关感染风险分级管理模式，针对不同风险等级实施相应措施	147	√
		基于最佳证据开展循证护理实践	133	√
	完善操作流程、护理常规、制订培训计划	定期开展护士培训，提高工作能力	139	√
		制订早期、疑难内瘘及移植动静脉内瘘穿刺准入制度，完善操作流程及护理常规	145	√
		规范绳梯穿刺操作流程	137	√
		制订扣眼穿刺患者纳入和排除标准，评估患者感染风险	137	√
		规范CVC护理操作流程	151	√
		对比碘伏和氯己定消毒液在预防CVC感染中的效果	107	不采纳
	开展多元化健康宣教，创建健康宣教新模式	定期开展患者相关宣教，提高措施执行的依从性	133	√
		申报相关项目，开展动静脉内瘘多单针穿刺，进行技术创新，减少扣眼穿刺导致的感染	149	√
预防血管通路相关感染信息系统建设	信息科完善信息系统，解决人力资源缺乏问题	建立血管通路相关感染患者基本信息、监测数据及干预措施等登记及随访信息系统	153	√
		制作动静脉内瘘穿刺图谱，记录每次穿刺情况，评估穿刺点皮肤有无感染	153	√
		建立CVC感染评估系统，评估导管出口、隧道有无感染	151	√
	血管通路组负责培训、质量控制	护士每季度进行血管通路相关感染风险评估，质量控制组追踪防控措施执行情况	137	√

评分标准进行评分。共11人参与选题过程，每个项目总分165分，根据80/20法则，132分及以上为此次活动实行方策，共选出21条对策，利用PDPC法进行障碍判断、得失分析（表6-3-6），方案讨论“得大于失”，方策可实行。

表6-3-6 对策得失表

方策群组		选定方案	得＞	失
Ⅰ	建立血管通路感染风险评估体系	文献检索，专家咨询法形成动静脉内瘘失功风险评估条目	提升医务人员专业水平；提高医护团队合作能力；有利于同质化管理	占用医护人员额外时间
		制作风险评估量表，对患者进行分级管理		
		强化学习物理检查的操作流程		
Ⅱ	组建院内MDT管理团队	肾脏内科、感控部门、血管外科、超声科组成MDT团队	确保为疑难内瘘开通绿色通道，使疑难问题能够快速有效得到治疗；提高医护团队合作能力	需要安排专人负责，额外占用医生、护士休息时间
		制订多学科团队分工职责		
		制订血管通路个案护士岗位职责及工作标准		
		MDT团队定期进行理论及操作技能培训		
		强化和胜任角色，完成血管通路闭环优化管理		
		为问题通路患者开通绿色通道		
Ⅲ	构建血管通路感染风险评估综合管理模式	软件：建立肾脏内科、感控部门、通路门诊、血液透析室“四位一体”的血管通路管理架构；确立规范化操作流程与评估标准，开发血管通路全生命周期电子信息系统	充分保障对策有效实施；减少内瘘失功的风险，节约血管资源，延长患者生命线	额外花费医护人员休息时间，增加医院人力、物力
		硬件：采用高分辨率超声提高血管通路创立和护理的精度与效率		
		环境：增设透析患者血管通路门诊，血管通路建立前期及新瘘启用期悬挂警示标识		
		人员：强化医护人员培训，提高血管通路手术及护理专业技能水平		
		人员：定期开展患者相关宣教，提高措施执行的依从性		
		人员：申报项目，开展动静脉内瘘穿刺方法研究，进行技术创新		
Ⅳ	动静脉内瘘全生命周期信息系统建设	建立血管通路基本信息、并发症及干预措施等登记及随访信息系统	提高工作效率，有利于数据的收集及保存，患者病情资料完整	增加医院信息维护成本
		制作新建血管通路穿刺图谱，评估记录每次穿刺情况		
		建立内瘘图谱电子库，科学规划生命线		
		护士每季度进行血管通路相关感染风险评估，质量控制组追踪防控措施执行情况		

3. 最适方策实施与检讨

（1）方策群组一：建立血管通路相关感染评估体系（表6-3-7）。

（2）方策群组二：组建院内血管通路MDT协作管理团队（表6-3-8）。

（3）方策群组三：基于SHEL分析法构建血管通路相关感染综合管理模式（表6-3-9）。

（4）方策群组四：血管通路全生命周期信息系统建设（表6-3-10）。

表 6-3-7　**建立血管通路感染风险评估体系**

方策群组一	建立血管通路感染风险评估体系
现况描述：指南不完全适用于临床、患者不配合、评估过程烦琐 方策内容： 1. 文献检索，专家咨询法形成血管通路相关感染风险评估条目 2. 制作血管通路相关感染风险评估量表，对患者进行分级管理（图 6-3-2） 3. 强化学习物理检查的操作流程（图 6-3-3）	负责人：牛*、陈* 实施时间：2022 年 9 月 26 日～ 2022 年 11 月 6 日 地点：血液净化中心 实施内容：同方策内容
方策处置： 1. 对策有效，持续实施，列入血液净化中心日常工作中 2. 定期对科内医护人员进行内瘘失功预防知识培训 3.《动静脉内瘘护理流程及质量标准》经标准化，予持续实施	对策效果与确认： 1. 查检时间：2022 年 11 月 7 日～ 2022 年 11 月 20 日 2. CVC 感染率：由 10.50% 降至 7.20% 3. AVF 感染率：由 1.50% 降至 0.82%

血管通路感染风评估量表

项目	危险因素	标准分
患者情况	糖尿病	2
	高龄	1
	营养不良	1
	免疫抑制剂	2
	持续肠外营养	1
	患者不良卫生习惯	2
通路	通路部位	1
	通路使用时间	1
	通路材质（人造血管）	1
	穿刺方式（扣眼）	2
	通路血流量<200 mL/min	1
实验室检查	白蛋白<35 g/L	1
	C反应蛋白	1
	血红蛋白<120 g/L	1

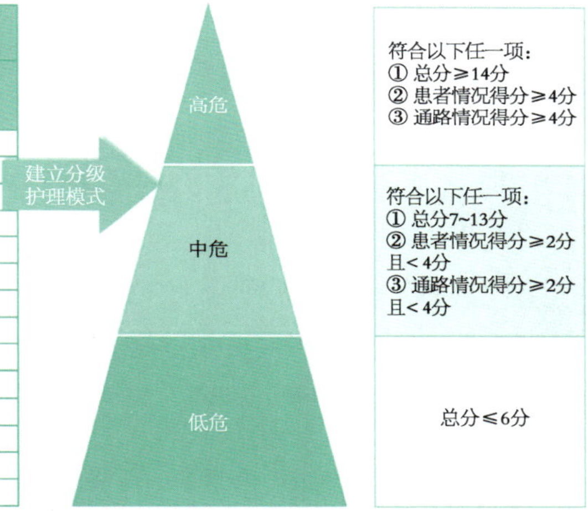

图 6-3-2　**血管通路相关感染风险评估表**

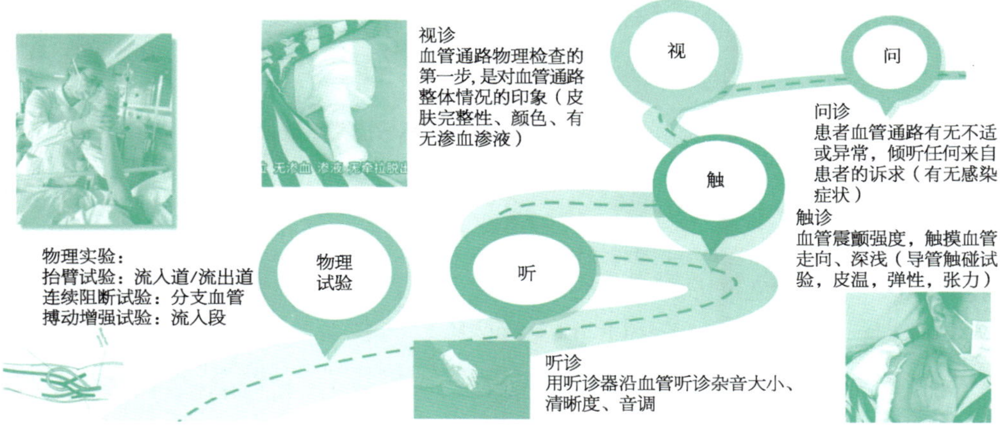

图 6-3-3　**血管通路物理检查流程**

表 6-3-8 组建院内血管通路MDT协作管理团队

方策群组二	组建院内血管通路 MDT 协作管理团队
现况描述：人员配置比例不足、患者多、团队结构不合理 方策内容： 1. 肾脏内科、感控部门、血管外科、超声科、血液净化中心组成MDT团队 2. 制订多学科团队分工职责 3. 制订血管通路个案护士岗位职责及工作标准 4. MDT团队定期进行理论及操作技能培训 5. 强化和胜任角色，完成血管通路闭环优化管理 6. 为问题通路患者开通绿色通道，守护生命线	负责人：赵*、章* 实施时间：2022年11月21日～2023年1月8日 地点：超声科、血液净化中心 实施内容：同方策内容
方策处置： 1. 对策有效，持续实施，列入血液净化中心日常工作中 2. 定期对科内医护人员进行内瘘失功预防知识培训	对策效果与确认： 1. 查检时间：2023年1月9日～2023年1月22日 2. AVG感染率：由14.20%降至10.00%

表 6-3-9 构建血管通路相关感染综合管理模式

方策群组三	构建血管通路相关感染综合管理模式
现况描述： 1. 全生命周期时间长且存在个体差异 2. 流程不够细化 3. 宣教内容枯燥，形式单一 4. 患者执行力及依从性差 方策内容： 1. 软件：确立规范化操作流程与评估标准，开发血管通路全生命周期电子信息系统 2. 硬件：采用高分辨率超声、套管针、远红外宽谱治疗仪、宣教PAD、制作视频 3. 环境：增设血透通路门诊，悬挂警示标识改善透析环境，保持透析室整洁；规范CVC置管环境，建立独立中心静脉置管室，落实置管中最大无菌屏障 4. 人员：加强人员培训，改进穿刺方法，包括零压力穿刺法、超声引导下穿刺、多单穿刺；设置血管通路协调员，加强宣教，提高患者血管通路自我管理能力	负责人：李*、陈* 实施时间：2023年1月23日～2023年2月26日 地点：肾脏内科、血液净化中心 实施内容：同方策内容
方策处置： 1. 对策有效，持续实施，列入血液净化中心日常工作中 2. 定期对医护人员进行内瘘失功预防知识培训	对策效果与确认： 1. 查检时间：2023年1月9日～2023年1月22日 2. 通路检查执行率：由40.65%提升至83.00% 3. 通路维护知晓率：由62.60%提升至81.00%

表 6-3-10 血管通路全生命周期信息系统建设

方策群组四	血管通路全生命周期信息系统建设
现况描述：系统不完善，人力资源紧张，绘图软件差异，穿刺图谱未更新，风险评估不全，评估能力欠缺，质量控制组未追踪到位 方策内容： 1. 建立血管通路感染患者基本信息、并发症及干预措施等登记及随访信息系统 2. 制订新建动静脉内瘘穿刺图谱，记录每次穿刺情况 3. 建立内瘘图谱电子库，科学规划血管通路生命线 4. 护士每季度进行血管通路失功风险评估，质量控制组追踪措施执行情况	负责人：赵*、章* 实施时间：2022年11月21日～2023年1月8日 地点：信息科、血液净化中心 实施内容：同方策内容

（续　表）

方策群组四	血管通路全生命周期信息系统建设
方策处置： 1. 对策有效，持续实施，列入血液净化中心日常工作中 2. 在日常工作使用过程中通过反馈不断改进 3.《动静脉内瘘扣眼穿刺流程及质量标准》《动静脉内瘘护理常规》经标准化，予持续实施	对策效果与确认： 1. 查检时间：2023年4月10日～2023年4月23日 2. 血管保护知晓率：由64.30%提升至88.50%

五、效果确认

1. 效果确认　通过品管圈活动，6项设定目标均达到或者超过目标值（表6-3-11）。

表6-3-11　效果确认

目　　标	改　善　前	目　标　值	改　善　后
降低长期导管相关感染发生率	10.50%	7.20%	6.80%
降低AVF相关感染发生率	1.50%	0.82%	0.75%
降低AVG相关感染发生率	14.20%	10.00%	9.80%
提高通路检查执行率	40.65%	83.00%	89.60%
提高患者通路维护知晓率	62.60%	81.00%	86.10%
提高医务人员血管保护知晓率	64.30%	70.00%	88.70%

2. 有形成果　形成血管通路全生命周期管理流程图（图6-3-4）。

3. 无形成果　实施品管圈后，圈员解决问题能力、责任心、沟通协调能力、自信心、团队凝聚力、积极性、品管手法等各方面能力均得到改善提高。

4. 附加成果　完成各级课题、论文、会议交流、发明专利等多项成果；作为血液透析质量控制中心，辐射基层医院，解决血管通路问题。

六、标准化作业

形成4项标准化作业，已编写进标准化作业手册，通过医院护理质量委员会审核，组织血液净化中心人员学习。

案例分析

- 在本案例中，项目组成功组建了院内血管通路MDT协作管理团队。MDT路径管理有利于为患者制订个性化全生命周期血管通路管理计划，有效减少中心静脉置管率，从而降低导管相关感染发生率。通过不同部门相互协作，加强了对血管通路的管理，从而减少血管通路并发症发

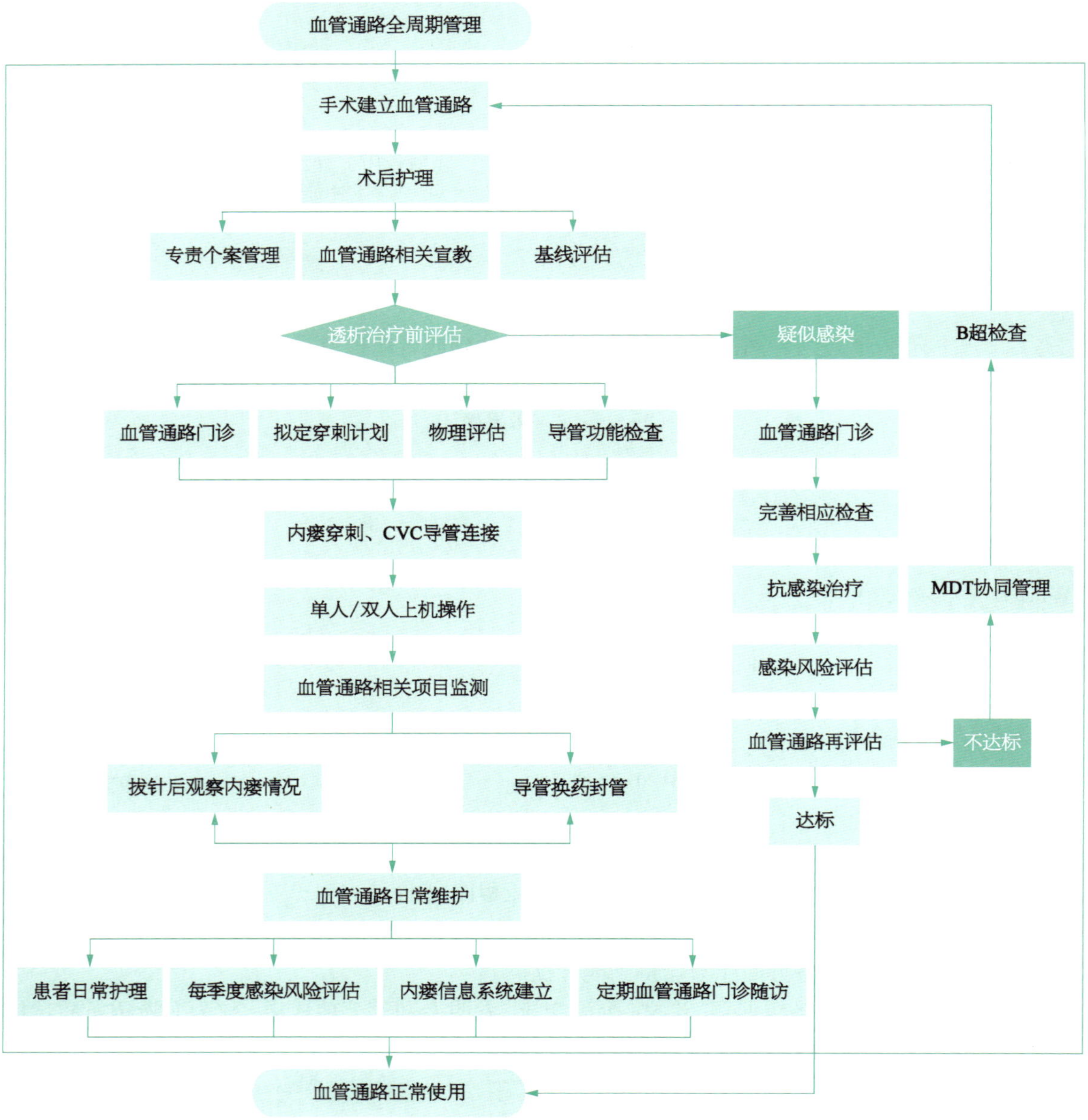

图6-3-4 血管通路全生命周期感染管理流程图

生。同时，项目组开发了一套血管通路全生命周期电子信息系统，该系统能够完整记录患者血管通路使用情况，完成相应信息的追踪和管理。该系统不仅优化了血管通路管理效率，同时也为教学和科研工作提供了宝贵的资料，值得推广。

案例4 基于证据的成年危重症患者导管相关血流感染防控最佳循证实践

宁波市医疗中心李惠利医院东部院区重症医学科

案例摘要

中心静脉导管相关血流感染（CRBSI）相关指南与实践标准已较为完善，研究证实最佳证据的有效实践可预防65% ～ 70%的CRBSI。某医疗机构护理团队应用循证护理的方法得出CRBSI预防与控制最佳证据总结并本土化应用于临床，旨在提高ICU医护人员对实践证据应用的依从性，从而降低CRBSI发病率。采用非同期对照研究设计，通过记录查询法、现场观察法、问卷调查法进行资料收集。结果显示，证据应用后，ICU成年危重患者CRBSI发病率从2.4‰降至1.3‰；26项CRBSI防控循证实践审查指标提升明显；临床护士预防CRBSI的知信行水平由（170.81 ± 9.51）分上升至（217.89 ± 10.55）分；医生CRBSI防控知晓情况明显改善，由（72.55 ± 10.61）分提升至（85.38 ± 8.90）分。

应用实践

一、现况调查及目标设定

1. 现况调查

（1）监测数据：某医疗机构根据该医院ICU成年危重症患者导管实际使用情况，选取留置CVC的患者为此次研究对象，回顾该院2018 ～ 2020年监测数据，ICU成年危重症患者CRBSI月发病率为0‰ ～ 2.4‰，年平均值为1.7‰，而2021年4月CRBSI发病率为2.4‰，较往年呈上升趋势。

（2）问卷调查：2021年2月，对该医疗机构ICU内79名护士和22名医生分别进行“临床护士预防CRBSI知信行水平”“医生CRBSI防控知识知晓情况”电子问卷调查及试卷考核。护士电子问卷使用《中心静脉导管相关血流感染预防知信行量表》，该量表内容效度为0.97，Cronbach α 系数为0.976。从认知、态度、行为三个维度对护理人员CRBSI防控进行全方位的量化评估。结果显示态度维度总分80分，现仅为（56.23 ± 8.54）分，分数较低，显示对防控措施执行积极性较弱；根据《血管导管相关感染预防与控制指南（2021年版）》设计考核试卷，医生防控知晓情况仅为（72.55 ± 10.61）分，显示医生对防控措施知晓度较低。

（3）存在问题：CVC留置期间每日评估不规范，医生及护士停留在书面评估上，未结合患者实际情况来评估；CVC维护相关措施缺乏标准化操作规范；医护人员对CRBSI防控相关知识、态度和行为均未达到要求；医生及护士手卫生依从率有待提高。

2. 目标设定

（1）目标设定：降低ICU成年危重症患者CRBSI发病率至1.34‰及以下。

（2）目标设定依据：本案例综合《2020年国家医疗服务与质量安全报告——护理专业分册》

公布的综合ICU年平均CRBSI发病率为0‰～1.34‰，同时纵向对比该科室2018—2020年度平均CRBSI发病率为1.7‰，综合考虑设CRBSI发病率目标值为1.34‰。

二、基于JBI循证卫生保健模式的证据转化

1. 文献查询

（1）根据PIPOST原则提出循证问题。① 研究对象（popu1ation，P）为留置CVC的ICU成年（≥18岁）患者。② 干预措施（intervention，I）为感染预防和控制相关措施。③ 证据适用人群（professional，P）为医生、护士。④ 研究结局（outcome，O）为CRBSI发病率、防控知识的知晓率。⑤ 证据应用场所（setting，S）为国内某三甲医院综合ICU，共32张床位。⑥ 证据类型（type of evidence，T）为相关临床实践指南、系统评价、专家共识、证据总结、Meta分析、行业标准、RCT。

（2）成立循证小组：共有8名成员，其中包括护理循证中心学员4名，负责本项目的督导、证据总结、审查指标制订等；ICU专科护士2名，负责审查指标的设计、指标审查及数据收集；ICU资深护士2名，负责项目实施及数据收集。

2. 证据获取

（1）根据确立的临床问题，查询CNKI、BMJ、UpToDate、Cochrane、PubMed等数据库。

（2）依据“6S”模型进行证据检索，采用自上而下的检索原则；采用AGREE Ⅱ（指南质量评价工具）对指南进行质量评价，由3名接受过循证培训的研究员分别独立完成评价；采用《JBI循证卫生保健中心质量评价标准（2016）》进行文献质量评价，选择相应的文献质量评级工具，由2名接受过循证培训的研究员分别独立评价，对于存在争议的条目，由第三方参与。

（3）文献纳排标准

1）纳入标准。① 研究主题人群：ICU成年CVC携管患者。② 干预措施：感染预防与控制。③ 研究设计：二次研究、临床决策、指南、证据总结、系统评价、专家共识、Meta分析、行业标准。

2）排除标准。① 无法获取全文。② 非中文或英文文献。③ 研究对象为婴幼儿。④ 文献明确表明仅针对PICC或其他静脉通路的研究。

（4）证据总结：符合纳排标准共纳入25篇文献；通过严格的文献质量评价，根据FAME原则纳入证据；经专家会议讨论结合FAME评价结果，共纳入25条证据（表6-4-1）。

（5）FAME评价（证据评价标准）。① 可行性：证据应用所需的资源是否具有可及性、是否有足够的经验和能力开展该实践及成本效果如何。② 适宜性：实践方式在文化、政策、伦理、组织上是否可接受，是否可以在大多数人群中转化和应用。③ 临床意义：证据应用是否给患者带来积极体验，是否符合患者价值观、意愿或信念。④ 有效性：实践活动是否获益、是否具有安全性、是否改善患者健康结局等。

3. 构建临床实践审查指标 共纳入26条临床实践审查指标（表6-4-1）。

4. 基线审查 2021年2～4月，对186名ICU患者、79名ICU护士和22名医生采用记录查询法、现场观察法、问卷调查法，对基线审查指标进行了汇总。审查结果显示共有8条指标执行率不足60%。

（1）指标3：医生使用最大无菌屏障（59%）。

（2）指标7：医生首选锁骨下静脉置管（49%）。

表6-4-1 ICU CRBSI预防的最佳证据总结及审查指标

类别	证 据 内 容	证据强度	推荐级别	审 查 指 标	审查方法
导管选择	1. 选择能够满足病情和诊疗需求的管腔最少、管径最小的导管	1c	A	1. 医生选择能够满足病情和诊疗需求的管腔最少、管径最小的导管	现场查看/翻阅病例资料
	2. 选择抗菌药物和抗微生物浸渍的导管	1a	A	2. 医生选择抗菌药物和抗微生物浸渍的导管	现场查看/翻阅病例资料
导管置入	3. 使用最大无菌屏障，包括帽子、口罩、无菌隔离衣/手术衣、无菌手套和覆盖患者全身的无菌单	1c	A	3. 医生使用最大无菌屏障	现场查看/监控录像回放
	4. 首选含量大于0.5%的氯己定乙醇溶液作为皮肤消毒剂，也可使用碘酊、碘伏或70%酒精。氯己定乙醇溶液应至少干燥30秒；碘伏应至少干燥1.5～2分钟	1a	A	4. 穿刺时使用2%氯己定乙醇溶液进行皮肤消毒	现场查看/监控录像回放
	5. 建议在超声引导下放置CVC	1a	A	5. 医生在超声引导下放置CVC	现场查看/监控录像回放
	6. 不推荐通过导丝交换常规替换CVC	2d	A	6. 医生未常规通过导丝更换CVC	现场查看/监控录像回放
	7. 建议首选锁骨下静脉置管	1c	B	7. 医生首选锁骨下静脉置管	现场查看/翻阅病例资料
	8. 避免在肥胖的成年患者中使用股静脉进行中心静脉通路穿刺	1a	A	8. 医生避免对成人肥胖患者股静脉置管	现场查看/翻阅病例资料
	9. 使用无缝线固定装置	1c	B	9. 医生使用无缝线固定装置	现场查看
导管维护	10. 通过用流动水+皂液或用速干手消毒剂进行手卫生	2d	A	10. 医护人员掌握手卫生时机，规范进行手卫生	现场查看/监控录像回放
	11. 每隔5～7天更换透明敷料，每2天或更高频次更换1次纱布敷料，每天检查穿刺部位，如果敷料污染、松散或潮湿，立即更换	1c	A	11. 护士每2天更换纱布敷料，每7天更换透明敷料，卷边或潮湿的敷料立即更换	现场查看/翻阅病例资料
	12. 使用带无针输液接头的三通或多通路连接管	1a	A	12. 护士为留置CVC患者每天更换输液接头，减少输液接头的使用	现场查看
	13. 无针输液接头的更换频率不小于96小时，接头内有血液残留或残留物，明确被污染时立即更换	2c	B	13. 接头内有血液残留或残留物，明确被污染时护士要立即更换	现场查看
	14. 使用含有抑菌剂的连接器盖/端口保护器来盖住连接器	2c	A	14. 连接器套端口保护器	现场查看
	15. 每次连接血管通路装置前，用合适的消毒剂采用机械法强力擦拭无针输液接头进行消毒，并待干	3c	B	15. 每次连接血管通路装置前用合适的消毒剂采用机械法强力擦拭无针输液接头并待干	现场查看/监控录像回放
	16. 始终使用闭式输注系统	2c	A	16. 使用闭式输注系统	现场查看

（续　表）

类别	证　据　内　容	证据强度	推荐级别	审　查　指　标	审查方法
导管维护	17. 输注血液、血液制品或脂肪乳剂（与三合一混合物中的氨基酸和葡萄糖结合或单独输注）的管道应24小时内更换	2d	A	17. 护士应24小时内更换输注血液、血液制品或脂肪乳剂（与三合一混合物中的氨基酸和葡萄糖结合或单独输注）的输液管道	现场查看
	18. 每6小时或12小时更换输注丙泊酚的输液管道	3b	A	18. 护士应每12小时更换输注丙泊酚的输液管道	现场查看/监控录像回放
	19. 无禁忌证患者每天用2%氯己定沐浴液擦浴	4c	B	19. 护工每天用2%氯己定擦拭巾擦拭患者全身	现场查看
	20. 确保输液系统的所有组件都相互兼容，以最大限度地减少输液系统的泄漏和中断	3d	B	20. 输液系统不会中断和泄漏	现场查看
导管移除	21. 怀疑有CRBSI时，不建议立即移除CVC，如果出现静脉炎、感染或导管功能障碍的迹象，可立即移除	1a	A	21. 怀疑有CRBSI时，不建议立即移除CVC 22. 出现静脉炎、感染或导管功能障碍的迹象，可立即移除	现场查看/翻阅病例资料 现场查看/翻阅病例资料
	22. 及时移除任何不再必需留置的血管内导管	3e	B	23. 及时移除任何不再必需留置的血管内导管	现场查看/翻阅病例资料
	23. 紧急置管24～48小时内，尽快拔除或置入新导管	1c	B	24. 紧急置管48小时内拔除或置入新导管	现场查看/翻阅病例资料
导管监测	24. 集束化护理和查检表的实施及质量改进可降低CRBSI的发生	1c	A	25. 优化并使用查检表进行质量督查	查看现场/资料
	25. 对参与CVC操作、护理和维护的医护人员进行培训教育	3c	B	26. 护士至少每3个月接受1次CRBSI预防及管理的培训	查看资料/现场询问

（3）指标9：医生使用无缝线固定装置（15%）。

（4）指标11：护士每2天更换纱布敷料，每7天更换透明敷料，卷边或潮湿的敷料立即更换（42%）。

（5）指标12：护士为留置CVC患者每天更换输液接头，减少输液接头的使用（37%）。

（6）指标19：护工每天用2%氯己定擦拭巾擦拭患者全身（0%）。

（7）指标25：优化并使用查检表进行质量督查（56%）。

（8）指标26：护士至少每3个月接受1次CRBSI预防及管理的培训（34%）。

5. 障碍因素汇总分析　证据应用小组成员根据基线审查结果，基于i-PARIHS理论框架（整合式健康服务领域研究成果应用的行动促进框架）进行变革维度、接受者维度、组织维度的障碍因素分析讨论（表6-4-2）。

6. 最佳证据的临床本土化转化详解　具体应对措施如下。

（1）变革维度：主要包括以下七方面。

表6-4-2　障碍因素分析讨论

指　标	审　查　指　标
指标3：医生使用最大无菌屏障（59%） 指标7：医生首选锁骨下静脉置管（49%） 指标9：医生使用无缝线固定装置（15%）	1. 变革维度：① 医生置管过程中缺少规范流程；② 改变常规的工作方式，医生的接受度不高 2. 接受者维度：① 医护人员对循证知识不足，对实践证据接受度低；② 医护人员操作技能缺乏：包括评估、无菌技术；③ 医生对锁骨下静脉穿刺参与度不高 3. 组织维度：医院缺乏CVC置管的相关制度及流程
指标11：护士每2天更换纱布敷料，每7天更换透明敷料，卷边或潮湿的敷料立即更换（42%） 指标12：护士为留置CVC患者每天更换输液接头，减少输液接头的使用（37%） 指标19：护工每天用2%氯己定擦拭巾擦拭患者全身（0%）	1. 变革维度：① 护士对证据接受度不高；② 证据的应用增加了护士的工作量；③ 既往无患者全身擦拭的具体要求及流程 2. 接受者维度：① 护士不知晓最佳证据；② 未掌握正确的敷料固定方法；③ 对更换输液接头及输液管道不重视；④ 证据的应用增加了护士与护工的沟通成本 3. 组织维度：① 维护流程不规范；② 缺乏相关培训资料，培训力度不足；③ 既往无护工的管理要求，无工作制度
指标25：优化并使用查检表进行质量督查（56%） 指标26：护士至少每3个月接受1次CRBSI预防及管理的培训（34%）	1. 变革维度：① 证据可操作性不强，在临床应用变革较大，需完善相关培训及质量控制资料；② 证据的应用增加护士工作量 2. 接受者维度：① 护士对CVC相关知识缺少认知；② 护士对考核、质量督查有抵触；③ 缺少CVC维护质量控制专员；④ 管理员与质量控制专员未掌握正确的督查方法，现有的纸质核查与统计工作量大 3. 组织维度：① 缺乏质量督查及持续质量控制机制；② 缺乏相关培训资料、培训方案；③ 现有的查检表知识内容未更新

1）设计简单易懂的"CRBSI防控策略知识卡"放于显著位置，并制成电脑桌面提醒。

2）制订CVC置管核查表以及置管流程：包括使用无缝线固定装置，清晰注明核查点证据等级。

3）开展新技术，强化腋静脉穿刺技能。借助超声实行"动态"可视化穿刺，提高穿刺成功率。科内制订敷料固定的标准化流程。针对输液接头及附加装置的使用，开展专项培训及考核。

4）在感控部门协作下，修订CVC维护的每日评估清单，清单内容包括导管长度、位置等关键信息。借助医院信息化建设，将评估清单植入重症护理系统电子文书中，实现结构化评估。通过这一流程改造，实现高效的数据抓取及统计分析，为后续工作奠定基础。

5）在重症护理系统中创建CRBSI风险预警系统，进行风险预警提示。由医疗及护理团队收集汇总CRBSI风险因子，联合信息科及重症系统工作人员，进行风险预警系统的建立。

6）新增使用氯己定湿巾对患者进行全身擦拭的工作流程，包括擦洗顺序、擦洗频率等。

7）建立意见反馈机制，及时了解实践现状并进行调整。

（2）接受者维度：主要包括以下七方面。

1）增强ICU医护人员变革意愿，加强科内CVC文化建设，进行临床案例学习，使其充分认识到CRBSI防控的必要性和重要性；设立导管穿刺、维护专用车及防控知识口袋书，提高医护人员工作效率；追溯原始研究，充分解读有疑问的证据条目。

2）通过正式和非正式征询，由各组医疗组长及护理组长收集参与本案例的医护人员想法和意见，促进态度保守的管理人员向积极转化。

3）提高ICU临床护士变革能力，加强技能学习，丰富培训资料，制作CRBSI防控相关视频，进行教育培训；基于ADDIE模式制订CRBSI防控专项培训教程，采取线上线下结合教学形式，"一学、二练、三考"一体化教学方式，学习现行静脉治疗护理操作规范、CRBSI相关防控知识；撰写1篇以CVC管路护理为主题的论文。

4）进行CRBSI防控手卫生专项改进：① 加强知识培训，开展手卫生专项月宣传活动；② 完善手卫生设施，床尾放置手消毒液，提高手卫生依从率；③ 加强监督管理，不定期进行手卫生采样。

5）实施降低环境耐药菌定植的专项改进：① 环境表面擦拭方法培训；② 建立清洁单元理念；③ 明确擦拭频率和时机；④ 定期进行环境采样。

6）开展CRBSI集束化防控策略的专项改进项目。

7）在科室质量控制会议上进行核心问题讨论，由ICU医护团队共同讨论事项，明确相关责任和权限。

（3）组织维度：主要包括以下四方面。

1）构建多学科协作小组：联合感控部门、采购中心、信息科等组成多学科协作目标改进团队，明确改进目标和各层级职责。

2）成立中心静脉通路小组，制订岗位职责和工作计划，专设CVC穿刺车、CVC维护车，由经过专科理论和操作培训的专业人员负责导管的置入和维护。

3）建立"护士长抽查、专科医护巡查、CVC维护小组督查"的三级督查机制，借助信息系统进行质量审查。

4）对表现优秀者进行表扬，月度进行绩效奖励，选送优秀骨干人员参加院内外相关培训项目。

7. 第二次基线审查　证据应用后，于2021年10～12月对205名ICU成人危重患者、79名ICU护士和22名医生采用现场查看、记录查询、问卷调查、考核等方法，进行第2轮CRBSI防控循证实践审查指标的基线审查（表6-4-3）。

表6-4-3　证据应用前后各项审查指标执行率对比

指标名称	第一次基线审查执行率（2021年2～4月）	第二次基线审查执行率（2021年10～12月）
指标3：医生使用最大无菌屏障	59%	100%
指标7：医生首选锁骨下静脉置管	49%	100%
指标9：医生使用无缝线固定装置	15%	95%
指标11：护士每2天更换纱布敷料，每7天更换透明敷料，卷边或潮湿的敷料立即更换	42%	96%
指标12：护士为CVC患者每天更换输液接头，减少输液接头的使用	37%	100%
指标19：护工每天用2%氯己定擦拭巾擦拭患者全身	0%	89%

（续 表）

指 标 名 称	第一次基线审查执行率（2021 年 2 ～ 4 月）	第二次基线审查执行率（2021 年 10 ～ 12 月）
指标25：优化并使用查检表进行质量督查	56%	100%
指标26：护士至少每3个月接受1次CRBSI预防及管理的培训	34%	100%

三、成效

1. 实践者层面

（1）医生护士相关知识水平提升：证据应用后，临床护士预防CRBSI的知信行水平从平均（170.81 ± 9.51）分提升至（217.89 ± 10.55）分；医生CRBSI防控知识的知晓情况明显改善，从平均（72.55 ± 10.61）分提升至（85.38 ± 8.90）分，差异均具有统计学意义（$P \leqslant 0.01$）。

（2）ICU医务人员培训前后手卫生依从率明显改善，差异具有统计学意义（$P \leqslant 0.01$）。

2. 患者层面 证据应用后，ICU成年危重患者CRBSI发病率从2.4‰下降至1.3‰。追踪至2022年8月，效果维持良好。

3. 组织层面

（1）制订和修订相关工作流程：修订CVC置管流程、CVC核查表；新增患者擦拭流程；制订防控知识卡，在治疗车以及电脑桌面显示。

（2）建立CRBSI风险电子评分系统：设置了提醒策略，在使用电子系统时，系统通过多维度的分析提醒医生及护理人员该患者预防CRBSI所需的相关处置，充分利用信息化手段帮助医护人员提高维护策略的依从性。

（3）设立CVC穿刺和维护专用车。

案例分析

一、亮点特色

- 本案例中，护理循证小组通过查阅文献，总结了CRBSI防控的循证依据，在基线调查的基础上，基于i-PARIHS理论框架进行变革维度、接受者维度、组织维度的障碍因素分析讨论，实现了最佳证据的本土化转化，从三个维度制订了详细的预防与控制措施并实施，从实践者、患者、组织三个层面对实施成效进行评价，取得了较好的实施效果。
- 在临床相关数据的管理过程中，常常面临数据量大、复杂且难以处理的问题。若借助AI技术进行数据管理与统计分析，不仅可以降低数据管理的难度，同时还将生成更完善的统计及分析报告。本案例在重症护理系统中创建CRBSI风险预警系统进行风险预警提示，并建立CRBSI风险电子评分系统，设置了提醒策略，通过多维度分析提醒医生及护理人员该患者预防CRBSI所需的相关处置，这一措施充分利用信息化手段帮助医护提高导管维护策略的依从性。
- 案例中积极引入新的教学模式，很好地提升了培训质量，同时采取的意见反馈机制和奖励机制，有助于提升临床医护人员的主动参与性，推动措施不断优化和持续推行。

二、改进建议

- 本案例中，QCC小组提出的证据内容为："导管选择：选择抗菌药物和抗微生物浸渍的导管"，并将其以证据强度"a"和推荐级别"A"进行推荐和实践。然而，根据我国《血管导管相关感染预防与控制指南(2021年版)》及国外相关指南，抗菌药物浸渍导管并未被列入预防CRBSI的ⅠA级推荐措施。因此，建议在临床实践中谨慎使用抗菌药物浸渍导管，仅在特定情况下（如长期置管且多次发生CRBSI的患者）考虑使用抗菌药物浸渍导管或抗菌药物封管等措施。

案例5　运用根本原因分析法提高软式内镜生物学监测合格率

浙江中医药大学附属第一医院（浙江省中医院）消化内镜中心

案例摘要

2021年5月，某医疗机构消化内镜中心在常规生物监测中发现，多根消毒后软式消化内镜细菌菌落数超标，超标率远高于历史平均水平。项目团队运用根本原因分析法（RCA），将污染源锁定为一体化内镜清洗工作站的内置灌流管道，在对灌流管道内壁和灌流用水进行检测后，发现了洋葱伯克霍尔德菌，通过全基因组测序（WGS）确认，灌流管道和内镜中的洋葱伯克霍尔德菌为同源。采取更换一体化内镜清洗工作站的内置管路及循环灌注泵、制订并落实一体化内镜清洗工作站的日常维护规范、建立内镜监测与预警反馈机制、改进水路系统，将终末漂洗水管路与初洗水管路分开，并定期对分开的管路水进行菌落数监测等一系列针对性干预措施后，内镜消毒合格率从72.05%提升至100%（$P < 0.001$），消毒后内镜的洋葱伯克霍尔德菌检出率从13.23%下降至0%（$P = 0.41$），改进效果显著。

应用实践

一、事件发生过程

1. 事件发生与RCA判定

（1）2021年5月，某医疗机构感控部门及内镜中心通过质量抽检、常规生物学监测相结合的方式，多次发现多根胃肠镜消毒后细菌菌落数超标。5月1日～31日期间，共采集68根次消毒后内镜，其中生物学监测合格内镜为49根次，合格率为72.05%。

（2）利用异常事件决策树分析法（IDT），从可伤害检视、能力检视、外部检视、情境检视四方面分析：该事件中内镜监测不合格并非蓄意造成；不存在已知能力缺陷；操作符合正确流程；其他人在类似情境下也发生同样问题，故判定此事件为系统问题。利用严重程度分级评估表（SAC）（表6-5-1）对事件进行分级，共分为1～4级，1级为最高风险级别，4级为最低风险级别。本次事件为数周发生一次，频率较高，需行RCA分析。

表6-5-1 严重程度分级评估表

事件结果 发生频率	死亡	极重度伤害	重度伤害	中度伤害	无伤害或轻度伤害
数周1次	1	1	2	3	3
一年数次	1	1	2	3	4
1～2年1次	1	2	2	3	4
2～5年1次	1	2	3	4	4
5年以上	2	3	3	4	4

2. 提出问题　软式内镜的复杂设计和细长管腔的存在，使得该设备的清洁和消毒非常具有挑战性。研究表明，软式内镜的清洗消毒合格率较低，其再处理过程中的缺陷被认为是“普遍问题”。美国、中国及欧洲多国都报道了与十二指肠镜、胃镜和肠镜相关的感染案例。结合该机构具体情况，提出问题“如何提高软式内镜生物学监测合格率？”

3. 组建RCA团队　详见表6-5-2。

表6-5-2 RCA团队组成及分工

团队名称	职责
感染防控团队	督查计划实施情况，效果评价
内镜中心护理团队	项目计划拟定、根本原因分析、措施落实
内镜中心清洗消毒团队	内镜清洗消毒、改进措施落实
后勤保障团队	内镜设备更新、维护
信息保障团队	内镜信息系统更新、维护、保障

4. 事件回顾与调查

（1）通过内镜追溯系统追查使用不合格内镜进行相关检查的患者信息，并进行对应处置。

1）门诊患者：通知其复查。

2）住院患者：通过医院感染监测系统，追查患者感染情况。

3）结果：门诊及住院患者均未发生可测探的不良事件。

（2）内镜生物学监测不合格事件时间线：

1）监测日当天：感控部门对使用中的多根胃肠镜进行生物学监测。

2）48小时后不合格首次再处理：使用邻苯二甲醛消毒2次，重新送检，监测结果显示菌落数超标。

3）48小时后不合格第二次再处理：使用过氧乙酸灭菌10分钟，再次送检，监测结果显示菌落数超标。

4）48小时后不合格第三次再处理：使用环氧乙烷灭菌处理，监测结果显示合格。

（3）对所有超标内镜的菌种进行鉴定，结果发现不同方式清洗消毒的内镜都存在菌落数超标情况，且主要污染菌均为洋葱伯克霍尔德菌。

5. 确定主要问题

（1）循证：软式内镜高水平消毒失败原因总结。

1）人为因素：不遵守指南、标准和制造商的使用说明。

2）内镜因素：内镜有明显损伤。

3）介质因素：使用了有可能影响再处理的介质（如西甲硅油乳剂、润滑剂等）。

4）清洗因素：人工清洗不彻底，导致蛋白质残留或清洗水质不达标。

5）存储因素：储存时内镜干燥不充分，导致生物膜形成。

6）产品因素：消毒剂效期、温度不合适，未达到消毒液有效浓度。

（2）根据现状调查结果和循证结果，医院组织专家召开风险评估讨论会，评估操作过程中可能导致生物学监测不合格的风险因素。

（3）现场核实，明确近端原因。

1）人：清洗消毒工人相关知识缺乏、风险意识差；操作人员流动性大、对内镜预处理流程不熟悉；管理人员对其监管不到位。

2）机：软式内镜设备陈旧，未及时更新；清洗消毒设备不足；清洗消毒机维护不到位、水管路维护不到位；内镜结构复杂，不易清洗。

3）料：清洗消毒材料单一；消毒液浓度监测不规范；清洗消毒空间不足，洁污未分区。

4）环：环境有污染，清洗灌流器有污染；物表环境终末消毒不到位。

5）法：内镜初洗不到位、酶液浸泡时间不正确。

（4）现场核实结果：消化内镜中心每季度对清洗消毒工人进行清洗消毒相关理论培训和操作考核；清洗消毒工人责任心强，有风险意识；护士长通过视频和现场进行监管，并有监管记录；预处理有培训及工作记录，现场考核预处理执行到位；洁污相对分区；通过视频监控和现场查看，初洗能够按照规范执行，酶液浸泡时间按产品说明书执行。需在内镜自身、清洗消毒机、消毒液、水源、环境物表等环节进一步排查原因，进一步明确末端原因。

二、近端原因分析

1. 内镜自身环节排查　对内镜中心所有内镜使用医用管腔类器械风险评估工作站进行评估检查，该工作站包括医用电子内镜检测仪、LED光源放大镜、配套相关软硬件，可以对软式内镜管腔内壁的损伤和污染情况进行观察。共检测肠镜22支、胃镜26支，所有内镜内管壁中均未发现可见的划痕或破损迹象，部分存在水珠，存在干燥不完全现象，未发现其他特殊情况。

排查结果：内镜自身无异常。

2. 清洗消毒机环节排查　对所有自动清洗消毒机的管道进行检查，对水、空气过滤器进行检查。同时对内镜中心4台自动清洗消毒机进行空白对照实验，即选取前期生物学监测菌落数为0cfu/件的内镜，在当日没有用于患者前放入自动清洗消毒机进行清洗消毒，监测其消毒效果。结果显示：消毒后内镜细菌菌落数为0 CFU/件。

排查结果：自动清洗消毒机无污染。

3. 消毒液环节排查　增加使用中邻苯二甲醛和过氧乙酸浓度监测频次，观察是否达到有效浓度。所有使用中的消毒液进行生物学监测，检测结果均合格。

排查结果：使用中的消毒液无污染。

4. 水源环节排查　内镜中心内镜终末漂洗用水采用二级反渗透水，对水处理机的出水口、内镜清洗工作站入水口、手工清洗终末漂洗用水、自动清洗消毒机终末漂洗用水进行采样。结果显示，手工清洗终末漂洗用水生物学监测菌落数为200 cfu/100 mL，菌落数超标，其余均合格（表6-5-3）。

表6-5-3　水源环节排查结果表

监　测　对　象	时　　间	菌　落　数	合格标准（cfu/100 mL）	是否合格
清洗工作站入水口处	2021年6月7日	0	≤10	合格
水处理机出水口处	2021年6月7日	0	≤10	合格
手工清洗终末漂洗用水	2021年6月7日	200	≤10	不合格
自动清洗消毒机终末漂洗用水	2021年6月7日	0	≤10	合格

排查结果：终末漂洗用水污染。

5. 环境物表环节排查　对清洗毛刷等清洗用具、一体化内镜清洗工作站表面等物表，灌注管道、气枪等管腔进行采样。结果显示，污洗室的胃镜干燥台、初洗肠镜的毛刷、初洗附件的毛刷、手工灌流器、初洗内镜的毛刷多处物表生物学监测菌落数超标（表6-5-4）。

表6-5-4　环境物表排查结果表

监测物品	时　间	菌落数	合格标准（cfu/cm^2）	是否合格	鉴定菌种
胃镜干燥台	2021年6月9日	14	≤10	否	洋葱伯克霍尔德菌
初洗肠镜的毛刷	2021年6月9日	200	≤10	否	洋葱伯克霍尔德菌
初洗附件的毛刷	2021年6月9日	31	≤10	否	洋葱伯克霍尔德菌
气枪过滤膜	2021年6月9日	0	≤10	合格	无
手工灌流器	2021年6月9日	70	≤10	否	洋葱伯克霍尔德菌
初洗内镜的毛刷	2021年6月9日	200	≤10	否	洋葱伯克霍尔德菌

排查结果：清洗消毒间环境物表污染。

三、根本原因确定

1. 现场勘查　一体化内镜清洗工作站的内置管道的构造不清晰，内置管道的清洗消毒工作一直被忽视（图6-5-1、图6-5-2）。

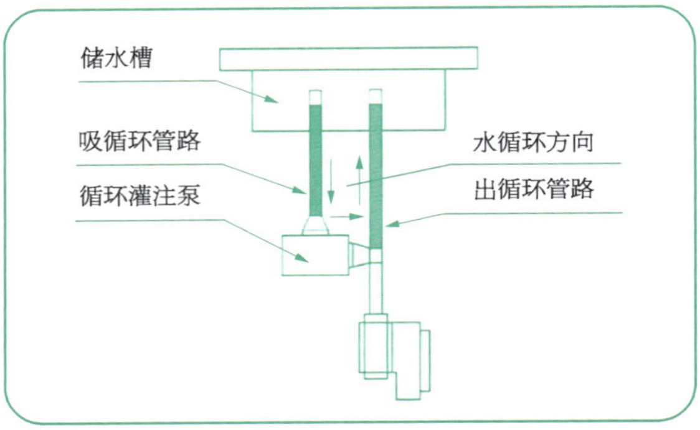

图6-5-1　内置管道构造图

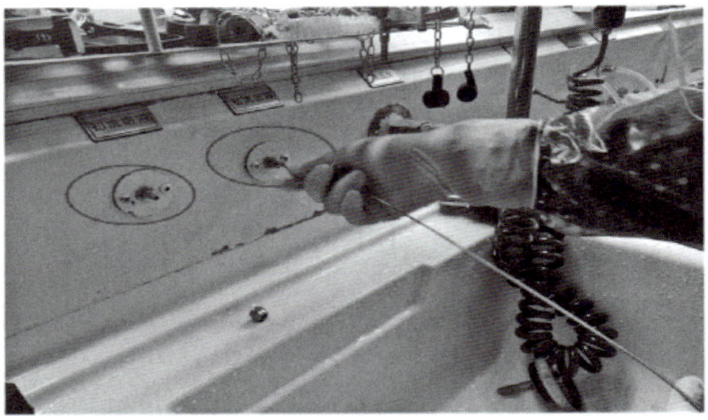

图6-5-2　内置管道出口处

2. 采样验证　立即对所有清洗槽的内置管路进行截断式采样，生物学监测结果显示：肠镜终末漂洗槽管路出口刷头、胃镜初洗槽内置管路入口刷头、胃镜漂洗槽管路出口刷头、胃镜初洗槽内置管道刷头、胃镜初洗槽管路水细菌菌落数均超标，经鉴定均为洋葱伯克霍尔德菌。

事件根本原因确定为：一体化内镜清洗工作站的内置管道污染。

3. 同源性测定　对15株洋葱伯克霍尔德菌进行WGS，并进行核心基因组单核苷酸多态性（SNP）的系统发育分析。如果SNP距离的阈值为≤18，则认为菌株是同一克隆。本案例分离的15株洋葱伯克霍尔德菌的SNP值为0～19，表明分离的菌株具有进化相关性（图6-5-3），即从灌流管道和内镜中分离的洋葱伯克霍尔德菌同源。内镜中分离到的洋葱伯克霍尔德菌考虑来源于灌注管道。

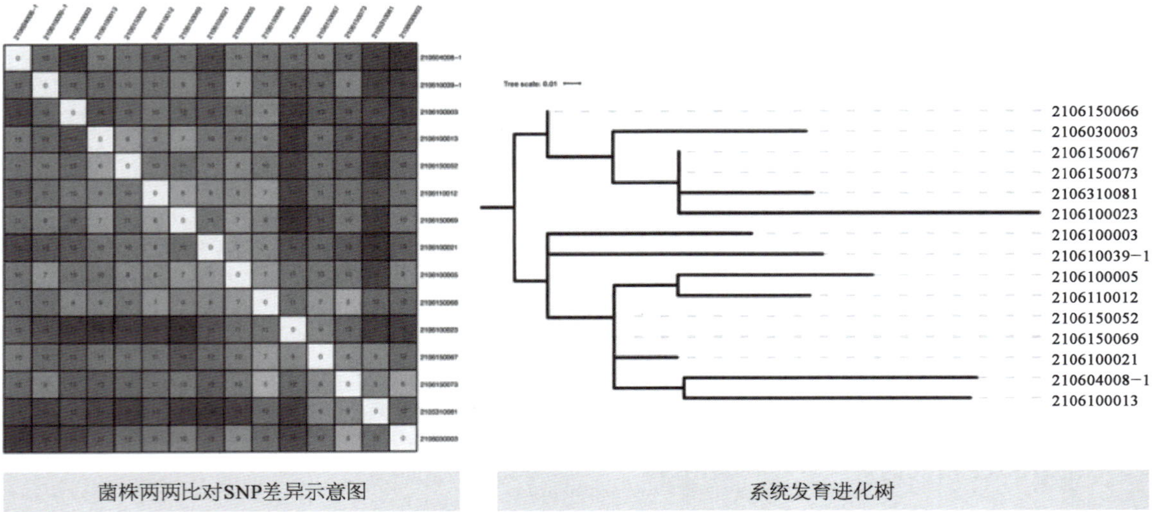

图6-5-3　WGS及系统发育分析图

四、开展改善行动

1. 对策拟定与实施

(1) 对策一：更换一体化内镜清洗工作站的内置管路及循环灌注泵。

1) 与设备科沟通，查看一体化内镜清洗工作站的内置管路布线情况。

2) 更换内置管路及所有循环灌注泵。

3) 更换后对管道进行采样。

(2) 对策二：制订并落实一体化内镜清洗工作站的日常维护规范。

1) 制订一体化内镜清洗工作站内置管路的维护规范。

2) 护士长日常监督管理(现场和视频联合监督)。

3) 灌注内置管道通过每日灌注高水平消毒剂进行消毒。

4) 设备科定期使用过氧乙酸进行全管路消毒维护。

5) 将过氧乙酸消毒任务列入大型医疗设备维护控制平台。

(3) 对策三：建立内镜监测预警反馈机制。

1) 内镜消毒效果采样时常规进行菌种鉴定，1个月内发现2例及以上相同病原微生物时发出信息化预警，并进行菌种保存。内镜中心立即召开内镜清洗消毒安全讨论会，进行风险预判和相关干预。

2) 生物学监测中发现不合格内镜时，信息系统自动发出复检任务，停用不合格内镜，分析原因、落实改进，复检合格后方能使用，做到闭环管理。

3) 微生物室发放检测报告时直接标注有无病原微生物。

(4) 对策四：终末漂洗用水管路和初洗用水管路分开。

1) 内镜中心改建期间将终末漂洗用水的管路与初洗用水管路分开(图6-5-4)。

2) 定期对分开管路的水进行菌落数的监测。

2. 改善效果确定

(1) 内镜生物学监测结果：改进后内镜生物学监测结果持续100%，并常态化维持。

(2) 优化了工作流程，提高了工作效率，节省检验耗材支出，杜绝医院感染事件的发生。

(3) 延伸成果：撰写并发表多篇论文、科研立项、各类学术活动进行经验分享、案例参加各类竞赛并获奖等。

3. 标准化与总结 形成多项标准流程和制度，包括：消毒液标准监测流程；消化内镜测漏处置流程；设备科更新巡检制度。

案例分析

一、亮点特色

- 本案例通过运用根因分析法，深入剖析了软式胃肠镜消毒效果不达标的问题根源，在查找原因及整改过程中，团队严格遵循循证原则，全面、系统梳理了所有潜在的风险因素，并首先通过现场核查的方式，初步排除了部分假设。为了进一步缩小范围并精准定位问题，团队结合了现

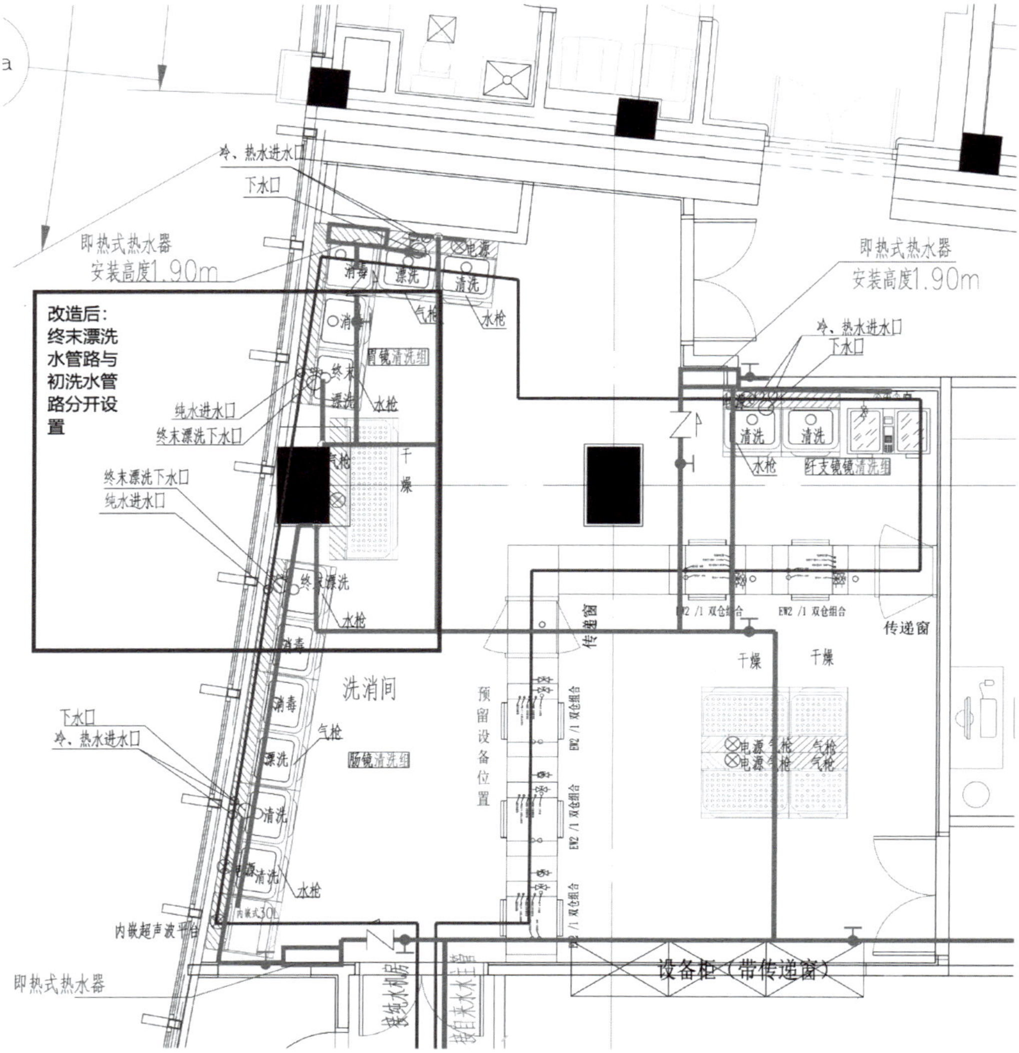

图 6-5-4 改造后的水管道设计图

场勘查与卫生学采样等方法，对每一个可能的末端原因进行了逐一排查与验证，最终锁定根本原因——“一体化内镜清洗工作站的内置灌流管道污染”。这一发现过程不仅逻辑严密、思维缜密，而且建立在坚实的证据基础之上。

- 鉴于对问题根源的准确把握，随后制定的整改措施极具靶向性，有效实现了对污染源的精准防控，整改成效显著，展现了一次高效的问题解决过程。为类似问题的解决提供了宝贵的参考与借鉴。此案例充分展示了问题导向、科学分析、精准施策的工作方法，值得业界广泛学习与推广。

二、启示

- 本案例中，工作人员由于忽略了一体化内镜清洗工作站的内置灌注管道的清洁、消毒和维护工作，导致了洋葱伯克霍尔德菌的滋生，进而引发了内镜污染问题。因此，应采取适当措施，以防止细菌在一体化内镜清洗工作站的不可拆卸灌注管道中生长或形成生物膜。目前，国内外相关指南尚未对灌注管道内置单向或循环系统的消毒方法做出明确规定。基于本案例的经验，提示大家应对一体化内镜清洗工作站灌注管道及其附件的再处理开展进一步研究，也为修订和更新国内外软式胃肠内镜清洗消毒指南和技术规范提供依据。

• 本案例中，在对内镜消毒效果进行生物学监测时，进行了致病菌的鉴定并保存菌株，从而通过菌株鉴定和同源性分析找出软式内镜消毒失败的根本原因。因此，建议医疗机构在日常的软式内镜生物学监测中，宜常规鉴定致病菌并保存菌株，这对于追根溯源有重要意义。

三、改进建议

• 作为RCA案例，最后的效果确认部分建议使用更详细的数据进行说明。除了监测结果合格率的提升外，还应关注其他指标的改善效果。

案例6 基于业务流程再造加强消化内镜清洗消毒全流程管控

浙江中医药大学附属第二医院医院感染管理科

案例摘要

某医疗机构2021年消化内镜中心业务量显著增长，导致内镜清洗消毒工作量剧增，但现有的清洗消毒人员数量较少且更换频繁，同时，医院多个科室均开展消化内镜检查，而使用后的内镜存在自行清洗等问题，导致内镜消毒质量不稳定。为提升内镜清洗消毒工作效率和内镜清洗消毒质量，项目组运用业务流程再造这一管理工具，通过基础设施改建、增加全自动内镜清洗消毒机及过氧乙酸灭菌剂、增加清洗消毒人员数量并构建清洗消毒员培训考核体系、改变全院使用后内镜管理模式、标准化内镜清洗消毒管理和操作流程等，实现了内镜清洗消毒效率提升、内镜清洗消毒质量提升、医护人员满意度提升等成效。

应用实践

一、主题选定

1. 选定主题　小组成员以评价法进行主题评价，共10人参与选题过程。票选分数：5分最高、3分普通、1分最低，第一顺位为本次活动主题。根据票选结果，“基于业务流程再造加强消化内镜清洗消毒全流程管控”为本次活动主题（表6-6-1）。

2. 主题定义　消化内镜清洗消毒全流程管控：对消化内镜从初洗、酶洗、漂洗、消毒、终末漂洗、干燥等标准流程，以及提供患者使用的整个过程进行监控和追溯。

3. 选题依据/理由

（1）本案例中的医疗机构的消化内镜中心负责对胃镜、肠镜、十二指肠镜进行集中清洗消

表6-6-1 主题选定表

序号	问题或课题	上级重视程度	可行性	迫切性	小组能力	总分	顺序	选定
1	提高中医罐具下送清洗率	14	36	36	32	118	4	
3	基于业务流程再造加强消化内镜清洗消毒全流程管控	38	48	50	30	166	1	★

注：其他备选主题评分情况略。

评价说明	分数	上级重要程度	可行性	迫切性	小组能力
	1	不重视	不可行	下次再说	需多个单位配合（0% ~ 50%）
	3	重视	可行	尽快解决	需一个单位配合（51% ~ 75%）
	5	极重视	高度可行	立即解决	能自行解决（76% ~ 100%）

毒，相较于2020年，2021年的消化内镜清洗消毒量增长38.59%，现有的清洗消毒流程不能满足日益增长的内镜清洗消毒数量。

（2）除消化内镜中心外，该医疗机构急诊科、重症医学科、体检中心等科室也开展消化内镜诊疗项目，但这些科室缺乏规范化管理模式，存在内镜清洗消毒人员不固定、规范操作执行率低以及工作耗时长等问题，导致内镜清洗消毒质量不稳定。

二、战略决策

1. 愿景　打造患者信赖、有温度的医院，为患者提供规范有效的诊疗技术。

2. 管理层的支持　保障人力、物力、设备等资源配置；重新划定区域，重新设计、布局、改造消化内镜中心；对内镜清洗消毒流程进行再造。

三、再造计划

1. 组建团队　组建包括消化内科、基建科、感控部门、急诊科、重症医学科、后勤服务中心、信息中心等部门在内的团队，小组成员合计10人（表6-6-2）。

表6-6-2 项目成员简介

职　务	姓　名	部　　门	职　　称	参　与　内　容
辅导员	朱*	感控部门	副主任护师	负责总体统筹与协调
组长	裘*	感控部门	主治医师	负责总体统筹与规划、方案推行

注：其他成员基本信息及分工略。

2. 制订工作计划表　本次活动时间为2022年3月1日至2022年9月30日，包括主题选定、战略决策、再造计划、流程诊断、重新设计、重新构建、评估成效、检讨与改进八个步骤。在预估每个步骤所需时间、活动日程及各成员任务分工后，制订活动计划书，拟定活动计划，绘制甘特图。

3. 制订再造目标和评估标准

（1）再造目标：① 内镜中心建筑布局符合规范要求。② 提升内镜清洗消毒效率，人均清洗内镜数量由每天24条提升至28条，满足诊疗量需求。③ 规范内镜清洗消毒操作流程，内镜清洗消毒监测合格率达100%。④ 规范全院消化内镜集中清洗消毒管理流程，提升管理效能。

（2）评估标准

1）工作效率：在工作时间相同的情况下，计算改造前后平均每天内镜清洗数量。

2）工作质量：① 内镜消毒质量监测合格率：比较改造前后内镜清洗消毒效果合格率。② 内镜清洗消毒操作考核合格率：制订内镜中心操作考核评分表（100分），内容包括工作人员个人防护正确执行情况、内镜清洗消毒/灭菌各个环节操作规范情况等，80分及以上为合格。

3）智慧管理：内镜清洗消毒工作实现全流程闭环追溯，可实时追溯每根内镜的清洗/消毒时间、操作人员信息等。

4）满意度：工作人员满意度包含八个维度：内镜清洗消毒操作流程、清洗消毒质量、劳累程度、工作效率、工作环境、工作安全、空气质量及刷卡/登记环节。采用5级Likert标度法，标度为“很满意”“满意”“一般”“不满意”“很不满意”，相对应的分值为5分至1分，根据实得分/总分计算满意度，分值越高，满意度越高。

四、流程诊断

现阶段流程及存在问题：再次审视现阶段内镜清洗消毒全部流程，发现目前存在的主要问题为消化内镜清洗消毒质量不稳定。从“人、机、料、法、环”的维度对这一问题进行原因分析并绘制鱼骨图（图6-6-1）。

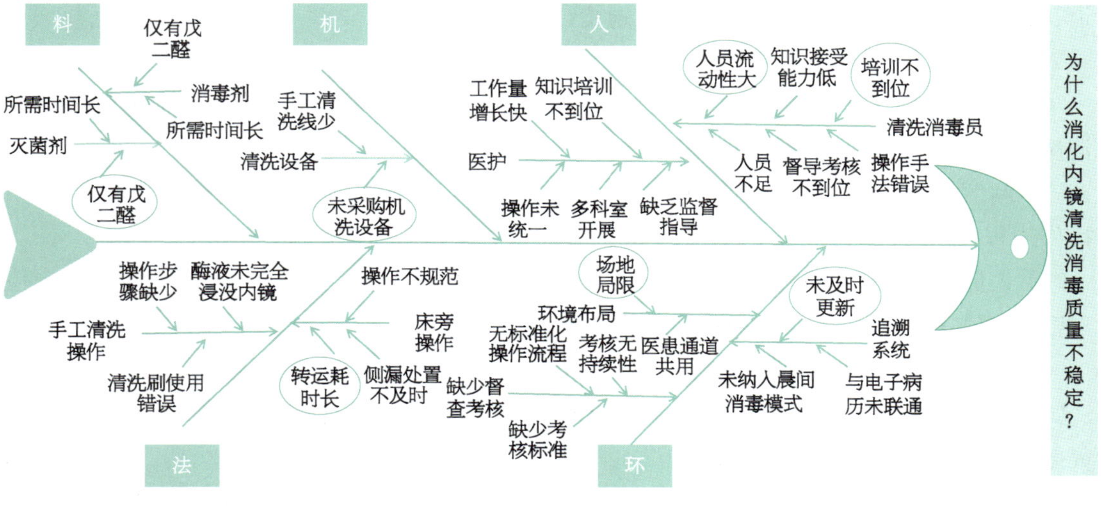

图6-6-1 原因分析鱼骨图

小组成员对10个中原因中的31条小原因按照5-3-1评价法（优5分，可3分，差1分）进行打分，总分50分，根据80/20法则，40分以上为主要原因，最终选定7个主要原因（表6-6-3）。

表6-6-3　主要原因选定表

编　号	中原因	小原因	总　分	平均分	排　名	选　定
1	清洗消毒员	人员流动性大	48	4.8	1	★
2		培训不到位	48	4.8	1	★
3	清洗设备	未采购机洗设备	40	4	6	★
4	灭菌剂	仅有戊二醛	44	4.4	4	★
5	床旁操作	转运耗时长	40	4	6	★
6	环境布局	场地局限	44	4.4	4	★
7	追溯系统	系统未及时更新	48	4.8	1	★

注：其他未选定原因评价结果略。床旁操作是指除内镜中心以外的其他科室进行的内镜操作。

五、重新设计

通过现场走访、头脑风暴等方式对原有流程进行重新设计（图6-6-2）。针对要因拟定对策（表6-6-4）。

六、重新构建

从基础设施、组织管理、培训考核、环节管控四方面对内镜管理流程和清洗消毒流程进行重新构建。

1. 基础设施提升改造　对消化内镜中心物理格局进行改造，分别设置了医务人员通道、患者通道，清洁内镜转运通道和污染内镜转运通道。

2. 完善组织管理

（1）组织架构：在原有三级感染控制网络架构的基础上，构建由感控部门、科室感控小组、专职清洗消毒员组成的消化内镜清洗消毒感染控制管理小组。

（2）制度流程：梳理内镜清洗消毒相关制度和流程，重新修订了软式内镜清洗消毒/灭菌标准操作规程、质量控制督查表等，使制度流程与临床更贴合，具有可操作性。

（3）人员管理：专职清洗消毒人员数量由原来的1人增至3人，对3人定岗定职，明确岗位职责（表6-6-5），解决清洗消毒人员更换频繁、工作量大的问题。

3. 构建清洗消毒专职人员培训考核体系

（1）培训大纲：设立清洗消毒员培训大纲，共16课时，内容包括内镜的构造与保养，清洗消毒灭菌知识、设备使用、职业防护等。

（2）考核计划：结合培训大纲，制订上岗前培训考核及定期循环培训考核计划，考核内容涉及个人防护、清洗消毒操作、清洗消毒剂使用等。

（3）培训形式：培训形式注重多样化，包括集中授课、实操训练及图文教学。针对清洗消毒员普遍文化水平低的特点，在培训形式上注重图文教学及实操训练，详细讲解操作步骤，尤其

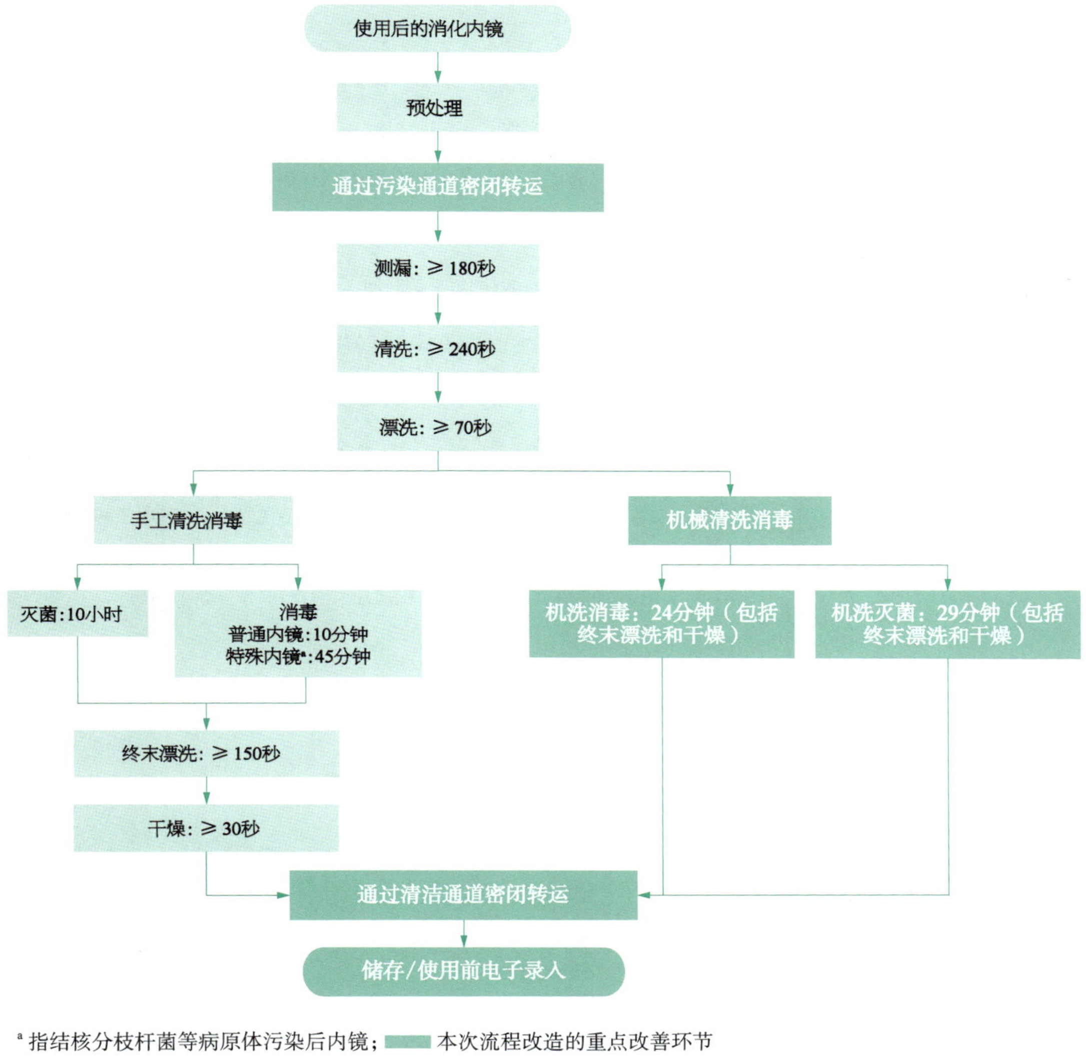

图 6-6-2　重新设计后的清洗消毒流程图

表 6-6-4　对策拟定表

问题点	原因分析	对　策　方　案	采纳
消化内镜清洗消毒质量不稳定	清洗消毒人员流动性大	构建消化内镜清洗消毒感染控制管理小组，强化组织架构	★
		增加专职清洗消毒人员数量，定岗定责	★
		优化清洗消毒员岗位薪酬体系	
	清洗消毒人员培训考核不到位	制定清洗消毒员培训大纲，完善培训体系	★
		加强定期业务培训，理论学习与操作考核相结合	★
		培训形式注重多样化，图文详解操作步骤	★

（续 表）

问题点	原因分析	对 策 方 案	采纳
消化内镜清洗消毒质量不稳定	清洗消毒人员培训考核不到位	注重质量检测，用结果数据考核培训成果	★
		建立考评机制，考核结果及日常督查结果纳入科室考核评价	★
		第三方公司加强相关知识培训考核	
	仅有戊二醛作为灭菌剂	更换灭菌剂，使用过氧乙酸，缩短灭菌时间	★
	未采购机洗设备	采购全自动胃肠镜清洗消毒机，更新设备设施	★
	转运耗时长	规范消化内镜床旁使用后的处置及转运流程	★
	环境布局存在局限性，不合理	对消化内镜中心基础布局进行提升改造，规范布局	★
追溯系统未及时更新		更新并完善内镜追溯系统，将晨消模式纳入追溯系统之中，实现电子病历与追溯系统对接	★
		针对清洗消毒关键环节，依托追溯系统加强风险评估，做好事前预防	★
		升级硬件设施	

注：评价方式，优5分，可3分，差1分。小组成员共10人，根据80/20法则，40分及以上为施行对策，共计圈选出上述13条对策。

表6-6-5 消化内镜清洗消毒工人岗位职责

班 次	工作时间	岗 位 职 责
岗位1	07:15～11:45 13:30～17:30	1. 负责内镜及其附件的清洗、消毒或灭菌工作 2. 消毒处理各种内镜，以保证8点能正常开展各种检查治疗工作 3. 保持清洗消毒室清洁整齐，物品放置有序
岗位2	08:30～12:45 13:45～18:00	1. 负责内镜及其附件的清洗、消毒或灭菌工作 2. 每日认真登记进入清洗消毒室的器材和送出清洗消毒室的器材，确保数目相一致 3. 负责每日内镜的清洗消毒记录核查 4. 每日诊疗工作结束后，负责所有用物的清洗消毒，环境物表的清洁
岗位3	8:00～17:00	1. 负责内镜及其附件的清洗、消毒或灭菌工作 2. 每日监测消毒液浓度并做好登记 3. 协助科室做好内镜的每季度细菌学监测

关注手工清洗操作流程，包括规范镜子的擦洗方法、选用合适大小的清洗刷、酶液的温度设定及“一用一更换”等细节。

4. 加强关键环节管控

（1）风险评估：针对内镜清洗消毒关键环节，修订了风险评估表，制订同质化定量定性评价标准，从设施设备、消毒灭菌监测、无菌物品管理等多个维度进行全面系统评估，以找出关键风险点。

（2）集中管理、专人清洗消毒：将其他科室使用后内镜由原来的各自分散管理模式更改为全院所有使用后消化内镜均由内镜中心集中管理、专人清洗消毒的模式，同时强化了床旁预处理的要求。其他科室使用后消化内镜处置、转运流程详见图6-6-3。

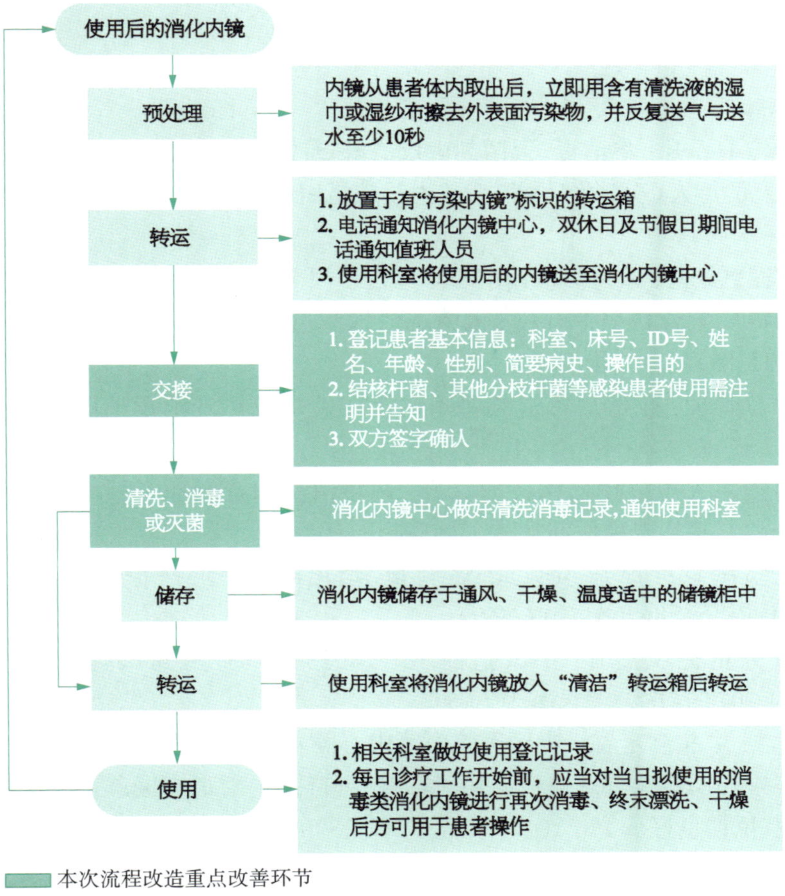

图6-6-3 其他科室使用后内镜处置及转运流程

（3）设备设施升级

1）购置胃镜全自动清洗机2台，肠镜全自动清洗机2台，增设4条清洗线。由原先的仅能同时清洗消毒1条胃镜、1条肠镜转变为可同时清洗消毒3条胃镜和3条肠镜。

2）消毒液由戊二醛变为过氧乙酸，消化内镜灭菌浸泡时间由10小时缩短为10分钟，结核分枝杆菌患者使用后内镜消毒浸泡时间由45分钟缩短为5分钟，其他患者使用后内镜消毒浸泡时间由10分钟缩短为5分钟。

（4）完善内镜追溯系统：每根内镜的使用及清洗消毒信息（包括诊疗日期、患者身份标识、内镜编号、清洗消毒的起止时间、清洗消毒时长及操作人员姓名等）均有记录且可查询，实现清洗消毒全流程闭环信息化追溯。

（5）质量检测：采用目测法检查每根内镜和附件清洗质量，同时每季度辅助采用ATP生物荧光检测手工清洗质量，每月抽检灭菌后内镜、每季度抽检消毒后内镜进行生物学监测，怀疑院内感染时，及时检测致病菌。

（6）考评机制：建立考评机制，每月进行院科两级督查，以量化的方式作为绩效考核、感染控制优秀科室和优秀个人评选依据，同时将结果进行反馈，不断进行持续质量改进。

七、评估成效

1. 再造目标结果

（1）内镜周转率提升：将消毒/灭菌剂由戊二醛更改为过氧乙酸，并增设4台内镜清洗消毒机后，清洗消毒人员每人（次）每天平均清洗内镜数量由改造前24条增加到改造后30条，内镜周转率明显提升。

（2）布局流程更规范：改造后内镜中心布局符合规范要求。

（3）内镜消毒质量合格率提升：内镜清洗消毒质量监测合格率由改造前的85.71%（18/21）提升至93.75%（15/16）。

（4）实现智慧管理：改造后可追溯每条内镜的使用及清洗消毒情况，满足过程质量控制要求。

（5）清洗消毒工人规范化操作技能提升：内镜清洗消毒操作考核合格率从66.7%提升至100%（80分为合格），平均考核成绩从83.67分提升至96分。

（6）医护人员满意度提升：通过匿名调查，消化内镜中心医护人员满意度由改造前的66.25%（371/560）提升至86.79%（486/560）。

（7）内镜业务量稳步提升：由改造前（1～4月）月均业务量687例（次）增长为改造后（7～9月）月均1 207例（次），增长率为75.69%。

（8）附加效益：牵头制定省级中医医院内镜中心医院感染管理质量控制评价标准，为基层医疗机构提供内镜中心同质化管理模板。辐射影响专科帮扶、对口支援单位消化内镜清洗消毒工作的建设和管理，反馈良好。

2. 标准化

（1）修订软式内镜清洗和消毒（灭菌）标准操作规程、内镜中心医院感染管理质量控制评价标准、消化内镜中心医院感染控制风险评估表。

（2）形成内镜清洗消毒员岗位培训考核体系：确立内镜清洗消毒员基础培训大纲及准入考核标准。

八、检讨与改进

1. 活动检讨

（1）项目组从主题选定、战略决策、再造计划、流程诊断、重新设计、重新构建、评估成效7个方面，就本次活动中的优点、缺点及今后努力方向进行了详细检讨。

（2）本次活动遗留问题为：预处理、手工清洗等环节受人为因素影响较大，需进一步加强监督指导，做好科室内部管理，使改造成效更具稳定性。

2. 遗留问题改进 重视内镜专职清洗消毒人员培养，强化考核评价机制。在准入考核的基础上，增加日常培训和定期考核频次，每季度至少开展2次业务学习，1次内镜清洗消毒操作考核。如考核分数低于80分，向后勤主管部门反馈并再次培训，同时扣罚当月绩效工资。综合口头提问、试卷考核、常态化工作表现、实操考核、内镜微生物培养、ATP检测等方面内容作为评选优秀科室或优秀人员的依据。

九、改善后持续质量维持

1. 内镜消毒质量监测合格率　内镜消毒质量监测合格率自2022年10月后均保持在较高水平。

2. 内镜清清洗消毒操作考核得分　内镜清洗消毒操作考核得分持续保持在96分以上。

案例分析

一、亮点特色

业务流程再造是运用科学的方法对现有工作流程中每个环节进行分析，识别核心流程，以全新的观念和思考方式，对流程与信息支持系统进行综合设计与统筹考虑，避免将思维局限在原有流程中，通过对流程进行重新设计再造，达到提高医院竞争力与提高综合效益的目的。医院的业务流程再造是以患者为核心，分析原流程中存在的薄弱问题，对其进行合并、简化与改造，提高资源的利用效率和服务效率，以达到提高医院经济效益和社会效益的目的。

本案例使用业务流程再造这一管理工具，对内镜清洗消毒、储存、使用全流程及全院不同科室消化内镜管理模式进行查检，找到影响内镜清洗消毒工作效率和质量的关键环节，针对性地采取了一系列改进措施，提升了工作效率，保障了内镜清洗消毒质量，取得良好改进效果。在医院感染防控工作中，该工具的应用相对较少，本案例为大家提供了一个很好的参考与借鉴。

二、改进建议

- 本案例在查找原因环节，将“缺少监督考核”归类到了“环（environment）”，应归类到“法（method）”。
- 本案例中，项目组对内镜中心布局流程进行了改造，包括分别设置了患者通道、医务人员通道、清洁内镜和污染内镜转运通道。目前证据表明，消化内镜引起医院感染的主要风险环节为内镜及附件清洗消毒或灭菌不到位，或内镜转运、储存中被污染等。针对这些问题应重点关注清洗消毒流程，确保终末漂洗后彻底干燥、转运中使用密闭转运车和（或）转运袋等。而人员通道和内镜转运通道不是造成内镜污染或引起感染传播的关键因素，同时各类通道的存在和改建还会压缩诊疗区域面积，甚至增加转运人员工作的不便利性，是否作为重点问题进行改造值得商榷。
- 本案例中，消化内镜灭菌在流程改造前，曾采样戊二醛浸泡10小时。在临床实践中，戊二醛浸泡10小时在操作性方面存在诸多问题：① 灭菌所需时间过长，对内镜和附件数量需求量较大，成本过高；② 灭菌后使用前应使用无菌水冲洗，而无菌水如何获取以及如何保证冲洗、储存中内镜不被二次污染，值得关注。因此建议医疗机构对于需灭菌的内镜及附件，应根据材质选择压力蒸汽灭菌或低温灭菌，避免戊二醛浸泡灭菌。

案例7 运用精益管理优化医用织物处置流程

南方医科大学深圳医院感染管理科

案例摘要

某新建医疗机构在运营之初将医用织物交由第三方处理，但由于监管不到位，导致医用织物在存放、交接、转运等环节及织物回收人员个人防护等方面均存在医院感染隐患。项目团队通过开展精益管理，对医用织物处置现状进行调查。借助价值流程图（VSM）找到需要改善的爆炸点，进行原因剖析与数据分析，并采取了一系列针对性改进措施，包括增加必要的设施设备、制订标准化医用织物回收路线图、建立医用织物处置管理制度，明确责任到人、建立常态化培训与督导机制，并将其纳入考评体系等。改进活动取得了满意效果，医用织物密封存放执行率、医用织物交接合格率、洁污电梯使用合格率、回收车辆消毒执行率和回收人员手套使用率、手卫生依从率、口罩使用正确率，以及科室满意度均有显著提高，同时织物回收时间明显缩短。

应用实践

一、项目背景

某新建医疗机构因在建设时未考虑到医用织物处理时所需配套设施，医院运营之初便将医用织物交由第三方处理。由于缺乏监管，在织物的存放、交接、运送、转运工具消毒、个人防护等方面均存在医院感染隐患。

为进一步加强医用织物环节质量控制，优化医用织物处置流程，2020年医院组建了由感控部门、后勤保障部、医用织物管理中心（物业）、护理部、部分临床科室人员组成的精益项目管理团队进行项目改进。

二、现状与目标

1. 数据调查　2020年4月1日～4月10日，跟踪调查56个病区、门诊及医技部门的医用织物暂存、交接、院内转运等环节，调查内容包括医用织物密封存放、交接、使用污梯转运、回收车辆消毒、回收人员手卫生和手套使用、是否正确佩戴口罩等情况及临床医技科室对医用织物回收的满意率等方面。计算调查结果，记录现场发现的问题（表6-7-1）。

2. 绘制现状VSM分析　根据调查结果绘制出医用织物管理流程现状VSM（图6-7-1）。整个流程有6个爆炸点：存放欠规范、交接欠规范、回收时间长、运送电梯使用欠规范、回收车辆消毒及个人防护落实不到位等。

3. 目标　根据数据调查、现状VSM分析以及国家相关规范要求，结合该医疗机构实际情况制订改进目标（表6-7-2）。

表 6-7-1　医用织物处置现状调查情况

序号	调查内容	计 算 公 式	调查结果	备　注
1	医用织物密封存放率	医用织物密封存放的实际次数/医用织物密封存放应执行的总次数 × 100%	1.79%(10/560)	
2	医用织物交接合格率	医用织物未在科室当面清洁交接次数/医用织物交接的总次数 × 100%	3.57%(20/560)	在科室进行当面清点交接视为不合格
3	使用污梯转运合格率	使用污染电梯运送次数/使用污染电梯和其他电梯运送的总次数 × 100%	53.57%(300/560)	
4	回收车辆消毒执行率	回收车辆消毒的实际次数/回收车辆应消毒的次数 × 100%	48.00%(24/56)	
5	手套使用率	回收织物时工人使用手套的实际次数/回收织物时工人应使用手套的次数 × 100%	60.00%(336/560)	
6	手卫生依从率	实际执行手卫生的次数/观察到应执行手卫生的次数 × 100%	29.46%(165/560)	
7	口罩正确使用率	规范佩戴口罩的次数/观察到应佩戴口罩的次数 × 100%	40.00%(20/50)	不规范佩戴口罩,包括未佩戴口罩和佩戴不规范
8	临床医技科室满意率	满意的科室/调查的科室数量 × 100%	64.29%(36/56)	满意度调查由护理部提供调查结果
9	回收医用织物平均时长	56个科室分成3组,计算每组的平均时长	153.90 ± 8.05 min	

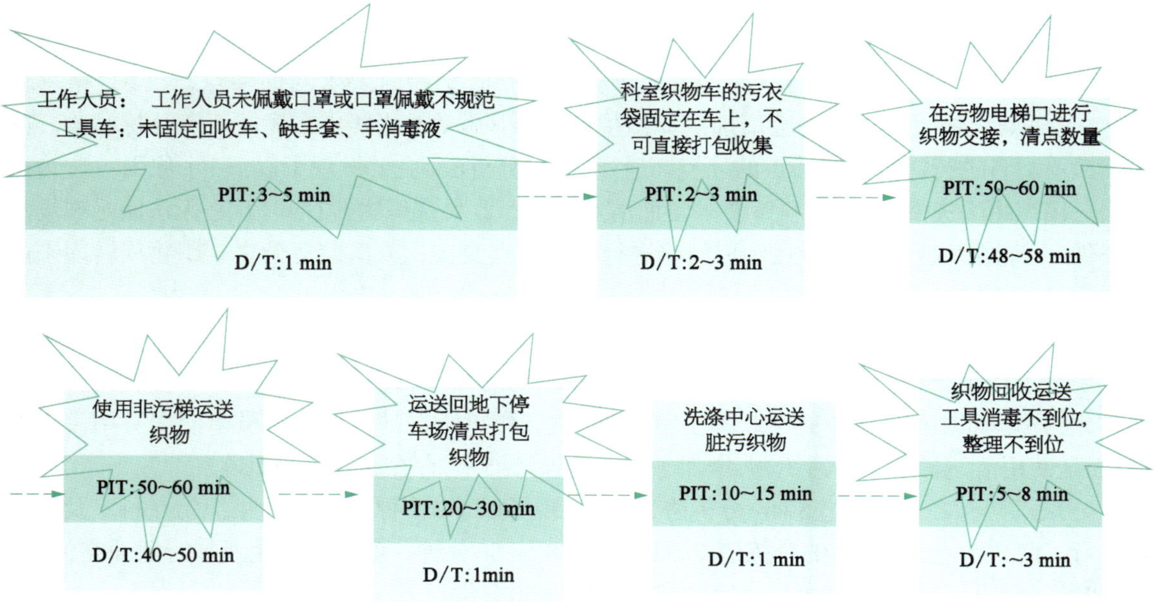

图 6-7-1　医用织物管理现状 VSM

PIT,实际使用时间；D/T,延误时间。全程流用时 140 ～ 178 分钟,平均(153.90 ± 8.05)分钟。

表6-7-2 改进目标

项 目	现 状 调 查	目 标 值
医用织物密封存放执行率	1.79%	100.00%
医用织物交接合格率	3.57%	100.00%
电梯使用合格率	53.57%	95.00%
回收车辆消毒执行率	48.00%	98.00%
手套使用率	60.00%	100.00%
手卫生依从率	29.46%	80.00%
口罩使用正确率	40.00%	95.00%
临床医技科室满意率	64.29%	80.00%
回收医用织物平均时长	153.90分钟	65.00分钟

三、原因与数据分析

通过数据调查、现场调研、与工作人员交流、到洗涤中心现场考察、组织头脑风暴讨论等，查找各爆炸点的原因。运用5why分析法对现状VSM中的各爆炸点进行根本原因分析。

1. *存放欠规范* 56个科室中，仅消毒供应中心进行了打包送洗，医用织物密封存放率仅1.79%。污染织物未密闭封存转运，容易造成环境污染。通过5why分析法，主要发现了以下3个原因：① 污衣袋材质和设计无法实现密封存放；② 部分科室未配备污染织物专用包装袋；③ 回收人员使用开放式污染织物转运车。

2. *交接欠规范* 调查结果显示，大部分科室在回收织物时要求当面清点，交接合格率仅3.57%。污染织物清点过程中会增加病原微生物传播风险，因此禁止在病区清点分拣织物。同时病区不具备进行污染织物清点的环境。通过5why分析法，主要发现了以下3个原因：① 为避免因医用织物丢失发生争议，科室要求当面清点交接；② 科室织物暂存间较小，无法满足现场清点条件，只能在病区走廊或者在污梯门口进行当面清点交接；③ 医院运营之初织物周转库未能建成和投入使用。

3. *运送电梯使用欠规范* 调查结果显示，电梯使用合格率仅为53.57%。通过5why分析法主要发现了以下2个原因：① 污梯不仅用于医用织物的回收，还用于医疗废物运送和污染器械回收，使用电梯时间存在冲突；② 为了节约等待电梯的时间，部分回收人员未使用专用污染电梯，而是使用清洁梯转运脏污织物，增加了清洁电梯污染率，存在交叉感染风险。

4. *延误回收时间* 通过5why分析法，主要发现了以下2个原因：① 污染织物在科室及暂存点进行了两次清点，在科室的分拣清点延误时间48～58分钟；② 由于使用污梯时间冲突，导致等待时间延长，从现状VSM分析，该环节延误40～50分钟。

5. *回收车辆消毒及个人防护措施落实不到位* 调查数据显示，回收车辆消毒执行率、回收人员手套使用率、手卫生依从率、口罩使用正确率分别为48.00%、60.00%、29.46%、40.00%。通过

5why分析法，主要发现以下3个原因：① 回收人员为第三方工作人员，上岗前未接受规范的感染防控相关知识培训，感染防控意识薄弱；② 各楼层回收工作未固定到人，回收人员职责不清，出现问题找不到相关责任人；③ 污染织物回收制度流程不健全，工作缺乏监管。医用织物的管理涉及后勤保障部门、护理部、感控部门、物业公司、第三方洗涤公司等多部门和多个环节，每个部门无法独立完成全流程的整改，需通过多部门合作，然而由于无牵头部门，导致对医用织物缺少规范管理。

四、改善行动

1. 存放欠规范的整改措施

（1）支持保障部门为各科室增加带盖的脏污织物收集桶。

（2）增加有区域（南区、北区、门诊）标识的织物回收布袋，所有脏污织物放入织物袋并密封打包待回收，感染性织物使用橘红色水溶性包装袋密封打包转运。

（3）回收工具车车筐配置防水布袋。

2. 交接不规范的整改措施 由于已经为各科室配备了标识清晰、相对固定的密封织物收集袋，避免了不同科室织物混放和丢失的情形，为不在科室当面清点提供了条件。同时在住院部负一楼建立了医用织物周转库，周转库安装了监控视频，所有使用后的织物在视频监控下开包、清点，确认种类和数量。如果出现异议，临床医技科室与回收清点人员通过查看监控进行核实。此项措施节约了科室人员和回收人员每天在科室清点织物数量的时间，同时也避免对科室环境及人员造成二次污染的风险。此外，洗涤中心人员无需和回收人员进行二次清点，只需将已清点包装好的织物装车外送清洗，达到了临床科室、回收部门、洗涤中心三方满意。

3. 运送电梯使用欠规范的整改措施

（1）制订回收路线：污染物品回收分南区住院楼、北区住院楼和门诊三个片区，每个片区有一部污梯，项目管理团队制订回收路线图，严格按回收线路图进行回收。

（2）错峰使用污梯：由于已落实不在科室进行织物清点措施，回收人员到达科室收取已打包织物仅需1～2分钟，比整改前节约10～15分钟，为实现集中时间段使用污梯、各部门错峰使用污梯奠定了基础。

4. 延误回收时间的整改措施

（1）取消在科室当面清点污染织物，节约清点时间。

（2）错峰使用污梯，节约等待电梯时间。

5. 对回收车辆消毒及个人防护措施落实不到位的整改措施

（1）进一步完善工作制度、岗位职责、工作指引。

（2）按照南区住院楼、北区住院楼、门诊三个片区进行分组，每组工作岗位人员相对固定，并与临床科室织物管理员建立联系，运输车辆制定标识，专人负责，使用后进行消毒并登记。

（3）将手卫生、环境物表消毒、个人防护的培训纳入日常管理之中，上岗人员必须经过培训且考核合格方能上岗。

（4）提供完善的手卫生设施及个人防护用品，如在回收车上配备手消毒剂、手套，根据使用量定期领取口罩、手套等防护用品。

（5）制定工作质量考评细则，考评内容涉及6个方面，包括组织管理、个人防护、交接回收、织物分类处置、环境卫生、回收车辆管理。感控部门、支持保障部门、护理部、物业管理部门每月通过查看监控、现场查看、现场考核进行全面质量考评，同时将日常科室反馈的问题在核实属实后也纳入考评范围。检查结果涉及临床科室的，纳入该科室每季度感染控制质量考评，涉及物业管理公司的，由支持保障部门作出相应扣罚，涉及回收人员的，由物业管理公司按要求处理。如涉及系统问题，由多部门协商解决，必要时提交院长办公会讨论解决。

五、改进效果与持续改进

1. 效果　实施精益管理后，精益管理团队于2021年6月1日～6月10日对医用织物处置流程质量再次进行评价，各项指标均明显改善（表6-7-3），差异有统计学意义（$P < 0.001$），达到改进目标。

表6-7-3　改进后医用织物环节管理调查情况

项　　目	实施前（%）	目标值（%）	实施后（%）
医用织物密封存放执行率	1.79	100.00	100.00
医用织物交接合格率	3.57	100.00	100.00
电梯使用合格率	53.57	95.00	95.89
回收车辆消毒执行率	48.00	98.00	98.00
手套使用率	60.00	100.00	100.00
手卫生依从率	29.46	80.00	81.61
口罩使用正确率	40.00	95.00	96.00
科室满意率	64.29	80.00	83.93
回收医用织物平均时长（分钟）	153.90	65.000	60.30

2. 持续改进　下一步计划引进医用织物信息化管理系统，借助信息化实现全流程、全过程、全动态的管理，进一步提高管理效率，确保医用织物规范管理。

案例分析

一、亮点特色

- 精益管理源自丰田汽车公司的先进管理模式，其核心在于精准识别工作流程中的待优化环节，剔除无效劳动，将更多的时间与资源用于增值服务，保证服务质量。精益管理活动的开展包括项目背景、现状与目标、原因与数据分析、改善行动、结果与持续改进等步骤。这一模式自诞生以来，已从制造业的生产管理领域逐步延伸至不同行业的广泛管理实践中。

• 精益管理注重现状调查，在本案例中，精益团队通过深入一线调查，翔实了解了医用织物交接、暂存、污梯转运等环节不规范的根本原因，为精准制订可行性改进措施奠定了基础，取得了明显的效果。在感染防控工作中，如何运用精益管理理念，不断规范细节管理、优化工作流程，提质增效，本案例为大家提供了借鉴和参考。

• 本案例中，项目小组制订的改善指标明确，目标清晰。管理部门通过深入分析不合格的指标，发现医院在硬件配置和工作流程方面存在诸多问题，并针对性地进行改进，而不仅仅是依靠培训和监督来达成目标。这种做法值得大家学习和借鉴。

二、启示

• 医用织物规范管理需要多部门的合作。本案例中，感控部门负责专业指导，制作织物回收流程操作指引，支持保障部（后勤）完善设施设备及加强物业人员管理，护理部指导督促各临床科室积极配合回收相关工作，同时建立多部门常态化督导机制。经过多部门通力合作，问题得到显著改善。提示大家，在感染控制项目推进中要善于联合其他部门，借力前行。

案例8　运用SWOT分析法的科室感控小组体系建设实践

浙江中医药大学附属第一医院（浙江省中医院）医院感染管理科

案例摘要

科室感控小组体系建设和兼职感控员的能力培养在做好全院、全员、全程的感染防控中具有重要意义。2020～2022年，某医疗机构项目团队运用SWOT分析管理工具，构造SWOT矩阵，对科室感控小组体系建设中存在的内外部环境因素进行分析，拟定在不同矩阵组合下的应对措施，实施项目改善和实践活动。SWOT分析内部劣势和外部威胁主要存在问题为：兼职感控员医院感染专业能力不强、感控小组管理能力不足、工作主观能动性不够、医生主导作用不突显。应对策略为：健全基于风险识别、全院全程的科室感控小组管理体系；建立基于模式创新、多专业协作的兼职感控员队伍培养体系；构建基于理念引领、结果导向的科室感控小组评价体系。通过项目的实施，总结了7条可复制的经验分享，制订和完善了6项管理制度，改进了3项非测量指标，提高了8项可测量指标，取得了良好成效。

应用实践

一、项目背景和立项依据

科室感控小组是医院感染管理三级网络中的基层组织，是推动临床各项防控措施落地的主力。充分发挥一线科室感控小组的作用，在全院、全员、全程的感染防控中起着举足轻重的作用。在科室感控小组中，兼职感控员又是预防医院感染的第一道防线，是感染控制结合临床的推行者，也是连接院科两级管理的“桥梁”。实践经验表明，充分发挥科室感控小组和一线兼职感控员的作用，在突发传染病疫情应急管理及重点部门与重点环节的感染防控中起着举足轻重的作用。因此，加强科室感控小组的能力建设至关重要。

二、团队成员

项目团队共有12人，来自不同专业、不同部门，其中辅导员2人、项目负责人1人、骨干3人、成员6人。

三、项目目标

1. 健全组织体系　健全基于风险识别、全院全程的科室感控小组管理体系。
2. 建立培养体系　建立基于模式创新、多专业协作的兼职感控员队伍培养体系。
3. 构建评价体系　构建基于理念引领、结果导向的科室感控小组评估体系。

四、政策依据

《医院感染预防与控制评价规范》(WS/T 592—2018)，明确了组织建设的内容，在临床和医技科室建立科室感控小组是重要评价指标。

《医疗机构医院感染预防与控制基本制度》(国卫办医函〔2019〕480号)，明确指出医疗机构要加强感控人才队伍建设，确保感控队伍专业结构合理，健全感控人员职业发展路径和激励机制，保持感染控制队伍的稳定性。

《关于进一步加强医疗机构感控人员配备管理相关工作的通知》(联防联控机制综发〔2021〕88号)，要求各地要高度重视感染控制工作，对感控专(兼)职人员的数量、结构、职责做了明确规定。

五、管理工具理论依据

SWOT分析(strengths、weaknesses、opportunities、threats)，即基于内外部竞争环境和竞争条件下的态势分析，是将与研究对象密切相关的主要内部优势和劣势，以及外部的机会和威胁，通过调查列举出来，并依照矩阵形式排列，然后用系统分析的思想，把各种因素相互匹配之后进行分析，从中得出一系列相应的结论，而结论通常带有一定的决策性。运用这种方法，可以对研究对象所处的情景进行全面、系统、准确的研究，从而根据研究结果制定相应的发展战略、计划及对策等。

1. 内外部环境分析　小组成员通过头脑风暴和查阅文献资料，外部环境因素分析采用PEST法，分别从政策、经济、社会、技术四个方面分析了外部机会和威胁相关影响因素；内部环境因素分析采用QCDMS法，分别从品质、成本、效率、人才、服务五个方面分析了内部优势和劣势的影响因素(图6-8-1)。

2. SWOT矩阵构造　将分析出来的内容按照轻重缓急及影响程度，做出优先排序。将直接、重要、大量、迫切、久远的影响因素优先排列出来，将间接、次要、少许、不急、短暂的影响因素排列在后面。从重要度、紧急度和影响度3个方面对SWOT矩阵分析内容进行打分，取所有成员的中

内部环境分析	优势 STRENGTH	劣势 WEAKNESS
Q-品质	有一定质量控制基础	医生主导作用不突显
C-成本	/	感染控制措施成本高
D-效率	院科两级管理导向明确	工作主观能动性不够
M-人才	有组织架构基础	专业不强、管理能力不足
S-服务	医院领导非常重视	覆盖面不全

外部环境分析	机会 OPPORTUNITY	威胁 THREATS
P-政策	医院感染“零容忍”的使命迫使医院必须建立全员全程全院的感染防控体系	医院感染事件问责严厉
E-经济	/	医院感染防控漏洞使医疗业务受损
S-社会	疫情常态化，政府、行业、社会高度重视医院感染防控工作	内防反弹，外防输入压力持续存在
T-技术	政府、行业出台各类文件，规范医院感染防控的管理要求	长期高度紧张的抗疫形势使医务人员有松懈、懈怠情绪

图 6-8-1　科室感控小组体系建设的内外部环境分析

位数，根据三项打分分数总和进行优先顺序排序，分数越高说明越重要和急迫，10分以上的内容确定为需要干预的因素（表6-8-1）。

表 6-8-1　内外因素优先次序分析

区分	内　容	优先顺序				区分	内　容	优先顺序			
		重要度	紧急度	影响度	NO			重要度	紧急度	影响度	NO
S	院科两级管理导向明确	5	4	5	14	W	兼职感控员医院感染专业能力不强	5	5	5	15
	医院领导非常重视	5	3	5	13		覆盖面不全	5	5	4	14
	有组织架构基础	4	3	4	11		工作主观能动性不够	5	4	5	14
	有一定质量控制基础	3	3	3	9		医生主导作用不突显	4	3	4	11
							感控小组管理能力不足	4	3	4	11
O	医院感染“零容忍”的使命迫使医院必须建立全员全程全院的感染防控体系	5	5	5	15	T	医院感染防控措施成本高	3	3	3	9
	疫情常态化，政府、行业、社会高度重视医院感染防控工作	5	4	5	14		医院感染事件问责严厉	4	5	5	14

（续 表）

区分	内　　容	优先顺序				区分	内　　容	优先顺序			
		重要度	紧急度	影响度	NO			重要度	紧急度	影响度	NO
O	政府、行业出台各类文件，规范医院感染防控的管理要求	5	4	4	13	T	内防反弹，外防输入压力持续存在	4	4	4	12
重要度：5非常重要，4很重要，3重要，2不重要，1很不重要 紧急度：5非常紧急，4很紧急，3紧急，2不紧急，1很不紧急 影响度：5影响非常大，4影响很大，3影响大，2影响不大，1影响很小											

3. 内部劣势和外部威胁原因分析　通过访谈临床工作人员，并运用系统分析方法对不同因素组合进行匹配与分析，深入探究内部劣势和外部威胁的深层次原因，从而将劣势降至最低，将威胁减到最小（表6-8-2）。

表6-8-2　内外因素原因分析

区分	NO	内　　容	原　因　分　析
劣势W	1	专业能力不强	临床科室感控员是兼职岗位，其第一职责是完成临床诊疗工作，科室在安排工作时未给兼职感控员预留深入学习和实践的时间，感染控制专业能力有待提升
	2	覆盖面不全	感染控制防线的管理只管控到临床科室，没有考虑后勤、物业及安保等部门对巩固和完善医院感染防控体系的重要性
	3	主观能动性不够	目标任务不明确，激励政策不到位
	4	医生的主导作用不凸显	缺乏宣传引导，医生对感染防控结果指标和目标管理不够重视，片面地认为感染防控只是简单的手卫生管理和消毒隔离
	5	管理能力不足	兼职感控员缺乏管理抓手，也未建立积极主动地借助外力或外部资源推动科室感染控制工作的意识
威胁T	1	医院感染事件问责严厉	国家疫情防控策略落实所需
	2	内防反弹外防输入压力持续存在	国际防疫形势改变，菌株变异，传播力增强
	3	长期高度紧张的抗疫形势使医务人员有懈怠情绪	疫情反复，工作压力大

4. 策略制订　根据SO、WO、ST、WT不同组合，拟定策略。SO为强强对策，WT为弱弱对策，ST、WO为喜忧参半对策。充分利用外部机会和内部优势，降低外部威胁和内部劣势（表6-8-3）。

表 6-8-3 策略制订

O 机会 1. 疫情常态化，政府、行业、社会高度重视感染控制工作 2. 医院感染“零容忍”的使命迫使医院必须建立全员全程全院的感染防控体系 3. 政府、行业出台各类文件，规范医院感染防控的管理要求	SO 策略 1. 进一步完善组织架构，实现全院所有科室和部门感控小组全覆盖 2. 进一步加强全院资源调度能力，补短板强弱项 3. 严格落实国家、省、市文件精神要求	WO 策略 1. 建立基于风险识别、多专业协作的兼职感控员队伍培养体系 2. 构建基于理念引领、结果导向的科室感控小组绩效考核评估体系，提高工作主动性
T 威胁 1. 医院感染事件问责严厉 2. 内防反弹，外防输入压力持续存在 3. 长期高度紧张的抗疫形势，使医务人员有懈怠情绪	ST 策略 1. 建立监督检查反馈机制 2. 任务分解，压力传递，落实个人、科室、医院三方责任 3. 构建平战转换，应急和常态相结合的医院感染防控机制	WT 策略 1. 组建优秀兼职感控员菁英团队，以点带面，星星之火可以燎原 2. 开展兼职感控员座谈，倾听他们的心声，培养主人翁意识 3. 合理安排科室感控小组工作的强度和难度，建立信心
外部因素　内部因素	S 优势 1. 有组织架构基础 2. 医院领导非常重视 3. 院科两级管理导向明确	W 劣势 1. 兼职感控员医院感染专业能力不强 2. 感控小组管理能力不足 3. 工作主观能动性不够 4. 医生主导作用不突显 5. 覆盖面不全

六、执行过程

1. 计划和步骤

（1）健全组织体系

1）措施：完善兼职感控员任命程序，科室感控小组全院覆盖，包括后勤和行政部门；采用《科室感控小组管理手册》做到规范化、路径化、标准化和个性化管理；使用感染控制云管理系统，提高工作效率和落实闭环管理。

2）成果：达到预期目标。

3）时间：2020年1～6月。

（2）建立培养体系

1）措施：建立兼职感控员岗位培训体系；建立兼职感控员为主体的监督检查、培训考核、风险评估和持续改进体系；不断创新培训方式，增强培训效果；组建兼职感控员菁英团队，推动形成医院感染管理“贴近临床、服务临床、依靠临床”的格局；开展兼职感控员座谈会，推动实现从“让我做”到“我要做”，再到“我能做”，最后到“为我做”的转变。

2）成果：达到预期目标。

3）时间：2020年1～9月。

（3）构建评价体系

1）措施：实施兼职感控员岗位绩效考核方案；制订科室感控小组评估方案；考核和评估结果纳入医疗质量、学科评估及医师、护士临床能力考核体系。

2）成果：达到预期目标。

3）时间：2020年12月～2022年12月。

（4）推广应用

1）措施：开展全省兼职感控员岗位培训，推广本机构感控小组体系建设和兼职感控员能力培养模式。

2）成果：达到预期目标。

3）时间：2020年9月～2022年12月。

2. 执行过程的经典细节

（1）健全组织体系

1）规范兼职感控员任命程序：感控医生、感控技师由科主任任命，感控护士由护士长任命。兼职感控员应具有中级以上职称或3年以上临床工作经验，任期至少1年；前3个月为试用期；超过3个月不在岗时科室负责人安排替代人员，并告知感控部门备案，避免兼职感控员长时间脱岗。在三产、保洁、运输、工程、餐饮、安保等后勤服务部门设立兼职感控员，制订具有针对性的感染控制质量评价标准，将他们工作中的感染控制要求纳入全院感染控制一体化管理。

2）规范管理方式：将院科两级感染控制工作要求体现在每年一册的《科室感控小组管理手册》（以下简称《手册》）中，施行路径化、标准化和个性化管理，提高兼职感控员的管理能力。《手册》在区分科/部门的基础上再细化为医生、护士、医技和后勤版，通过《手册》压实兼职感控员的指令性和自选性工作，并明确医生与护士的职责，确定以医生为主导，鼓励医护合作的导向。《手册》规定了科室感控小组每年需要开展的工作，以文件夹活页形式编制，便于灵活添加工作记录。指令性工作为科室感控小组定期必须完成的工作，包括科室感控小组工作计划制订、感染风险评估、持续改进项目管理、质量控制指标分析、医院感染工作会议与学习记录、科内会议与学习记录、质量控制自查记录、手卫生监测记录、质量控制指标评价分析、感染病例讨论记录及年度工作总结等，以上记录均有相应的格式和模板。自选性工作为根据学科特点自行决定感染风险评估形式、风险控制和持续改进项目及业务学习内容和方式。此外，以需求为导向，以质量为目标，每年由感控部门对《手册》进行修订，做到持续改进。

3）信息化赋能增效：使用感控云管理系统，提高工作效率和落实闭环管理。云管理系统可实现院科两级感染控制行为依从率监测的无纸化、实时化、过程化和闭环化。

（2）建立培养体系

1）建立兼职感控员岗位培训体系：建立了分别针对感控医生、感控护士、感控技师的岗位培训课程和考核题库，兼职感控员上岗前需要接受培训并通过考核，以保证每位兼职感控员能掌握与其岗位相匹配的专业技能和管理能力。培训内容紧密联系工作实际，明确要做什么、怎么做、如何做好。

2）建立并执行兼职感控员巡查制度、交叉检查制度：滚轮式开展不同感控小组间的交叉检查，用不同专业背景的感染控制视角多维度全方位发现风险隐患，进一步培养兼职感控员发现问题、分析问题和解决问题的能力，同时促进不同科室/部门间的互学互鉴。

3）持续开展感染控制PDCA项目管理：参赛选手除了医生、技师、护理人员外，还加入了工程、保洁等部门。

4）不断创新培训方式：针对医护、医技、保洁和患者等不同人群制作多重耐药菌防控情景宣教视频；将文字版规章制度制作成感染控制微视频；院科两级开展医院感染防控演练，医院层面选取某一个样板科室进行示范演练，其他相关科室现场观摩或网络观摩。科室层面根据医院层面制作的统一模板开展演练，记录演练过程、发现的问题及改进措施。

5）组建兼职感控员菁英团队：2021年初，项目组创新性地组建了兼职感控员菁英团队，团队由2017～2020年获得过优秀兼职感控员且仍然在岗位上的感控医生、护士和技师组成。团队成员负责除基础感控以外的精准感控和循证感控任务，多学科合作，推动形成医院感染管理“贴近临床、服务临床、依靠临床”的格局。

6）开展兼职感控员座谈会：兼职感控员在座谈会上提出日常工作中遇到的困难或需要医院层面帮助解决的问题，同时也对医院的感染控制工作提出意见和建议。逐步实现“从让我做，到我要做，到我能做，到为我做”的转变。

（3）构建评价体系

1）建立岗位津贴方案：设立了兼职感控员岗位津贴，建立基于工作能力、工作质量和工作态度的兼职感控员岗位津贴激励方案。感控部门每季度对兼职感控员的工作质量进行考核，考核分为不合格、合格、称职、优秀，兼职感控员的津贴额度与考核业绩挂钩。

2）科室感控小组评估方案：以公开公平为原则，采用量化考评的方式，对兼职感控员（个人）和科室感控小组（集体）进行年终考核。考核指标体现日常工作数量、工作质量和工作成效，体现医护合作水平。考核优秀比例为15%。考核指标和评价标准每年修订一次，分别从《手册》填写、持续改进、制度落实、过程指标、结果指标等维度授予不同权重进行考评。评选出的优秀兼职感控员和感控科室，医院发文表彰。

3）融入医院医疗质量考核方案：将科室感控小组的评估结果纳入医疗质量、学科评估和医师、护士临床能力考核。

（4）学科评估：感染防控制度的落实占学科评估中医疗质量部分的20%，医院感染严重不良事件纳入医疗安全倒扣分和一票否决；优秀感控科室纳入加分项。

（5）临床能力考核：感染防控技能掌握情况纳入医师、护士临床能力考核，占总考核比重10%；优秀兼职感控员纳入加分项。

（6）医疗质量IC积分管理：医院感染纳入个人医疗“IC”积分管理，满分12分，对优秀者加分，对违规操作导致不良后果者减分。

七、结果评价

1. 可复制的经验分享

（1）健全并规范对兼职感控员的组织管理，建立兼职感控员任命程序。

（2）建立兼职感控员岗位培训体系，持证上岗。

（3）制定年度《科室感控小组管理手册》，做到路径化、标准化、规范化、个性化管理。

（4）执行兼职感控员交叉检查制度与巡查制度。

（5）建立科室感控小组和兼职感控员的考核评估体系及激励机制。

（6）组建兼职感控员菁英团队。

（7）开展兼职感控员座谈会。

2. 非测量成果

（1）医院的感控小组培养体系更加完善，兼职感控员队伍更加专业和敬业，进一步夯实了全员全程管理的三级组织架构基石。

（2）建筑布局的工程防控、制度流程的行政防控及医务人员的行为防控能力得到了明显提高。

（3）“贴近临床、依靠临床、服务临床”理念进一步落实，提升医院感染防控效果和水平，实现让临床满意、让患者获益。

3. 可测量成果

（1）手卫生依从率、手卫生耗材消耗率逐年上升：手卫生依从率从2019年的65.8%上升到2022年的86.88%，手卫生耗材消耗率由2019年的8.91 mL/住院日上升到2022年的13.67 mL/住院日。

（2）医院感染发病率、医院感染漏报率明显下降：医院感染病例监测更准确，漏报率由2019年的5.4%降至2022年的0.88%，无感染暴发或聚集事件。医院感染发病率由2019年的2.52%降至2022年的1.69%。

（3）Ⅰ类切口手术部位感染率明显降低：2021～2022年Ⅰ类切口手术部位感染率较前两年有明显降低，分别为0.18%、0.14%，低于全省同级别医院平均水平（0.21%）。

（4）住院患者抗菌药物使用率逐年下降：由2019年的42.39%降低到2022年的34.94%。

（5）住院患者抗菌药物治疗前病原学送检率逐年上升：由2019年的41.89%上升到2022年的63.37%。

（6）多重耐药菌隔离医嘱开具率、多重耐药菌防控措施落实率逐年上升：多重耐药菌隔离医嘱开具率由2019年的52.75%上升到2022年的88.21%，多重耐药菌防控措施落实率2020～2022年维持在95%以上。

案例分析

一、健全的组织体系是科室感控小组体系建设的基础

确保任何一个部门、任何一个环节有问题都能找到对接人进行反馈、跟踪和落实，是质量管理和细节管理的核心要素，而在此过程中，科室感控小组中的兼职感控员起着重要的“桥梁”作用。科室感控小组每位成员有明确的岗位职责和行动计划，建立机制保障兼职感控员在限定时间内保持稳定、院科两级联动是实现基于全院、全程、全员参与的感染控制系统的组织基础。本案例通过信息化建立规范的兼职感控员任命程序，并借助《手册》落实规范化、标准化管理，在很大程度上保障了组织体系的健全和日常运行。

二、有效的兼职感控员团队培养机制是科室感控小组体系建设的核心

明确兼职感控员的目标和任务，持续提升其专业能力、责任感和主观能动性，是感控部门的职责所在和需要进一步实践探索的核心工作。本案例通过兼职感控员岗位培训、建立兼职感控员交叉检查制度、开展持续改进项目管理、组建兼职感控员菁英团队等手段，初步建立了兼职感

控员团队培养的长效机制。

三、科学的评估体系是科室感控小组体系建设的关键

"人们不会去做你强调的事，只会去做你要检查的事"。科学合理的考核机制可以提高临床科室对感染控制工作的关注度和重视度、提升感染控制工作的规范性和标准化，是加强科室感控小组能力建设必不可少的一环。评估指标体系可以根据法律法规、行业标准、等级评审标准要求并结合自身情况制定，评价标准没有最好，只有更适合，符合本机构实际并付诸实际行动持续改进就会获得成效。

四、感染控制工作只有依靠临床、服务临床才会事半功倍

临床一线工作人员是感染防控的主力军，减少他们犯错的机会、帮助他们形成规范诊疗的良好习惯，是评价感染控制是否为临床服务的标准。以临床为主导、以医疗为核心，开发临床科室的感染控制主人翁意识，才是真正的感染控制管理有效手段。

本案例是在新冠病毒感染疫情这一特殊时期实施的。疫情的突发促使全院上下高度重视感控工作，为感控小组体系的构建与运行提供了有力保障，确保相关措施得以高效落地。然而，项目团队在实施过程中形成的工作理念和具体措施，不仅在当时展现了强大的实用性和适应性，而且在疫情后时代依然具有重要的借鉴价值，为科室感控小组体系建设提供了有益的启示与方法，具有可复制性。

参考文献

[1] Kuehn B M. CDC: Hospital antibiotic use promotes resistance: checklist can improve practices[J]. JAMA, 2014, 311(15): 1485–1486.
[2] Zhang C, Sun L, Wang D, et al. Advances in antimicrobial resistance testing[J]. Adv Clin Chem, 2022, 111: 1–68.
[3] 戴凡，吴传芳，谭创，等. 血管导管相关血流感染预防与控制最佳证据实施现状调查[J]. 中国感染控制杂志，2022，8: 774–780.
[4] 王艳华. 中央导管相关血流感染预防知信行量表的编制及信效度检验[D]. 山东大学，2019.
[5] Gorski L A. The 2016 infusion therapy standards of practice[J]. Home Healthcare Now, 2017, 35(1): 10–18.
[6] 华鹏，马梅，何晴，等. 中等长度导管及经外周静脉穿刺中心静脉置管导管相关血流感染发生率的Meta分析[J]. 中国感染控制杂志，2021，20(4): 309–319.
[7] 吴晓琴，宋锦平，苏霞. 最大无菌屏障与中心静脉导管相关血流感染关系的Meta分析[J]. 中华现代护理杂志，2013，19(11): 1278–1280.
[8] Yasuda H, Sanui M, Abe T, et al. Comparison of the efficacy of three topical antiseptic solutions for the prevention of catheter colonization: a multicenter randomized controlled study[J]. Crit Care, 2017, 21(1): 320.
[9] Rijnders B, DiSciullo G J, Csiky B, et al. Locking hemodialysis catheters with trimethoprim-ethanol-ca-edta to prevent bloodstream infections: a randomized, evaluator-blinded clinical trial[J]. Clin Infect Dis, 2019, 69(1): 130–136.
[10] Timsit J F, Baleine J, Bernard L. Expert consensus-based clinical practice guidelines management of intravascular catheters in the intensive care unit[J]. Ann Intensive Care, 2020, 10(1): 118.
[11] 胡付品，郭燕，朱德妹，等. 2017年CHINET中国细菌耐药性监测[J]. 中国感染与化疗杂志，2018，18(3): 241–251.
[12] 陈兴华. 血培养标本采集发生污染的原因分析及对策[J]. 临床检验杂志(电子版)，2017，6(2): 195–196.
[13] 马晨，雷金娥，张祎，等. 血培养标本33 105份中病原菌分布及污染率分析[J]. 临床合理用药杂志，2019，12(2): 168–169.
[14] 曹秋君，吴燕. 预防血培养标本污染的最佳证据集合[J]. 中国实用护理杂志，2020，36(36): 2876–2881.
[15] 凌琳. 安徽省软式内镜清洗消毒管理现况调查[D]. 安徽：安徽医科大学，2019.
[16] Iwakiri R, Tanaka K, Gotoda T, et al. Guidelines for standardizing cleansing and disinfection of gastrointestinal endoscopes[J]. Digestive endoscopy: official journal of the Japan Gastroenterological Endoscopy Society, 2019, 31(5): 477–497.

[17] 石雪平，李雯，谢甜芳，等. 江苏省106所医疗机构消化内镜清洗质量问卷调查[J]. 中华医院感染学杂志，2021，31(21)：3356-3360.
[18] Dirlam L A, Ofstead C L, Mueller N J, et al. Reported gastrointestinal endoscope reprocessing lapses: the tip of the iceberg[J]. Am J Infect Control, 2013, 41(12): 1188-1194.
[19] McCafferty C E, Aghajani M J, Abi-Hanna D, et al. An update on gastrointestinal endoscopy-associated infections and their contributing factors[J]. Ann Clin Microbiol Antimicrob, 2018, 17(1): 36.
[20] 干铁儿，张丽杰，蒋旭宏，等. 感染预防控制员能力建设实践探索[J]. 中华医院管理杂志，2022.